U0266614

呼吸系统疑难疾病解析

Analysis and Review of Orphan and Complicated Cases in Pulmonology

李风森　张　建　主编

科学出版社

北　京

内 容 简 介

呼吸系统与外界直接相通,具有通气、换气、调节酸碱平衡、内分泌等功能,系统性疾病也常常累及肺,因此呼吸系统疾病既常见又复杂。本书根据患者的临床及影像学特点等,大体划分为:肺部结节和占位、肺部空洞、以发热为主的疾病、间质性肺疾病、多浆膜腔积液、肺部结节伴皮损、季节性流行性疾病7个部分,包含了31种呼吸系统少见和疑难疾病。每一部分有数个病例,每个病例均详细记载真实的临床诊疗过程,从拟诊、鉴别诊断、确诊、治疗及预后随访,结合目前指南和文献,对每个疾病进行分析总结,有助于读者系统全面地认识该类疾病;通过常见疾病的不典型表现及对少见病、疑难病的分析,提高读者的临床思维及诊疗水平。

本书可供临床医生,尤其是内科医生使用,也可供医学生、其他医务工作者参考使用。

图书在版编目(CIP)数据

呼吸系统疑难疾病解析 / 李风森,张建主编.—北京:科学出版社,2020.6
ISBN 978-7-03-064907-2

Ⅰ.①呼… Ⅱ.①李… ②张… Ⅲ.①呼吸系统疾病-疑难病-病案-研究 Ⅳ.①R56

中国版本图书馆CIP数据核字(2020)第066173号

责任编辑:潘志坚 闵 捷 / 责任校对:谭宏宇
责任印制:黄晓鸣 / 封面设计:殷 靓

科 学 出 版 社 出版
北京东黄城根北街16号
邮政编码:100717
http://www.sciencep.com
南京展望文化发展有限公司排版
广东虎彩云印刷有限公司印刷
科学出版社发行 各地新华书店经销

*

2020年6月第 一 版 开本:787×1092 1/16
2025年1月第七次印刷 印张:20 1/2 插页:1
字数:487 000
定价:120.00元
(如有印装质量问题,我社负责调换)

《呼吸系统疑难疾病解析》
编委会

主　编

李风森　张　建

副主编

廖春燕　刘慧芳　王丽霞

编　委

（按姓氏笔画排序）

马红霞　王　凡　王丽霞　王娜娜　文　婕　白文梅

同立宏　刘莹莹　刘慧芳　江道斌　苏　军　杜丽娟

李风森　李瑞钊　张　建　张　茜　张艳丽　武玉刚

罗建江　都爱博　徐　倩　陶思冥　廖春燕　翟豫疆

序

收到了李风森教授寄来的《呼吸系统疑难疾病解析》初稿，李教授让我为该书写序，我很高兴有幸在第一时间能够读到该书。

我认真地拜读了每一例肺部疑难疾病的诊治过程以及结合文献所做的解析，受益匪浅，对我来说也是一次很好的学习机会。李风森教授和他的团队成员在书中介绍了几十例呼吸系统疑难疾病、少见疾病，资料齐全、图文并茂，解析的内容很新，其中有些病例在我国医院中是较少看到的，如社区获得性奴卡菌肺炎、布鲁氏菌病等，这些疑难疾病、少见疾病病例可以给呼吸科医生在诊断肺部疾病时开拓鉴别诊断的思路。书中的每一个病例都详细介绍了患者病史资料、影像学特征、拟诊、诊治过程、临床确诊并结合最新国内外文献对该病做深入的解析。使读者能够通过拟诊、鉴别诊断、确诊的临床诊断步骤，了解该患者的病情及确诊肺部疾病的诊治进展，让读者的临床思维有所启发。

临床医学是以临床实践为主的学科，近年来随着科学技术的飞速发展，临床上的检查技术也不断更新，PET-CT检查、高通量基因测序、支气管镜介入诊断等新技术使我们对一些肺部疑难病、少见病加深了认识，提高了诊断水平。但是先进的技术也不是万能的，仍然需要我们认真、仔细地询问患者的病史，密切观察患者的病情变化，结合检查的结果做出临床诊断。

感谢李风森教授和团队成员在繁忙的临床工作之余，收集、整理了这么多很好的临床病例资料，复习了国内外文献并汇编成此书。希望《呼吸系统疑难疾病解析》一书能给读者带来新的知识和临床经验。

周 新

中华医学会呼吸病学分会副主任委员

上海市医师协会呼吸内科医师分会会长

2019 年 5 月 28 日

前　言

对疑难疾病的诊断和治疗，最能反映该医院和医生的综合诊疗水平。而呼吸科又是疑难疾病较多的专业科室。

所谓的疑难疾病往往是病情复杂危重、难以快速明确病因的一类疾病。主要包括专科性较强的疾病，以及少见疾病、罕见疾病等；或者是常见疾病的不典型表现，没有遵循发病规律，极易误诊，也可以称之为疑难疾病。

在临床中，疑难疾病的诊断往往都有一个曲折的过程，否则就不能称之为疑难疾病。而在此过程中，能否迅速准确地鉴别诊断取决于多种因素，首先是依赖于医生的诊疗水平，医生是否在临床实际或在文献中见过该类疾病，即他是否掌握了先进的诊疗技术，以及疾病的最新进展；医生的逻辑思维能力，甚至是否具有广博的知识，如哲学、社会学、气象学、地理学、心理学等知识；医者认真的态度和"大医精诚"的精神，是否认真观察、详细询问病史、了解发病特点、掌握既往的治疗等，这些都决定了是否能明确诊断，从而准确治疗。其次是上级医生的临床能力，辅助科室或医院的综合实力，以及现有的检查设备等。再者，患者的"运气"也是决定能否准确诊断的重要因素，即所患疾病是否按着典型规律发展，以及在此之前是否被误诊、误治，从而造成疾病的不典型表现，由此难以诊断。还有如患者的依从性，是否信任医生，等等。每种因素都有可能延误诊断，使得明确诊断的机会擦肩而过，每每让医生心存遗憾。其中有一部分疑难病是我们医疗工作者造成的，药物的滥用、过度的治疗都是造成疾病发生发展的重要原因。还有部分患者是由于经济的原因耽误所致，延误了最佳治疗时间。

疑难疾病的诊断与鉴别诊断既需要纵向思维，同时也需要横向的联想；既要重视物理和实验室检查，同时更要重视四诊的结果，尤其是病史采集，详细的询问，甚至亲自去查看患者的生活环境等，如此才有可能准确鉴别诊断。

环境的急剧变化带给人类的是福还是祸我们尚不能马上确认，但是一定要进行反思，非常有必要把这个问题纳入我们的视野中去。这里的环境不能单单理解为空气、水、森林、植被等大的环境，还包括日常我们居住的环境，汽车内的环境，食物生长的环境等。我们可以回顾一下，在日常开的车里或家里接触到的东西有几种是一百年前就已经存在的"老物件"，有几件是自然界原有的东西？突然发现，好像都是类似"塑料"等石油化工的衍生物。我们赖以生存的土地，近百年来其有机物质和微生物状况都已发生巨变，从粮食、蔬菜、水果的育种到收割，都离不开化肥、农药、生长激素等，而这些大都与化工、生物技术相关，到目前为止这些技术为人类带来了丰富的物质保障，解决了人类的营养等问题，但是潜在的风险，它对环境和人类的影响将是深远的，可能没有人能研究透，暂时也不可能研究清楚。

　　呼吸系统是人体唯一与外界相通的实质脏器，受外界的环境或微生物影响极大，既是通气和换气的器官，又具备免疫、内分泌的能力，既能单独完成许多功能，又与其他脏器或系统相互关联，如与免疫系统密切相关，是一个复杂的系统。既有外在因素引起的沉疴，也有内在原因造成的痼疾，还有外在与内在原因相互作用造成的疾病。因此我们面对的呼吸系统疾病，也是随着"环境"的变化而变化，迄今我们尚未搞清楚呼吸系统常见病如慢阻肺、哮喘、肺部感染等这些古老的疾病，更不用说能把肺癌、间质性肺疾病等迅速研究透彻，加之现在又出现这么多肺部免疫性疾病，使得呼吸科医生"雪上加霜"。

　　鉴于此，本书的编写是基于在临床过程中真实世界的诊疗过程，反映真实的临床逻辑思维，没有刻意追求每一个病例的"金标准"诊断，可能是诊断性治疗的结果，契合临床实际，还原疾病的诊疗本原。本书内容不一定非常准确完善，但是一定会让读本书的临床医生，尤其是年轻或基层医疗工作者从中获益，尽快地建立完善缜密的呼吸学科诊疗逻辑思维；也让具有一定临床经验的呼吸专科医生从中找到自己治疗过程中的失误，为今后的工作提供借鉴。本书的编写主要依赖于我们自己的团队（新疆医科大学附属中医医院呼吸与危重症医学科），选择呼吸科近几年的部分病例，虽然参考了很多文献，借鉴了他人的经验，但难免有谬误或遗漏之处，还请读者见谅并能提出宝贵意见。

　　面对疾病，永远都存在"疑难"的问题，随着对疾病的认识越来越深入，面对的问题也会越来越多，越来越复杂。当然随着生物医学的发展，对疾病的认识越来越精准，要求越来越高。但是人体之谜、环境之谜、微生物之谜好像永无止境，永远探索不完。医务工作者永远都在和未知搏斗，因此难免出现失误，出现遗憾。

　　本书从策划到最终定稿历经三年，定稿之际恰逢新型冠状病毒肺炎肆虐中国大地，从武汉的封城到各省市的围堵，突然发现新冠肺炎从诊断到治疗都遇到了新的问题，发现仅靠核酸检测阴性是不能排除的，靠胸部CT又会扩大化，病毒及其他非典型肺炎都可以出现类似的影像，因此对它的诊断仍然依赖流行病学、临床表现、核酸检测、影像学表现等综合评估。撰写前言时，我已在新疆传染病医院工作了一个月时间，在远程会诊平台参与救治了全疆所有的新冠肺炎病例，亲历了新冠肺炎诊治的全过程。至此，全国疫情正在好转，医务工作者付出了艰辛努力，全社会为此付出巨大的代价。从这次疫情的发生发展到目前的状况，全社会都需要反思并吸取教训，我们医者同样需要反思、反省，这一个多月大部分患者都在居家隔离，没有去门诊或住院治疗，不知死亡率上升了还是降低了，健康状况是下降了还是改善了，这些都需要我们全社会理性思考……

　　面对疾病，永远都存在"疑难"的问题，随着对疾病的认识越来越深入，面对的问题也会越来越多，越来越复杂。当然随着生物医学的发展，对疾病的认识越来越精准，要求越来越高。但是人体之谜、环境之谜、微生物之谜好像永无止境，永远探索不完。医务工作者永远都在和未知搏斗，因此难免出现失误，出现遗憾。

　　从病例的选定到文字修饰，从病例讨论的逻辑性到文献的校对，都花费了大量的精力，非常感谢我的同事和我的学生所付出的艰苦努力和辛勤劳动，同样也感谢病理科同道为我们提供了无私的帮助。

李风森

2020 年 3 月

目 录

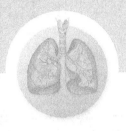

第一部分

肺部结节和占位

1 咳嗽加重一月，左肺多发小结节
——小结节早期诊断的难度

一、病 例 回 顾

【病史简介】

患者，女性，58岁。以"反复咳嗽、咳痰10余年，加重伴气喘1月余"为主诉于2016年10月9日由门诊收入。患者自诉反复咳嗽、咳痰10余年，每逢冬春交替或外感而发，每年发作2～3次，持续发作半月余，未正规诊断及治疗过，此次于1月前不慎着凉后出现咳嗽加重，干咳，遇冷空气、刺激性气体咳嗽加重，快速行走或上4楼后有气喘，20天前在外院呼吸科门诊做胸部CT检查示：双肺多发小结节。建议完善PET-CT检查，患者拒绝。遂其前往另一家医院门诊就诊，给予"苏黄止咳胶囊，头孢地尼，复方甲氧那明胶囊"口服15天，患者自觉症状有所缓解。今日为求进一步系统诊治故来我院，由门诊收治入院。患者自觉午后乏力，手心发热，双下肢发凉，口干，纳呆，寐欠安，小便频，时有便溏。近一月体重下降4 kg。病程中无发热、恶寒，无潮热，无胸痛，无头晕、头痛，无恶心、呕吐。

【既往史】

既往有高血压病7年，最高160/90 mmHg，现口服本黄酸氨氯地平片，血压控制在135/80 mmHg，否认冠心病、糖尿病等其他慢性病史；否认伤寒、结核、肝炎等传染病史；否认外伤史、手术史；否认中毒、输血史；否认职业病、地方病史；对庆大霉素过敏，表现为皮肤瘙痒、黑矇。否认其他药物食物过敏；预防接种史不详。个人史、婚育史、家族史无特殊。

【查体】

体温36.0℃，心率89次/min，呼吸20次/min，血压157/78 mmHg。口唇、甲床无发绀，咽部无充血，扁桃体不大，颈部、锁骨上、腋窝未触及肿大淋巴结，胸廓对称，双肺呼吸音粗，未闻及明显干、湿性啰音及哮鸣音，心界无扩大，律齐，各瓣膜听诊区未闻及病理性杂音，腹部平坦，腹软，全腹无压痛，双下肢无浮肿。

【实验室检查】

项　　　目		数　　　值
血常规	白细胞计数	7.27×10^9/L
	红细胞计数	4.29×10^{12}/L

（续表）

项　　目		数　　值
血常规	血红蛋白	124 g/L
	血小板计数	306×10^9/L
C反应蛋白		64.75 mg/L
血沉		70 mm/H
降钙素原		0.02 ng/L
肝功能、肾功能、电解质		未见异常
心肌标志物	肌酸激酶	221.16 U/L
	肌酸激酶同工酶	19.29 U/L
	乳酸脱氢酶	275.32 U/L
	肌钙蛋白T	< 0.003 ng/mL
凝血功能	D-二聚体	0.62 mg/L
	活化部分凝血活酶比率	1.45
	活化部分凝血活酶时间	47.90 s
	纤维蛋白原定量	7.91 g/L
	凝血酶原时间国际标准化比值	1.11
	凝血酶原活动度	85%
	凝血酶原时间	14.10 s
血气分析	pH	7.38
	二氧化碳分压	41 mmHg
	标准碱剩余	−1.0 mmol/L
	实际碳酸氢根	24.30 mmol/L
	氧分压	60 mmHg
	血氧饱和度	90 vol%
	总二氧化碳	25 mmol/L
	缓冲碱	47 mmol/L
肿瘤标志物	人血清鳞癌抗原SCC	3.40 ng/mL
	糖类抗原125	90.7 U/mL
ROMA值	绝经前	16.47%
	绝经后	40.63%
风湿免疫疾病相关抗体	核周型抗中性粒细胞胞质抗体	阳性1:100
	抗核抗体（IgG型测定）	阳性（＋）
	荧光模型	颗粒＋浆粒型

【辅助检查】

（1）2016年9月21日（初诊）胸部CT　　右侧乳腺占位性病变，性质待定，建议乳腺磁共振检查；左肺多发条索影及磨玻璃渗出影，考虑炎性病变，右肺尖及左肺多发小结节，最大0.8 cm×1.0 cm；肺动脉干轻度增宽，左侧胸腔少量积液，左侧胸膜不均匀肥厚，双侧腋下多发小淋巴结（图1-1）；肝内散在低密度小灶，考虑囊肿。

（2）PET-CT　　左肺门、左肺动脉干内见团块样高代谢病灶，管腔略增宽，其内密度减低，考虑恶性肿瘤（血管壁来源恶性肿瘤可能性大，中心型肺癌不除外）；左肺多发大小不等类圆形稍高密度结节，边界尚光整，于部分结节见氟代脱氧葡萄糖（FDG）代谢略增高。

（3）心电图　　窦性心律。

（4）心脏超声　　各心腔内径正常范围，室间隔和左室后壁无增厚，左室壁整体运动协调，各组瓣膜回声、形态与启闭无异常，主动脉及肺动脉内径正常。室壁运动分析Ⅰ级。LVEF（左心室射血分数）53%。

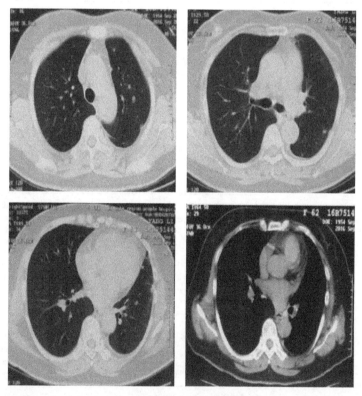

图1-1　2016年9月21日胸部CT

【病理学检查】

（1）支气管镜检查　　肺泡灌洗液未查见抗酸杆菌及肿瘤细胞。

（2）经皮肺穿刺检查　　肺泡组织，纤维组织增生，大量炭末沉着。

【初步诊断】

（1）左肺多发结节性质待定　　血管炎？肺恶性肿瘤？肺结核？

（2）左肺动脉干内高代谢病灶性质待定　大血管炎？

【诊疗分析】

患者左肺胸膜下多发小结节，最大 0.8 cm×1.0 cm，PET-CT：左肺门、左肺动脉干内见团块样高代谢病灶，管腔略增宽，其内密度减低，考虑恶性肿瘤（血管壁来源恶性肿瘤可能性大）；左肺多发大小不等类圆形稍高密度结节，边界尚光整，部分结节见 FDG 代谢略增高。左肺胸膜下结节伴左肺动脉干内高代谢病灶提示恶性肿瘤可能性大，肺内结节是否为左肺动脉干内恶性肿瘤转移灶可能？

经支气管镜检查及支气管肺泡灌洗液、经皮肺穿刺活检组织病理检查均未发现结核及肿瘤依据，通过查阅文献，肺动脉内恶性肿瘤病灶极其罕见，报道病例均为尸检证实，目前技术条件尚无法取得肺动脉活检组织。

此外，有相当部分文献报道大血管炎在 PET-CT 下可为高代谢灶，本例患者核周型抗中性粒细胞胞质抗体（IIF）阳性 1 : 100，ANA（抗核抗体 IgG 型测定）阳性，荧光模型（IIF）：颗粒+浆粒型。根据以上结果考虑血管炎不除外。故予泼尼松片 60 mg q.d.，硫唑嘌呤片 50 mg q.d.。治疗期间密切随访。

2016 年 12 月 2 日复查胸部 CT：左肺多发结节病灶较前明显增多、增大，考虑转移癌可能性大（图 1-2）。故于 2016 年 12 月 12 日再次行左肺外周结节穿刺活检，病理提示：纤维组织增生玻璃样变，部分区考虑成纤维细胞及肌成纤维细胞增生。骨显像：全身骨未见骨转移征象。此时病理结果仍无法证实恶性肿瘤，故继续随访。

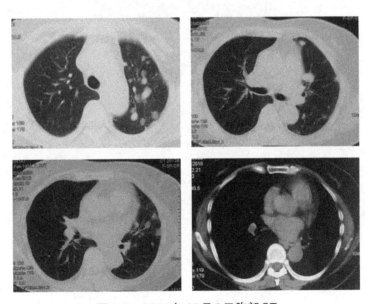

图 1-2　2016 年 12 月 2 日胸部 CT

2017 年 2 月 13 日复查胸部 CT：此次影像较前又增多、增大，高度考虑转移癌（图1-3）。

2017 年 2 月 15 日患者出现咯血，再次行支气管镜检查并活检。病理提示：梭形细胞肉瘤（图1-4）。免疫组化：AE1/AE3（－），Bcl-2（－），CD99（+），弱 Desmin（－），Ki-67（+），60% SMA（+），Vimentin（+），β-catenin（+），S-100（－）。

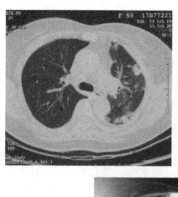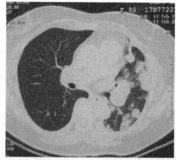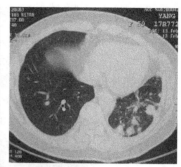

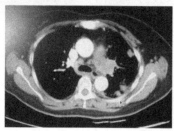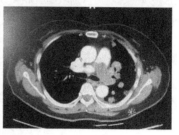

图1-3　2017年2月13日胸部CT

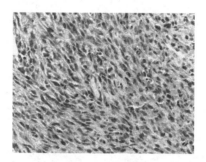

图1-4　气管镜活检
左上叶固有支分嵴，左舌段口。快速：低分化肉瘤

【明确诊断】

左肺动脉血管内膜梭形细胞瘤，肺转移。

【治疗方案】

化疗　　西妥昔单抗+多西他赛化疗，止咳：磷酸可待因片30 mg/次，q8h.。

二、疾病概述——肺动脉血管肉瘤

1923年，Mandelstamm首次报道了人类原发性肺动脉肉瘤（pulmonary artery sarcoma，PAS），PAS是一种非常罕见的胸廓内肿瘤，其恶性程度高，病因尚不明确[1,2]。

【病理分型】

PAS是一种大动脉肉瘤，分为内膜肉瘤和管壁肉瘤。内膜肉瘤是指发生在肺循环大动脉壁的恶性间质瘤，腔内息肉状生长，常显示出成纤维细胞分化或肌成纤维细胞分化；管壁肉瘤与内膜肉瘤不同，可按照软组织肿瘤的组织学亚型进行分类。PAS中前者常见，后者极少。本例患者内膜肉瘤。内膜肉瘤中可区分出组织分化方向的肿瘤称为分化型，反之能则称为未分化型。分化型内膜肉瘤通过形态学可分为肌成纤维细胞肉瘤、恶性纤维组织细胞瘤、血管肉瘤、上皮样血管内皮瘤、平滑肌肉瘤、横纹肌肉瘤、黏液样软骨肉瘤等，而在分化型内膜肉瘤中可同时观察到多种肿瘤成分。在Cox研究中，发现未分化型肉瘤（31%）、平滑肌肉瘤（16%）、梭形细胞肉瘤（14%）、恶性纤维组织细胞瘤（7%）、纤维肉瘤（5%）最多，占全部PAS的73%。PAS的病例分型可能与预后有一定关系，有文献报道平滑肌肉瘤预后最好，横纹肌肉瘤预后最差。低度恶性肌成纤维细胞肉瘤有治愈可能。故病理分型有助于指导治疗及评估预后[3, 4]。肺动脉血管肉瘤病变的鉴别主要依靠高倍显微镜下组织细胞学改变以及免疫组化来实现。血管肉瘤常为浸润性病灶，没有包膜，与正常组织没有清晰的分界。异常的多形性恶性上皮细胞是血管肉瘤的标志，细胞可以为圆形、多角形或梭形，形态可以类似上皮细胞。免疫组化：在目前临床肺血管肉瘤的诊断中，CD34$^+$ CD31$^+$ Ⅷ因子相关抗原、UEA-1以及波形蛋白（Vimentin）较为常用，它们都是血管来源内皮细胞的特异性标记。除了几种诊断标记外，S-100、HMB-45. EMA、CK、TTF等也常用于血管肉瘤与其他病变的鉴别诊断。

【临床表现和诊断依据】

在过去的文献报道中，大多数PAS患者都被误诊为肺血栓栓塞（pulmonary thromboembolism，PTE）、肺动脉高压等其他肺血管疾病[5]，绝大多数患者都是在手术或死亡后经病理诊断明确的。明确诊断时50%患者已发生肺和纵隔的转移，16%～19%患者已发生远端转移，5年生存率极低，未经手术治疗者平均生存时间只有3个月。肺动脉内膜剥脱术后生存时间可延长至12～18个月[6]。早期的诊断及手术治疗非常必要。文献显示PAS转移早，以胸廓内转移为主，最易出现肺或纵隔转移，故在影像学检查时若同时发现转移病灶，应警惕PAS[7]。PET-CT检查是识别原发性肺动脉肉瘤及肺内转移较为敏感的方法[8]。

肺动脉血管肉瘤的诊断应结合病史、症状及相关辅助检查综合判断。对早期即出现右心房、右心室扩大，右心功能不全，D-二聚体正常，和（或）反复溶栓、抗凝疗效不佳；胸部影像学检查见病变累及主肺动脉及左右肺动脉干，呈现分叶状外凸，而非杯口样改变，及浸润动脉管壁，CT值不均等现象，应警惕PAS的诊断。早期手术治疗，确定病理分型，术后辅助药物治疗，以期提高生存率[9]。

【诊断】

依据患者PET-CT结果：左肺门、左肺动脉干内见团块样高代谢病灶，管腔略增宽，病理组织活检明确为肺动脉血管内膜梭形细胞肉瘤。

【鉴别诊断】

（1）**肺动脉血管炎性疾病**　　肺动脉受累较常出现，可伴肺动脉高压，亦可出现显著临床表现，如咯血、胸痛等。有研究表明，即使在无肺部明显症状患者，其肺活检及血管造影亦有肺动脉受累表现。肺血管炎的病理特点是血管壁的炎症反应，常常贯穿血管壁全层，且多以血管为病变中心，血管周围组织也可受到累及，炎症常伴纤维素样坏死、内膜增生及血管周围纤维化。本例患者多次做支气管镜检、肺结节穿刺，其病理学均不符合肺动脉血管炎性疾病，且经过糖皮质激素和免疫抑制剂治疗后无效，故排除诊断。

（2）中央型肺栓塞　　血栓、瘤栓等皆有可能，但中央型肺栓塞发生率为12.67%，肺动脉干部分的血管瘤发生率为85%，且该患者临床症状以咳嗽为主，无胸痛、咯血、呼吸困难，实验室检查血气分析、心电图、D-二聚体、肺动脉超声检查均不符合肺栓塞临床特征，故排除。

（3）Kaposi肉瘤　　Kaposi肉瘤（卡波西肉瘤）病理表现是血管增生更加明显，内皮细胞更加突入管腔，常有红细胞计数溢出，网状纤维染色时，可见网状纤维与瘤细胞的关系完全不同，根据病理片特点，可排除诊断。

三、病 例 解 析

本例患者58岁女性，反复咳嗽、咳痰病史10余年，加重伴气喘1月。肺部高分辨CT示：左肺多发结节影。PET-CT示：左肺门、左肺动脉干内见团块样高代谢病灶，考虑恶性肿瘤（血管壁来源恶性肿瘤可能性大，中心型肺癌不除外）；左肺多发大小不等类圆形稍高密度结节，边界尚光整，部分结节见FDG代谢略增高。左肺胸膜下结节伴左肺动脉干内高代谢病灶提示恶性肿瘤可能性大，肺内结节是否为左肺动脉干内恶性肿瘤转移灶可能？但经支气管镜检查及肺泡灌洗液、经皮肺穿刺组织病理检查均未发现结核及肿瘤依据，予泼尼松片60 mg q.d.，硫唑嘌呤片50 mg q.d.治疗后无效，经反复支气管镜及经皮肺穿刺病理检查，最终取得病理组织（金标准）明确诊断为：左肺动脉血管内膜梭形细胞瘤伴多发肺转移。

本例患者从发病之初左肺胸膜下最大0.8 cm×1.0 cm多发小结节发展至左肺多发团块状影，诊断前后历时1年余，先后多次支气管镜及经皮肺穿刺活检检查，最终明确诊断，说明该病在早期诊断的确困难，同时由于该病极其罕见，临床医师对此病认识不够，加之初期多次病理结果均为阴性，血管炎相关抗体阳性，导致初次诊断方向被误导。提示临床医生应当执着追求真理，尽量取得活检组织病理以明确诊断，为患者制定合理的治疗方案。

参 考 文 献

［1］Mandelstamm M. Überprimäre neubildungen des herzens [J]. Virchows Archiv, 1923, 245: 43–54.

［2］Blackmon S H, Rice D C, Correa A M, et al. Management of primary pulmonary artery sarcomas [J]. Ann Thorac Surg, 2009, 87: 977–984.

［3］Nakahira A, Ogino H, Sasaki H, et al. Long-term survival of a pulmonary artery sarcoma produced by aggressive surgical resection and adjuvant chemoradiotherapy [J]. Eur J Cardiothorac Surg, 2007, 32: 388–390.

［4］Blackmon S H, Rice D C, Correa A M, et al. Management of primary pulmonary artery sarcomas [J]. annals of thoracic surgery, 2009, 87: 977–984.

［5］Jiang S, Li J, Zeng Q, et al. Pulmonary artery intimal sarcoma misdiagnosed as pulmonary embolism: A case report [J]. Oncol Lett, 2017, 13: 2713–2716.

［6］ Mussot S, Ghigna M R, Mercier O, et al. Retrospective institutional study of 31 patients treated for pulmonary artery sarcoma [J]. Eur J Cardiothorac Surg, 2013, 43: 787−793.

［7］ Wong H H, Gounaris I, McCormack A, et al. Presentation and management of pulmonary artery sarcoma [J]. Clin Sarcoma Res, 2015, 5: 3.

［8］ Kostakoglu L, Agress H J, Goldsmith S J. Clinical role of FDG PET in evaluation of cancer patients [J]. Radiographics, 2003, 23: 315−340.

［9］ Lim R, Harper L, Swiston J. Clinical manifestations and diagnostic methods in pulmonary angiosarcoma: protocol for a scoping review [J]. Systematic Reviews, 2017, 6: 136.

（廖春燕　刘慧芳　张　建）

2 无呼吸道症状，右肺中叶孤立分叶结节
——肺部小结节的鉴别

一、病 例 回 顾

【病史简介】

患者，女性，69岁。退休工人。2017年2月15日体检胸部CT示：右肺中叶胸膜下见一直径约15 mm大小的类圆形结节，边缘呈浅分叶状，考虑肿瘤性病变，收治入院呼吸科进一步诊疗，于2017年2月22日行经皮穿刺活检。

【既往史】

慢性阻塞性肺疾病病史，间断有咳嗽、咳痰、气短等症状，自服中药调理，未规范诊治。否认有肝炎、伤寒、结核等传染病史；否认有糖尿病、肾病、心脏病等其他慢性病史。否认有手术、外伤、输血史；否认中毒史；否认有药物、食物及其他过敏史；否认地方病职业病史。

【查体】

体温36.4℃，心率76次/min，呼吸17次/min，血压115/65 mmHg。浅表淋巴结未触及肿大，胸廓正常，叩诊清音，双肺呼吸音粗，两肺未闻及干、湿啰音，心界无扩大，心率76次/min，律齐，各瓣膜听诊区未闻及病理性杂音。腹部查体阴性。双下肢无水肿。

【实验室检查】

项 目		数 值
肿瘤标志物	糖类抗原CA50	9.70 U/mL
	甲胎蛋白	2.26 ng/mL
	癌胚抗原	3.57 ng/mL
	糖类抗原125	9.82 U/mL
	糖类抗原153	18.01 U/mL
	糖类抗原199	4.06 U/mL
	糖类抗原724	4.31 U/mL

（续表）

项　　目		数　　值
肿瘤标志物	细胞角蛋白19片段	2.03 ng/mL
	神经角质烯醇化酶	14.75 ng/mL
	绒毛膜促性腺素	< 1.20 mIU/mL
	鳞状上皮细胞癌相关抗原	1.40 ng/mL
血常规、肝功能、肾功能、电解质、PPD、T–SPOT、G试验		均正常

【辅助检查】

2017年2月15日胸部CT示右肺中叶胸膜下见一直径约15 mm大小的类圆形结节，边缘呈浅分叶状，肿瘤性病变不能除外；主动脉及冠脉局部钙化（图2-1）。

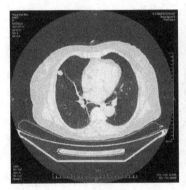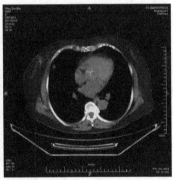

图2-1　2017年2月15日胸部CT

【初步诊断】

1）右肺中叶占位性质待定：肺癌？肺部良性肿瘤？肺结核？

2）慢性阻塞性肺病稳定期。

【病理诊断】

2017年2月22日行CT引导下定位经皮肺穿刺活检（图2-2），2017年2月26日病理

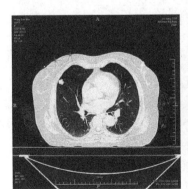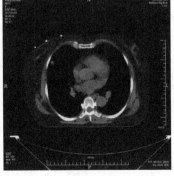

图2-2　2017年2月22日胸部CT（定位穿刺）

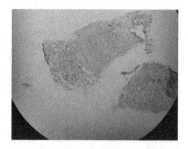

图2-3　穿刺组织块镜下病理诊断

回报：送检软骨、软骨黏液基质及少许血管及纤毛柱状上皮，考虑错构瘤。故明确诊断：右肺中叶错构瘤（图2-3）。

二、疾病概述——肺错构瘤

肺错构瘤不属于真性肿瘤，而是肿瘤样病变，是正常肺组织因胚胎发育异常，导致肺正常组织的不正常组合所构成的瘤样畸形。肺内良性肿瘤少见，一般占肺部肿瘤8%；肺错构瘤在肺部良性肿瘤中占首位，为75%～77%[1, 2]。

【分型】

临床肺错构瘤可分为两型[3]：① 肺内型：最多见，原发于肺表面部位。② 腔内型：亦称为支气管内型，占5%～10%。

【诊断】

（1）临床表现　　肺错构瘤生长缓慢且多位于肺的外周，一般无症状，多在体检时发现。有症状者常表现为咳嗽、咳痰、气短、咯血、胸痛等症状。主支气管、肺叶支气管，尤其是隆嵴部位的错构瘤，出现症状较早，常伴有喘鸣，甚至引起严重呼吸困难和发绀，常常被误诊为哮喘。位于肺叶或主支气管内的肿瘤造成管腔狭窄、部分梗阻，引起继发感染，往往会出现发热症状。

（2）影像学表现　　① 多表现为孤立肺内球形或轻微分叶结节阴影直径＜12 cm，多数直径＜3 cm，周围肺组织正常。② 瘤体内有点状、线状或爆米花样钙化，病灶越大通常钙化可能越多，瘤体内可能有点状低密度脂肪影[4]。③ 中央型为主支气管或叶支气管软组织样密度结节，边缘光滑，结节附着处支气管壁无增厚。④ 周围型表现为肺内孤立结节，肿块呈圆形或椭圆形，边界清晰、轮廓光整，很少有分叶，也可以有轻度凹凸不平或不规则状。增强扫描时病灶无强化。

（3）组织病理学表现　　肺错构瘤病理学特征是正常组织的不正常组合和排列，主要成分包括软骨、脂肪、平滑肌、腺体、上皮细胞等，有时还有骨组织或钙化[5]。根据发生部位分为周围型及中央型。周围型错构瘤组织主要由软骨组成，并混杂有纤维结缔组织、平滑肌和脂肪组织等；中央型错构瘤脂肪组织较多。

【鉴别诊断】

（1）周围型肺癌　　癌结节或肿块形态多不规则，常有分叶征、细毛刺征、胸膜凹陷征、"空泡征"及偏心空洞征等，少有钙化，增强后多呈中等或明显强化。有局部侵犯及远处转移征象更易于与肺错构瘤鉴别。

（2）结核球　　结核球常好发于上叶尖后段及下叶背段，肺错构瘤无明显好发部位。结核球钙化多为斑片状或不规则状，与错构瘤点状、爆玉米花钙化有区别。另外，结核球周围常有卫星病灶、长毛刺及胸膜牵拉征等，较易于鉴别。

（3）炎性假瘤　　炎性假瘤多有感染病史。肿块边缘毛糙、模糊、有毛刺；内可有小空洞，而多无钙化及脂肪。经抗感染治疗病灶可有缩小。

【治疗及预后】

肺错构瘤大多数为良性，预后良好，恶性仅占0.5%左右，但是也曾有肺错构瘤恶变的文献报道。由于本病有时难与周围型肺癌鉴别，因此多主张早期手术。大多数肺错构瘤病例可采用肿瘤摘除术或肺楔形切除术。若肿瘤位于肺门，体积巨大，或与肺门支气管、血管不易分离，或已造成远端肺组织的不可逆病理改变时，可行肺叶切除术，很少需做全肺切除。无论是肿瘤摘除或肺叶切除，术后一般均无复发。

三、病例解析

本病例主要是肺部孤立结节的鉴别诊断，肺内孤立结节是影像检查中常见的病变形态，而肺癌、肺结核球、炎性假瘤、肺错构瘤是肺内最常见的结节。肺错构瘤在胸部CT上多表现为边界清楚、光滑的圆形或类圆形软组织结节影，多无分叶及毛刺；错构瘤在胸部CT上的特异性诊断指标为肿瘤内的脂肪，因为在其他的肺结节内，如周围型肺癌、肺转移瘤、结核球和炎性假瘤都不含有脂肪成分；钙化是错构瘤的另一诊断要点，其典型表现为爆米花样钙化，单纯的钙化不具有诊断意义，因为肺癌、结核等肺内结节均可出现这一征象。

本病例胸部CT示右肺中叶胸膜下一孤立小结节，浅分叶，肿瘤标志物偏高，考虑肺癌不除外，但影像上并无毛刺、血管集束征及胸膜凹陷征等肺癌的影像学表现。那会不会是结核球呢？也不是，因为首先病灶并不是结核好发部位，其次结节并无钙化、结节周围无卫星灶等结核的特点。最终经皮肺穿刺活检确诊为肺错构瘤，其实该患者的胸部CT并无肺错构瘤的典型表现，比如结节内脂肪、爆米花样钙化等，因此针对肺部结节除了胸部CT的诊断之外，尽量活检，病理才是金标准。

参 考 文 献

[1] De Cicco C, Bellomi M, Bartolomei M, et al. Imaging of lung hamartomas by muhidetector computed tomography and positron emission tomography [J]. Ann Thorae Surg, 2008, 86(6), 1769–1772.

[2] Itoqa M, Kobayashi Y, Takeda M, et al. A case of pulmonary hamartoma showing rapid growth [J]. Case Rep Med, 2013, 3: 231652.

[3] Dimitrakakis G, Challoumas D, Podila S R R, et al. The challenge of pulmonary endobronchial chondromatous hamartomas [J]. JBUON, 2014, 19(1): 60–65.

[4] Jiang L, Huang Y, Tang Q, et al. 18F-FDG PET/CT characteristics of pulmonary sclerosing hemangioma vs. pulmonary hamartoma [J]. Oncol Lett, 2018, 16(1): 660–665.

[5] Abu Omar M, Abu Ghanimeh M, Tylski E, et al. Endobronchial hamartoma: a rare disease with more common presentation [J]. BMJ Case Rep, 2016, 10.1136/bcr-2016-216771.

（张艳丽　刘慧芳　张　建）

3 年轻女性，肺部占位并迅速增大
——病理识别的重要性

一、病 例 回 顾

【病史简介】

患者，女性，23岁。以"间断咳嗽、咳痰1月余"收治入呼吸科。患者自诉1月前不慎感冒受凉后出现阵发性咳嗽、咳痰，为白色黏痰，量少，偶见痰中带血丝，伴有发热，体温最高39.0℃，无明显规律，全身乏力，口干，就诊于某院门诊，查胸部CT示考虑右肺上叶占位，感染性病变可能性大；先后予以左氧氟沙星针、莫西沙星片、头孢克洛胶囊，体温降至正常，仍阵发性咳嗽、咳痰，为求进一步诊治，以"右肺占位待查"收治。病程中患者神志清，精神可，食欲睡眠可，二便正常。近日体重下降约2 kg。既往有吸烟史2年余，每天3支左右，现已戒烟。从事调味品生意。

【查体】

体温36.0℃，心率122次/min，呼吸21次/min，血压127/91 mmHg。口唇甲床无发绀，无杵状指。全身浅表淋巴结未及肿大。胸廓对称，双肺呼吸音粗，未闻及干湿性啰音。心界无扩大，律齐，各瓣膜听诊区未闻及病理性杂音。腹部（-）。

【影像学检查】

入院前一月（2015年5月6日）门诊查胸部高分辨CT：右肺上叶前段纵隔旁可见团块状致密影，周围片絮状渗出，边界模糊，可见部分磨玻璃影及索条影（图3-1）。

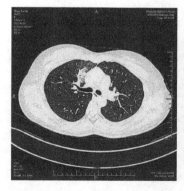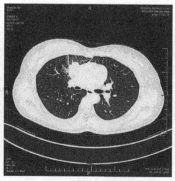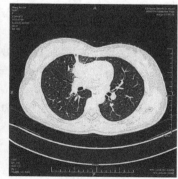

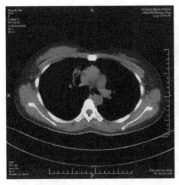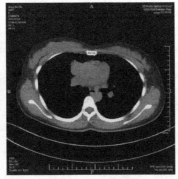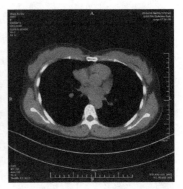

图3-1　2015年5月6日胸部CT

【实验室检查】

项　　　目		数　　　值
血常规	白细胞计数	12.74×10⁹/L
	中性粒细胞百分比	80.11%
	嗜酸性粒细胞百分比	1.4%
	血红蛋白	123 g/L
	血小板计数	234×10⁹/L
降钙素原		0.05 ng/mL
C反应蛋白		16.80 mg/L
血沉		38 mm/h
肝功能、肾功能、电解质		未见异常
PPD		阴性（-）
T-SPOT	抗原A	13
	抗原B	0
肺炎支原体、衣原体抗体		阴性（-）
军团菌抗体IgM		阴性（-）
血气分析、凝血功能、肿瘤标志物		均正常
G实验、GM实验		阴性（-）
HIV抗体		阴性（-）
梅毒颗粒凝集试验		阴性（-）

【辅助检查】

（1）痰涂片　革兰阳性球菌成对成链，革兰阴性球菌成双成对，未查见酵母样孢子及菌丝；痰培养：上呼吸道正常菌，痰中未查见抗酸杆菌。

（2）心电图　正常。

（3）影像学检查　　2015年6月2日复查胸部增强CT：两肺门和纵隔各区未见明显肿大淋巴结。右肺上叶前段纵隔旁可见团块状致密影，大小约为54 mm×42 mm，CT值约为72 HU，周围片絮状渗出，边界模糊，可见部分磨玻璃影及索条影，邻近气管无中断狭窄（图3-2）。对照2015年5月6日胸部CT示右肺上叶病灶增大。

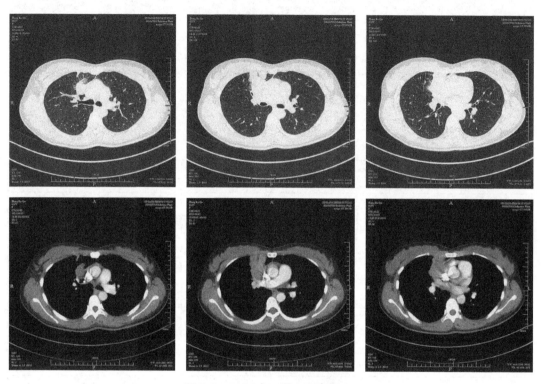

图3-2　2015年6月2日胸部CT

（4）支气管镜检查　　2015年6月4日纤维支气管镜检查：右上叶支气管前段炎性改变，其余各支气管管腔未见狭窄、新生物及出血点（图3-3）。灌洗液中未查见癌细胞及抗酸杆菌，右支气管上叶前段刷片未查见癌细胞。

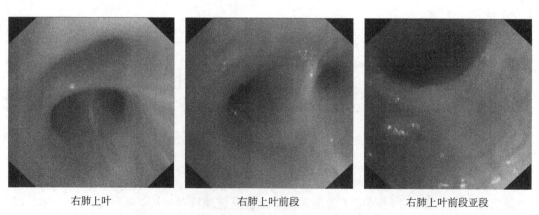

右肺上叶　　　　　　　　右肺上叶前段　　　　　　　右肺上叶前段亚段

图3-3　2015年6月4日纤维支气管镜检查

【初步诊断】

右上肺病变性质待定：炎症？结核？肿瘤？其他？

【诊疗经过】

此患者首先考虑肺部感染性病变，在门诊予以呼吸喹诺酮联合头孢菌素口服治疗近一月余。咳嗽、咳痰等症状未见明显缓解，复查胸部CT显示，右肺上叶前段纵隔旁团块状致密影较前增大。因患者拒绝行经皮肺穿刺活检、全身PET-CT等检查。考虑患者为年轻女性，长期生活不规律，有吸烟史，生活在新疆结核高发地区，T-SPOT阳性，抗感染治疗无效，故于2015年6月10日行诊断性抗结核治疗（方案为：异烟肼片0.3 g q.d.，利福平胶囊0.45 g q.d.，乙胺丁醇片0.75 g q.d.，吡嗪酰胺片0.5 g t.i.d.）。经四联抗结核治疗1月后于2015年7月10日复查胸部CT（图3-4），见右肺上叶病灶较前有所增大，治疗效果欠佳，故再次收治入院。

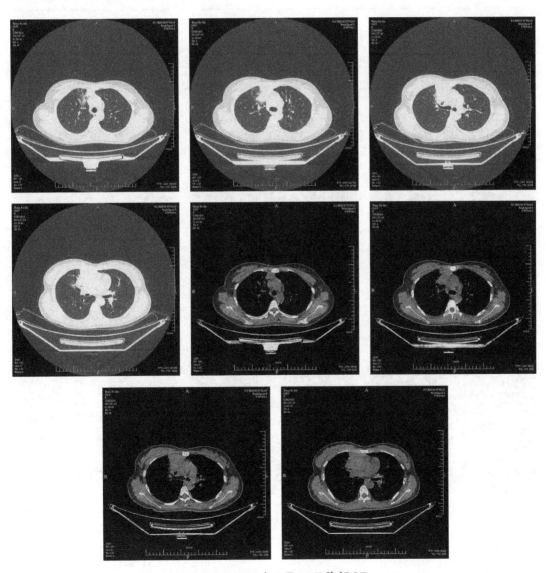

图3-4　2015年7月10日胸部CT

2015年7月11日实验室检查：

项	目	数 值
血常规	白细胞计数	$13.48 \times 10^9/L$
	中性粒细胞百分比	76.6%
	嗜酸性粒细胞百分比	2.60%
	血红蛋白	121 g/L
肾功能	尿酸	563.1 μmol/L
C反应蛋白		35.40 mg/L
血沉		61 mm/h
总IgE		270.61 IU/mL

经患者及家属同意，2015年7月13日行经皮肺穿刺活检术（图3-5）。

肺穿刺病理结果：穿刺肺组织1条，长0.6 cm，直径0.1 cm，镜下见少许肺泡组织，大部分为纤维组织增生，淋巴细胞、浆细胞及嗜酸性粒细胞浸润，肺泡上皮增生，符合嗜酸性粒细胞性肺炎（图3-6）。

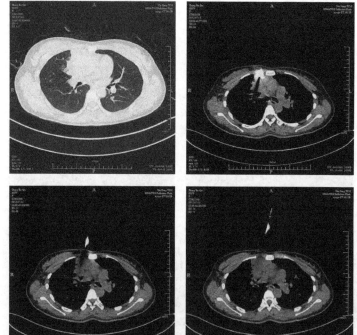

图3-5 2015年7月13日胸部CT（穿刺活检）

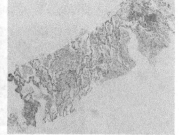

图3-6 2015年7月肺穿刺病理结果

【目前诊断】

嗜酸性粒细胞性肺炎？

【治疗】

依据病理诊断结果，予强的松片 50 mg/d p.o.；考虑患者在新疆发病，为结核高发地区，T-SPOT 阳性，不能除外肺结核，故延续上述抗结核方案，并门诊密切随访。抗结核联合激素治疗 1 月后于 2015 年 8 月 18 日复查胸部 CT（图 3-7）比较，右肺病灶略有缩小，维持原治疗方案不变。

上述治疗 2 月后于 2015 年 9 月 18 日复查胸部 CT 示右肺上叶实变影增大，右上肺前段支气管闭塞，纵隔内新增肿大淋巴结（图 3-8）。

患者历经 4 个月，先后予以抗感染、诊断性抗结核及激素治疗，右上肺病灶增大，纵隔淋巴结增大，上述治疗均无效，反思诊断是否有误，停用抗结核、激素。回顾原有资料，重整诊疗思路，将 2015 年 7 月 13 日肺穿刺病理片送外院会诊结果：镜检见少许肺泡组织，局灶肺泡上皮增生，间质纤维增生，大量淋巴细胞、浆细胞、嗜酸性粒细胞，

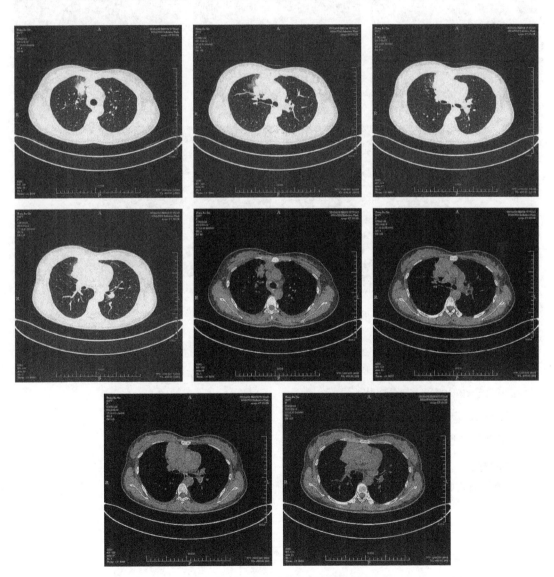

图 3-7　2015 年 8 月 18 日胸部 CT

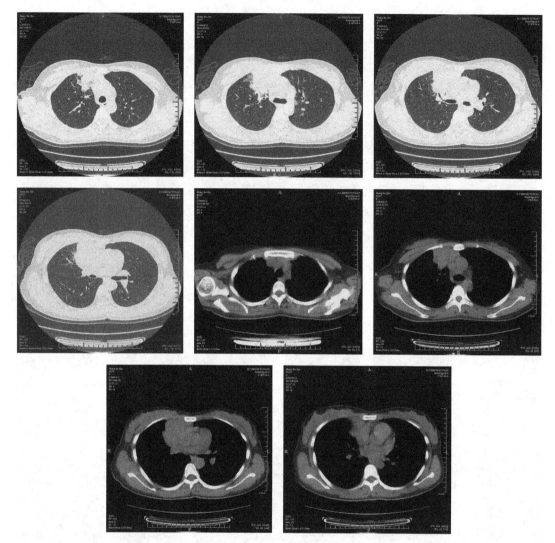

图3-8　2015年9月18日胸部CT

并见散在单个R-S样细胞，必要行免疫组化检查排除淋巴瘤可能，但免疫组化结果排除淋巴瘤。故建议患者再次住院活检以明确诊断，患者再次行经皮肺活检穿刺，病理回示：霍奇金淋巴瘤（结节硬化型）。

【明确诊断】

霍奇金淋巴瘤（结节硬化型）。

【治疗】

给予ABVD方案，化疗后复查胸部CT仍有残留，予GDP方案治疗。

二、疾病概述——原发性肺淋巴瘤

原发性肺淋巴瘤（primary pulmonary lymphoma, PPL）中最常见的为低度恶性小B细胞黏膜相关淋巴瘤，其占全部PPL的70%～90%，其次为弥漫性大B细胞淋巴瘤，占10%左右。1983年Koss等制定出比较全面的PPL诊断标准[1]：① 病变包括脏层胸膜下的肺或肺局部的淋巴结；② 除外纵隔淋巴结向肺内的浸润；③ 无淋巴瘤的病史，必须开胸肺活检或肺叶切除后的病理诊断。1993年Cordier等在此标准上结合临床实际应用做出如下修改[2]，即：① 影像学上显示肺、支气管受累，但未见纵隔淋巴结肿大；② 既往没有胸外淋巴瘤诊断的病史；③ 无肺及支气管外其他部位的淋巴瘤或淋巴细胞直血病的证据；④ 发病后3个月仍未出现胸外淋巴瘤的征象。本例患者符合此诊断标准。

原发性肺恶性淋巴瘤（primary pulmonary malignant lymphoma）是指淋巴瘤只侵犯肺组织，而无肺门、纵隔淋巴结及其他脏器的侵犯。病理学上包括原发性肺霍奇金淋巴瘤（primary pulmonary Hodgkin lymphoma, PpHL）和原发性肺非霍奇金淋巴瘤（primary pulmonary non-Hodgkin lymphoma, PPNHL）。其中大部分是非霍奇金淋巴瘤[3]。它是一种比较罕见的结外淋巴瘤，占所有淋巴瘤的0.34%～0.4%[4]，占肺肿瘤比例不到1%。

【临床表现】

PPL的临床症状缺乏特异性，临床表现可有咳嗽、咳痰、痰中带血、发热、胸痛、胸闷等症状。无全身淋巴结或肝、脾肿大。很难与呼吸道其他疾病相鉴别。最常见PPL多发生于60～70岁的中老年人，男性稍多于女性，其发生年龄呈双高峰，分别为20～30岁和60～80岁。该病原病因不明，多数认为肺黏膜相关淋巴结在长期的各种抗原如吸烟、感染、自身免疫疾病等刺激下逐渐产生的，是一种防御反应[5]。

【病理】

PPL病理组织学类型最常见的是结节硬化型，其次是混合细胞型。混合细胞型HL的病理显示在大量嗜酸性粒细胞、浆细胞背景上，可见单核及双核R-S细胞。结节硬化型病理可见宽大的纤维胶原增生，将淋巴组织分成结节状，可见R-S细胞和陷窝细胞。

【影像学分类及表现】

（1）结节、肿块型　　最常见。多为单发病灶且边界模糊，直径1～10 cm，大于1 cm的灶内可见支气管充气像，部分病灶内可见空洞及液气平面。可合并支气管扩张和（或）血管造影征，主要是瘤细胞向肺泡内浸润，仅累及肺实质，而尚未浸润血管及支气管，增强后可明显强化，当瘤细胞进一步破坏支气管基底膜及黏膜上皮层，则可引起瘤内或及实变影中支气管扩张，本例患者为此型。

（2）肺炎或肺泡型　　表现为沿肺段或叶分布的模糊斑片，内可见支气管充气像，偶见空洞。

（3）间质型　　最少见，肿块、结节周围间质浸润的斑片状影，由于肿瘤沿支气管、血管外周淋巴窦道及肺泡间隔浸润扩散，导致间质性肺炎样网织结节样改变，以及磨玻璃样变。

（4）粟粒型　　表现为直径小于1 cm的多发小结节，边界粗糙，内无支气管充气像。

【鉴别诊断】

① PPL临床表现无特征性，与肺炎、肺结核甚至肺癌症状有交叉重叠现象，甚至少数患者可以完全没有任何症状，仅体检时发现。② PPL影像学表现多样，可表现为类似肺部感染的实变、渗出，还可表现为肺间质病变或类似于肺癌的单发或多发结节。③ 炎性病变如大叶性肺炎实变与部分PPL的CT表现类似。④ 阻塞型PPL合并实变型与支气

管内膜结核、中央型肺癌鉴别困难，均表现为近端支气管阻塞狭窄，远端可发生肺实变、不张。⑤ 细支气管肺泡癌与PPL开始均以肺周围结节或支气管的肺实变为主要征象，实变影中可见支气管充气征、血管造影征等。⑥ 本病表现为肺内多发结节的支气管充气征也较多见。由此可见，异病同影常常是干扰PPL诊断的主要原因。另外缺乏临床病史、治疗经过、影像学表现的综合分析，片面强调某方面、某些征象都不利于PPL的诊断与鉴别诊断。当肺部有以上CT表现，病程长，症状不典型，合并有免疫性疾病（如类风湿性关节炎等），诸多治疗（如抗炎、抗结核等）效果不明显时应怀疑本病。

【确诊途径】

诊断依靠组织学病理和免疫组化。确诊途径包括CT引导下肺穿刺、胸腔镜、开胸手术等手段。经支气管镜肺活检术获取组织较小，一般对诊断意义不大。传统CT引导下肺穿刺存在同样的问题，但可通过先行放置经皮至病变区域的鞘管来解决，经此鞘管可进行多次穿刺，进而获取足够多的组织来明确诊断。胸腔镜亦是目前最常用的确诊手段，而且创伤较开胸手术明显减小。

【治疗】

PPL的治疗与病理类型有关[6]。对于低度恶性的PPL患者，如病灶局限且无症状，可予以观察，动态随访；手术切除仅限于局限性病灶或者中叶和舌叶病灶；因淋巴瘤的术后复发率可高达50%以上，有建议手术后辅以化疗。恶性淋巴瘤对化疗非常敏感，PPL也不例外，常用的化疗方案如CHOP或COP方案等。放疗推荐用于单个局限病灶且有手术禁忌的患者，但由于放疗后常出现放射性肺损伤，目前国内外较少采用。还可采用新型生物学治疗的综合治疗方法。

【预后】

PPL的预后与病理类型、分期、及早而正确的治疗有关。是否多发，有无胸膜受累，不是影响预后的因素，绝大多数预后良好。小淋巴细胞型预后尤佳，5年生存率在80%以上。因此建议对一些病例采取观察是可行的，一旦出现病情进展再予以治疗。T细胞来源较B细胞来源的进展快，预后不佳。有胸水者预后差。综上所述，PPL发病率低，临床特点缺乏特异性，影像学无典型表现，极易误诊。对于肺内病变不能用一般疾病解释或常规治疗效果不佳时，应考虑到本病的可能。最终确诊有赖于病理。绝大多数患者预后较好。

三、病 例 分 析

绝大多数PPL有病程长、发展慢、症状轻等特点。其临床表现缺乏特征性，诊断主要依靠病理学和免疫组化检查。

本例患者病例特点：患者年轻女性，咳嗽、咳痰伴高热起病，炎性指标增高。胸部CT示：右肺上叶前段纵隔旁可见团块状致密影。实验室检查：血清T-SPOT阳性，血沉61 mm/h。此患者先后予以抗感染、抗结核联合激素治疗4个月无效。

诊断依据：患者为年轻女性，主要临床表现为咳嗽、咳痰、发热，结合院外病理结果，按照1993年Cordier等提出的原发性肺淋巴瘤的诊断标准，本例患者符合①②③④（上文），诊断为霍奇金淋巴瘤（结节硬化型）。影像学分型考虑为结节肿块型。

本例患者的诊断思路是肺部肿块的鉴别诊断，因PPL的临床及影像表现缺乏特异性，肺部疾病种类繁多，良恶性病变的鉴别比较困难。从影像学特征进行鉴别。

（1）结节、肿块型PPL主要与肺癌鉴别　　肺癌患者的呼吸道症状较重，咳大量泡沫痰，病变进展较快，肺淋巴瘤患者则常有周期性发热。中央型肺癌的胸部CT表现为肺门区肿块及支气管管壁增厚、中断及闭塞，可伴有阻塞性肺炎或肺不张等表现；而淋巴瘤患者的支气管通畅。周围型肺癌表现为肺外围肿块，可有分叶征、毛刺征和胸膜凹陷等。中央型及周围型肺癌均可伴有肺门及纵隔淋巴结肿大。

（2）PPL与结节病鉴别　　结节病症状较轻，多表现为肺门对称性淋巴结增大，纵隔内淋巴结增大较少见，本病总体上呈良性进程，有自然愈合倾向，与肺淋巴瘤病程长且病情逐渐加重的特点不同。还应与转移瘤进行鉴别，其鉴别要点：转移瘤边缘多光整，空气支气管征及血管造影征少见，且有原发性恶性肿瘤病史。

（3）肺炎或肺泡型PPL，主要与大叶性肺炎、肺炎型肺癌相鉴别　　大叶性肺炎多具有典型的临床症状，如高热、寒战及咳铁锈色痰，实验室检查白细胞计数明显升高，抗感染治疗可见病变明显吸收、好转。胸部CT表现为大片实变影，但增强扫描时无明显强化，多累及一个肺叶，很少跨叶分布，可资鉴别。肺炎型肺癌的鉴别要点是支气管充气征多呈"枯树状"，管腔僵直、扭曲、管腔不规则，内壁不规则。此外与侵袭性肺曲霉菌（IPA）鉴别：PPL的团块影CT上多无伴随的晕征，在实变的小叶中有支气管充气征，并且病灶实变的密度均匀性减低。而IPA多具有以下特征：边缘毛刺、晕征、内有空洞，呈边缘指向胸膜的楔形影。如果出现反晕征，即中心呈磨玻璃周边包绕实性组织，有助于诊断PPL，区分出IPA。

起初本例患者曾被考虑肺结核及嗜酸性粒细胞性肺炎等可能，其鉴别特点有以下分析：

（1）肺结核　　本例患者有较密切的结核病接触史，起病可急可缓，多为低热（午后为著）、盗汗、乏力、纳差、消瘦、女性月经失调等；呼吸道症状有咳嗽、咳痰、咯血、胸痛、不同程度胸闷或呼吸困难。根据病因、临床表现及实验室检查即可做出诊断。本例患者咳嗽、咳痰、发热，血沉快，T-SPOT阳性，但抗结核治疗3月无效，与此病例不符。

（2）慢性嗜酸性粒细胞性肺炎　　此病近半数有既往过敏疾病史，约2/3患者以哮喘为首发症状，或与其他肺部症状同时出现。起病较缓，常见症状有咳嗽、低热、盗汗、体重减轻、乏力等。典型影像学表现为与肺叶或肺段无关的渗出影，可呈现"肺水肿反转形状"。泼尼松治疗后阴影很快吸收。根据病史、病程、两肺存在哮喘音、周围血嗜酸性粒细胞增高及胸部影像可做出临床诊断。本例患者无哮喘、过敏史，无血嗜酸性粒细胞、IgE明显升高，无典型影像学改变，激素治疗后无效。

【思考】

在临床上对于抗生素、抗结核等治疗无效的肺部浸润影，如合并淋巴结肿大等，应考虑原发性肺淋巴瘤等少见疾病的可能，并及时行病理活检确诊，本例患者最终依靠再次病检明确诊断。由于本病少见，临床医师往往对其认识不足，易造成误诊及漏诊。同一种疾病，表现为不同影像特征，相同影像特征又可能为多种疾病，此时病理依据尤为关键，我们应当多加分析和思考，与辅助科室加强交流与协作，做到临床-影像-病理（CRP）和多学科讨论（MDD），最终确诊病例，达到精准治疗目的。

参 考 文 献

［1］ Koss M N, Hochholzer L, Nicholzer L,et al. Primary non Hodgkin's lymphoma and pseudolymphooma of lung: a study of 161 patients [J]. Hum Pathol, 1983, 14(2): 1024-1038.

［2］ Cordier J F, Chailleuz E, Lanquc D, et al. Primary pulmonary lymphomas: a clinical study of 70 cases in nonimmune compromised patients [J]. Chest, 1993, 103(1): 201-208.

［3］ Kocaturk C I, Seyhan E C, Gunluoglu M Z, et al. Primary pulmonary non — Hodgkin's lymphoma: ten cases with a review of the literature [J]. Tuberk Tora, 2012, (60) : 246-253.

［4］ Zheng J X, Li X Z, Xiang R L, et al. Synchronous primary pulmonary lymphoma presenting with pulmonary adenocarcinoma: A case report and literature review [J]. Indian J Cancer, 2015, 52(1) : 37-40.

［5］ Imai H, Sunaga N, Kaira K. Clinicopathological features of patients with bronchial-associated lymphoid tissue [J]. InternMed, 2009, 48(5) : 301-306.

［6］ Zinzani P L, Martelli M, Poletti V, et al. Practice guidelines for the management of extranodal non-Hodgkin's lymphomas of adult non immunodeficient patients. Part Ⅰ: primary lung and mediastinal lymphomas. A project of the Italian Society of Hematology, the Italian Society of Experimental Hematology and the Italian Group for Bone Marrow Transplantation [J]. Haematologica, 2008, 93(9): 1364-1371.

（张　茜　廖春燕　李凤森）

4 两肺磨玻璃样改变并右肺结节
——双肺弥漫性病变的诊治思路

一、病 例 回 顾

【病史简介】

患者，女性，55岁。以"咳嗽、咳痰、气短3月余，加重10日"为主诉入院。患者于2017年1月因劳累后出现间断咳嗽，咳白色黏痰，痰量中、易咳出，活动后气短、乏力、汗出，就诊于外院，门诊查胸片提示双肺纹理增粗紊乱，考虑诊断"过敏性咳嗽"给予抗过敏治疗1周无缓解。遂在该院住院治疗，完善相关检查：① 2017年2月21日肺部高分辨CT：双肺磨玻璃样渗出，以双下肺外带明显，右上肺可见结节影，纵隔及两肺门区多发肿大淋巴结影；② 肺功能：提示通气功能正常，残气、残/总比正常，气道阻力及传导力正常，肺弥散功能减低，支气管激发试验阴性；③ 支气管镜：镜下未见明显异常。

根据以上检查结果并结合患者症状、体征，诊断为"间质性肺炎"，给予莫西沙星针抗感染、止咳对症治疗1周，病情好转出院。出院后继续口服莫西沙星片3天，孟鲁司特钠及乙酰半胱氨酸片。但患者仍间断咳嗽，尤以夜间频繁。近10天来出现活动后气短，活动耐力逐渐下降，以"间质性肺病"收入我院。病程中患者神志清，精神不振，饮食正常，睡眠差，小便正常，大便干燥，近期体重无明显增减。病程中无低热、盗汗、咯血、胸痛。既往体健，退休职工，无特殊接触史。

【查体】

体温36.0℃，心率96次/min，呼吸18次/min，血压145/90 mmHg。全身浅表淋巴结未触及肿大，口唇甲床无发绀，咽部无充血，双侧扁桃体无肿大，胸廓对称无畸形，双侧语颤对称无增减，未触及胸膜摩擦感，双肺叩诊呈清音，双下肺呼吸音粗，未闻及明显干湿性啰音及爆裂音，心律齐，未闻及杂音，腹软无压痛，无杵状指（趾），双下肢无浮肿。

【实验室检查】

项　　　　目		数　　值
血常规	白细胞计数	8.13×10^9/L
	中性粒细胞百分比	77.24%

（续表）

项　　目		数　　值
血常规	血红蛋白	121 g/L
	血小板计数	317×10^9/L
	嗜酸性粒细胞百分比	1.84%
C反应蛋白		47.20 mg/L
血沉		21 mm/h
心肌标志物	碱性磷酸酶	430.60 U/L
	肌酸激酶	70.05 U/L
	肌酸激酶同工酶	93.89 U/L
	乳酸脱氢酶	289.07 U/L
凝血功能	凝血酶原时间	13.10 s
	活化部分凝血活酶时间	28.50 s
	凝血酶原时间国际标准化比值	1.09
	纤维蛋白原	3.89 g/L
	D-二聚体	8.33 μg/mL
血气分析	pH	7.43
	二氧化碳分压	37.70 mmHg
	实际碳酸氢根	25.20 mmol/L
	氧分压	59.30 mmHg
	血氧饱和度	89.20%
肿瘤标志物	癌胚抗原	20.52 ng/mL
	糖类抗原724	91.15 U/mL
	细胞角蛋白19片段测定	15.14 ng/mL
痰培养、痰找抗酸、吸入及食入物过敏原测定、G实验、GM试验、PPD、T-SPOT-TB、总IgE、风湿五项、抗核抗体谱、血管炎抗体谱		均阴性（－）

【辅助检查】

（1）心电图　　窦性心律，正常心电图。

（2）CT　　外院2017年2月21日胸部CT示双肺磨玻璃样渗出影，以双下肺外带明显，右上肺可见结节影，纵隔及两肺门区多发肿大淋巴结影。2017年3月7日（入我院第一天）胸部CT示右上肺可见结节影较前缩小，双肺仍有磨玻璃样渗出改变，以双下肺外带明显（图4-1）。上下腹、盆腔CT：肝尾叶低密度灶，考虑小囊肿；胆囊密度不均匀，

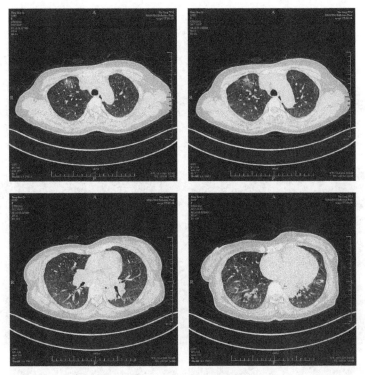

图4-1　2017年3月7日胸部CT

考虑胆囊炎；子宫形态饱满，密度不均匀。

（3）支气管镜　　检查未见明显异常。支气管镜下的灌洗液找抗酸、灌洗液培养均阴性，灌洗液脱落细胞未查见癌细胞。

（4）妇科（经阴道）B超　　提示子宫肌瘤，双侧附件区未见明显异常，盆腔未见积液。

（5）电子胃镜　　反流性食管炎A级、慢性胃炎。

（6）电子结肠镜、结肠镜检查　　所见肠黏膜未见异常。

【初步诊断】

双肺弥漫性病变伴右上肺结节性质待定：

1）感染疾病：细菌？非典型菌？真菌？结核？

2）恶性肿瘤？

3）结缔组织病继发间质性肺病？

4）结节病？

5）过敏性肺炎？

【诊治经过】

抗感染治疗予头孢哌酮钠舒巴坦钠（1.5 g）3 g q12h.联合莫西沙星片（400 mg）400 mg q.d.抗感染，1周后（2017年3月14日）复查肺部HRCT并完善肺部血管造影术（CTPA）：肺动脉CTA未见明显异常。双肺弥漫磨玻璃样渗出影，右肺上叶前段见结节影，边缘毛糙；右肺上叶前段结节影有所增大。纵隔内及两肺门区多发肿大淋巴结影，增强后轻度均匀强化（图4-2）。

　　为进一步明确诊断，右上肺结节行经皮肺穿刺活检术，术后送检肺泡组织纤维间质内见恶性肿瘤，结合HE染色检查及免疫组化结果考虑：转移性腺癌，考虑来源于消化道（图4-3）。

【明确诊断】

右上肺转移性腺癌、肺淋巴管转移癌。

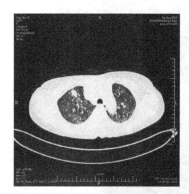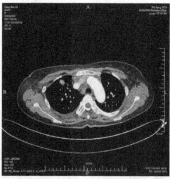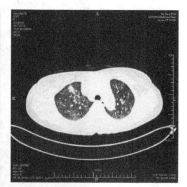

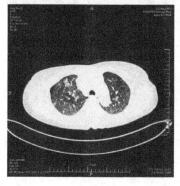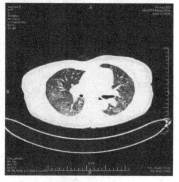

图4-2　2017年3月14日胸部CT

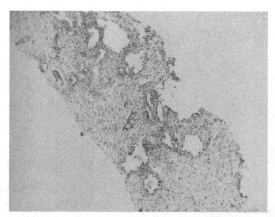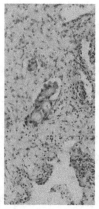

图4-3　右上肺穿刺后病理检查结果

二、疾病概述——肺淋巴管癌病

肺淋巴管癌病（pulmonary lymphomatosis carci-nomatous, PLC）是一种癌细胞在淋巴管内弥漫性生长为特征的肺内转移癌的特殊形式，以转移性癌细胞在淋巴管内弥漫性生长、形成癌栓为特征，预后极差。

本病呼吸系统临床表现以咳嗽、气短、进行性加重的呼吸困难为特点，这些症状并无特异性[1-3]，其病理基础为恶性肿瘤细胞沿着肺淋巴管道播散并弥漫性生长，引起淋巴管扩张，肿瘤细胞不断生长充满毛细血管和淋巴管而使小叶间隔异常增厚，肿瘤细胞阻塞淋巴管还可以引起间质性肺水肿。常见于腺癌、鳞癌及神经内分泌性肿瘤的肺内转移。

胸部CT表现为小叶间隔增厚，形成网状、网结节状改变，或支气管血管束显著增粗。肿瘤细胞沿着肺泡壁生长，沿着气道扩散，可以填充肺泡，当肺泡腔仅被肿瘤细胞的部分充填及肺泡结构尚未变形时，在影像学上就表现为磨玻璃密度影。后期随着病程进一步发展，肿瘤细胞在肺泡壁的表面附着、沿肺泡壁贴壁生长，腺泡腔被逐渐填充，表现为磨玻璃影融合，形成多发结节影。

常见于肺癌、胃癌、乳腺癌、绒毛膜癌的肺内转移，偶可见于胰腺癌、结肠癌、肝癌、胆管癌、宫颈癌、甲状腺癌等的肺内转移。细胞分型常见于腺癌、鳞癌以及神经内分泌肿瘤肺内转移。

【临床表现】

PLC在临床症状上通常表现为呼吸道症状为如咳嗽、气促、呼吸困难，这些症状并无特异性，容易造成误诊。除非有胸壁浸润，否则胸痛症状并不明显。咯血罕见，但如伴随支气管内膜损伤也可出现咯血[4]。

影像学上常需与间质性肺炎、心源性肺水肿、结节病、沿淋巴管播散的结核等疾病进行鉴别。HRCT可较好显示终末细支气管、肺泡管、肺泡、小叶及小叶间隔等细微解剖及病变结构，是发现和提出该病诊断的最可靠而有效的检查手段。目前认为胸部高分辨CT的表现具有一定的特征性，对PLC的诊断有一定的意义：① 小叶间隔的不均匀增厚，表现为肺野内细小网状结节影；② 不均一的支气管束结节状增厚，从肺门向外周呈放射状，部分分支末梢直达胸膜；③ 胸膜（包括叶间胸膜）不规则结节状增厚；④ 肺门或（和）纵隔淋巴结肿大。虽然PLC在CT上有多种表现形式，不具特征性，单纯根据CT表现不易诊断，但仔细分析其临床特点及影像表现，仍可发现其诊断特征性。而部分肺癌并发肺内淋巴结转移的患者，HRCT上可表现沿淋巴管或血管分布的粟粒样转移灶，并出现小叶间隔增厚等表现。

【诊断】

此病的临床诊断较困难，尤其对无确定原发性癌灶、无放化疗的患者，PLC的诊断更为棘手，最终确诊依赖于病理学依据。根据临床表现及影像学特征所做出的临床诊断，也需要病理资料来证实。开胸肺活检、经胸壁针吸活检、支气管镜肺活检、胸腔镜肺活检等方法均可用于确诊PLC。对于高度疑诊病例，痰脱落细胞学检查及浅表淋巴结穿刺或活检等也有助于最后诊断。

【治疗及预后】

PLC为肺内外恶性肿瘤沿肺内淋巴管播散而形成，因此一旦出现则提示肿瘤晚期，目前国内外尚缺乏针对性治疗。对症及针对原发肿瘤的全身或局部化疗，效果均不佳，因此本病预后差，诊断PLC后的生存期为10～30个月，平均13个月，5年存活率极低。

三、病 例 分 析

本病例特点：① 患者为55岁中年女性，起病隐匿，病程长，既往无基础疾病，无恶心、腹痛、黑便等消化道症状，腹部查体未见阳性体征。② 活动后气短，不伴咯血及胸痛。③ 胸部CT呈间质性改变。根据本病例特点，该患者CT示右肺上叶结节影，双肺磨玻璃样渗出影为主要表现，应用抗生素等治疗后曾一度好转，但后期右肺结节影增大，效果欠佳。

肺部弥漫性病变伴有结节的鉴别诊断：

（1）感染性疾病 　　无发热、咳吐黄脓痰等，入院后查炎症指标均正常，急性感染性疾病不支持。患者发病后始终无发热，无全身酸痛、等病毒感染症状，不支持病毒感染。外院曾使用莫西沙星，已覆盖不典型菌，故支原体及衣原体感染依据亦不足。从慢性感染性疾病分析，需与肺结核鉴别，此患者血沉21.00 mm/h、T-SPOT阴性、PPD阴性，无结核患者接触史，无结核感染中毒症状，胸部CT以双肺弥漫性间质性病变，磨玻璃影为主，密度较淡，以双下肺外带明显，无典型结核多形态、密度不均一等影像学特征，故肺结核依据不足。再者反复追问病史，既往体健，HIV阴性，无任何基础疾病，无免疫功能低下，真菌、卡氏肺孢子菌等特殊感染依据亦不足。

（2）非感染性疾病 　　首先需与继发性风湿免疫系统疾病鉴别，本病例无风湿免疫疾病症状，免疫全套检查均阴性，未搜寻到此类疾病证据。其次与结节病鉴别，结节病最常侵犯双侧肺门和纵隔淋巴结肿大，其次是肺部、皮肤、眼睛、浅表淋巴结、肝脏、脾脏、肾脏、骨骼、神经系统、心脏等部位，对激素治疗有效。本例患者为中年女性，胸部CT显示纵隔及两肺门区多发肿大淋巴结影，不能完全除外结节病可能。还应与放射性疾病，如放疗后引起放射性肺炎，化学药品如博来霉素、白消安、环磷酰胺等也可引起间质性肺炎，但本例患者无放射物接触史，故可排除。本例患者起初抗感染治疗有效，患者临床症状有所缓解，影像学见右上肺结节灶有缩小，但间质性病变无明显变化。此后继续给予抗感染治疗后，右肺上叶小结节较前增大，边缘毛糙，支气管血管束结节状增厚，完善肿瘤标志物中癌胚抗原（CEA）、糖类抗原724（CA724）偏高，进一步完善腹盆腔CT及电子胃肠镜均未见明显异常病灶，最终行经皮肺穿刺活检后提示转移性腺癌。

本例患者虽然在临床及影像学表现酷似间质性肺炎，但综合评估病情仍可发现肺癌的诊断线索：

1）抗感染治疗一度有效，但右肺上叶结节灶呈进行性增大，边缘毛糙，纵隔内及两肺门区多发肿大淋巴结影。

2）双肺弥漫磨玻璃样渗出，支气管血管束增粗。

3）肿瘤标志物明显异常。

　　许多研究均表明间质性肺炎与肺癌有相关性，临床上表现为胸痛、呼吸困难加重或体重下降、咯血等。影像学显示肿块呈圆形或卵圆形，边缘不规则，有分叶状或毛刺。本例患者最终病理考虑来源于消化道转移的肺腺癌。肺脏血液供应丰富，是转移癌的好发部位，但以血行转移最常见。

　　PLC 目前认为发病率占肺转移癌的 6% ～ 8%，且其中 80% 继发于腺癌，最常见于乳腺癌、胃癌、肺癌等。PLC 病理表现为肺组织及胸膜各级淋巴管癌栓形成、癌结节沉积阻塞，继发淋巴管瘀滞水肿、扩张，并导致间质性肺水肿与间质纤维化。目前认为其可能的转移途径有两种：第 1 种途径为肿瘤细胞由肺动脉、肺小血管及毛细血管直接进入肺间质并浸润微小淋巴管及血管，再经淋巴管顺行达肺门及纵隔淋巴结内，此种途径淋巴液的引流基本顺畅，故多不伴肺门或纵隔淋巴结肿大；第 2 种途径为肿瘤直接浸润肺门淋巴结或大淋巴管，致局部淋巴液受阻，肿瘤细胞逆行进入肺组织淋巴管，此种途径常伴肺门或纵隔淋巴结肿大。若累及胸膜下淋巴管致淋巴回流受阻或并发胸膜转移，常出现不同程度的胸腔积液。因此，针对此患者，应针对可能的诊断，完善风湿免疫指标、sACE、免疫球蛋白等实验室检查，积极采用侵入性手段如经支气管镜肺活检、经皮肺穿刺或经支气管镜纵隔淋巴结穿刺等方法，取得病理标本明确诊断。

参 考 文 献

[1] Moubax K, Wuyts W, Vandecaveye V, et al. Pulmonary lymphangit-ic carcinomatosis as a primary manifestation of gastric carcinoma in a young adult: a case report and review of the literature [J]. BMC Res notes, 2012, 5(16): 638.

[2] Lin W R, Lai R S. Pulmonary lymphangitic carcinomatosis [J]. QJM, 2014, 107(1): 935−936.

[3] Khachekian A, Shargh S, Arabian S. Pulmonary lymphangitic carcinomatosis from metastatic gastric a adenocarcinoma: case report [J]. J Am Osteopath Assoc, 2015, 115(5): 332−337.

[4] Charest M, Armanious S. Prognostic implication of the lymphangitic carcinomatosis pattern on perfusion lung scan [J]. Can Assoc Radiol, 2012, 63(4): 294−303.

（刘莹莹　张　茜　刘慧芳　张　建）

5 咳嗽咯痰，双肺弥漫性小结节影
——系统疾病的肺部表现

一、病 例 回 顾

【病史简介】

患者，男性，59岁。以"间断咳嗽、咳痰1周"为主诉于2017年2月16日收入院。患者一周前不慎受凉感冒后出现阵发性咳嗽、咳痰，为白色黏痰，量少，不易咳出，活动后感胸闷、气喘，无发热、盗汗，无全身酸困不适，无头晕、头痛等，自服"双黄连"等药物后，上述症状未见明显改善，门诊以"肺炎?"收入。

病程中神志清，精神欠振，食欲、睡眠欠佳，大便正常，尿少，近日体重无明显增减。

【既往史】

既往高血压病史10余年，血压最高180/110 mmHg，长期口服硝苯地平控释片30 mg q.d.、美托洛尔缓释片47.5 mg q.d.，血压控制尚可；患2型糖尿病5年，现皮下注射赖脯胰岛素注射液（优泌乐50）（早餐前12 U、晚餐前14 U），现有"糖尿病肾病、糖尿病视网膜病变"等并发症。2011年因尿少，行肾活检示：单克隆免疫球蛋白沉积病，肝穿刺示淀粉样变性，曾予以"硼替佐米＋地塞米松"化疗4次（1个疗程），两年前因无尿，行血液透析至今。既往吸烟20年，戒烟20年；饮酒30年，戒酒4年。

【查体】

体温36.7℃，心率89次/min，呼吸20次/min，血压160/80 mmHg。全身浅表淋巴结未及肿大；全身皮肤色素沉着；口唇爪甲无发绀；咽部无充血；胸廓对称，呼吸运动正常，呼吸节律均匀整齐，呼吸正常，肋间隙正常，双侧语颤对称，无胸膜摩擦感，双肺叩诊过清音，双肺呼吸音粗，左下肺可闻及少量湿啰音；心界无扩大，律齐，各瓣膜听诊区未闻及病理性杂音；腹软，全腹无压痛，肝脾肋下未触及，各输尿管点无压痛，双肾区无叩击痛；双下肢有浮肿。

【实验室检查】

项　　　　目		数　　　　值
血常规	红细胞计数压积	0.375 L/L
	淋巴细胞绝对值	0.99×10^9/L

（续表）

项 目		数 值
血常规	血红蛋白	117 g/L
	血小板计数	511×10^9/L
C 反应蛋白		44.20 mg/L
血沉		34 mm/h
降钙素原		2.22 ng/mL
糖化血红蛋白		7.80%
心肌标志物	乳酸脱氢酶	266.29 U/L
	肌钙蛋白	0.107 ng/mL
	N 端脑钠肽前体	6 907 pg/mL
凝血功能	凝血酶原时间	21.9 s
	活化部分凝血活酶时间	42.30 s
	活化部分凝血活酶时间比率	1.28
	纤维蛋白原	1.52 g/L
	D-二聚体	2.13 μg/mL
血气分析	pH	7.38
	二氧化碳分压	30 mmHg
	实际碳酸氢根	20.40 mmol/L
	氧分压	72.6 mmHg
	标准碱剩余	−5.50 mmol/L
	实际碱剩余	−4.80 mmol/L
肺炎三项	肺炎支原体抗体	弱阳性
	肺炎衣原体抗体 IgM	弱阳性
	军团菌抗体	15.14 ng/mL
病毒五项		未见异常
粪便常规		未见异常
肝功能	总胆红素	65.71 μmol/L
	碱性磷酸酶	1 361.63 U/L
	L-γ-谷氨酰基转移酶	823.01 U/L
	天门冬氨酸氨基转移酶	64.32 U/L
	丙氨酸氨基转移酶	51.73 U/L
	白蛋白	38.69 g/L
	总胆汁酸	35.60 μmol/L

（续表）

项　　目		数　　值
肝功能	直接胆红素	33.94 μmol/L
	间接胆红素	31.77 μmol/L
肾功能	尿素	10.30 mmol/L
	肌酐	684.84 μmol/L
	视黄醇结合蛋白	107.11 mg/L
	β_2-微球蛋白	4.45 mg/L
血脂分析	甘油三酯	1.73 mmol/L
	总胆固醇	7.58 mmol/L
	低密度脂蛋白胆固醇	4.88 mmol/L

【辅助检查】

（1）心脏超声　　双房增大，左室壁肥厚，左室壁运动异常，主动脉窦部及升主动脉增宽，肺动脉增宽，主动脉硬化、瓣钙化并主动脉瓣反流（微-少量），左心功能减低。

（2）2017年2月17日胸部CT　　两肺间质性改变并两下肺少许渗出，两肺内多发散在结节，部分钙化，主动脉和冠状动脉硬化，肝脏内弥漫分布的结节灶，部分内见钙化，肝门区多发钙化灶，脾大（图5-1）。

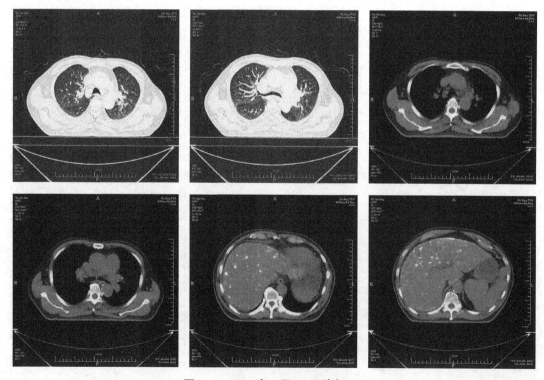

图5-1　2017年2月17日胸部CT

【入院诊断】

1）肺淀粉样变性合并感染。

2）单克隆免疫球蛋白沉积病。

3）肝淀粉样变性。

4）慢性肾功能不全尿毒症期。

5）2型糖尿病；糖尿病视网膜病变。

6）高血压病3级（很高危）。

【诊疗经过】

患者此次因咳嗽、咳痰收治入院我科，CRP、PCT轻度增高，有感染证据，结合胸部CT两下肺少许渗出影，故诊断肺淀粉样变性合并感染，因患者院外反复长期使用抗生素，既往有2型糖尿病、单克隆免疫球蛋白沉积病、慢性肾功能不全，予以头孢哌酮钠舒巴坦3.0 g q12h.抗感染。因单克隆免疫球蛋白沉积病诊断明确，目前肝功能受损，予以腺苷蛋氨酸肠溶片1.0 g t.i.d.口服以护肝。因慢性肾功能衰竭、尿毒症期，隔日行血液透析治疗。

【病例分析】

本病例特点及诊断依据：患者中老年男性，起病急；外感后出现咳嗽、咳痰；CRP、PCT轻度增高，结合胸部CT两下肺少许渗出影；查体：双肺呼吸音粗，左下肺可闻及少量湿啰音，故诊断双肺肺炎。本例患者既往行肾脏活检，明确诊断：单克隆免疫球蛋白沉积病。此病表现多样，可侵犯多器官，以肾脏受累最常见，其他如心脏、肝脏、肺脏、皮肤、神经系统等亦可受累，而且大多数为少见甚至是罕见疾病。该患者目前已出现肾脏、肝脏受累，但胸部CT可见两肺内多发散在结节，部分钙化；虽未行病理活检证实肺部受累，但与肾脏、肝脏CT影像相似，不能除外肺脏受累可能，必要时可行经皮肺穿刺活检等证实。

【鉴别诊断】

（1）**肺尘埃沉着病**　　又称尘肺，此类患者临床有粉尘接触病史，影像两肺均有粟粒状阴影，分布不均匀，形成上淡下浓影，反复追问患者无明确粉尘接触史，故不支持本病。

（2）**粟粒性转移瘤**　　此类患者年龄偏大，多大于50岁。一般患者都有明确肺内或肺外恶性肿瘤病史，肺内粟粒结节大小、形态、边缘、密度多样，以中下肺野及肺野外围、胸膜下为主，部分融合的病灶周围可见毛刺、分叶、空气支气管征。该患者病程长，无肿瘤依据，抗感染治疗症状改善，故不支持此病。以下对单克隆性免疫球蛋白沉积病进行复习。

二、疾病概述——单克隆免疫球蛋白沉积病

单克隆免疫球蛋白沉积病也称系统性免疫球蛋白沉积病，主要包括原发淀粉样变性病和轻链和（或）重链沉积症，二者都是由浆细胞肿瘤或淋巴浆细胞淋巴瘤异常免疫

球蛋白轻链和（或）重链蛋白沉积在内脏和软组织内，导致器官结构和功能受损的疾病[1]。原发性淀粉样变性病包括累及单一器官或组织的局限性淀粉样变性（AA型）和累及多器官的系统性淀粉样变性（AL型）。在临床较为少见，肾脏为其最常累及的器官，主要以单克隆免疫球蛋白沉积于肾小球或肾小管的基底膜为主要特点。

【发病机制】

由于连续或重复地产生过量的淀粉样前体蛋白或产生不正常的淀粉样前体蛋白。异常的淀粉样前体蛋白是在基因突变或部分蛋白质的降解作用下，一种氨基酸替代另一种氨基酸而产生的。不同类型的肾淀粉样变性有不同的机制，例如，AL型与免疫球蛋白轻链形成的沉积有关，透析相关性肾淀粉样变性与微球蛋白的过度沉积有关等。已证实有24种蛋白可以引起肾淀粉样变性，统称为淀粉样前体蛋白[2]。

【诊断依据】

（1）临床表现　　AL型淀粉样变性病可累及所有器官，常见于心、肾和胃肠道，皮下、肝、胃肠、周围神经、骨髓、淋巴结等组织与器官。① 肾受累：表现肾病综合征，20%～45%患者有肾小球滤过率降低，合并肾功能不全。② 心脏淀粉样变性：导致限制性心肌病，传导阻滞和心律失常，冠心病或心肌梗死。③ 舌淀粉样变性：表现为巨舌症。④ 皮肤病变：蛋白沉积血管壁引起出血形成的瘀点、紫癜和瘀斑常见，丘疹、斑块、结节少见。⑤ 周围神经病变：慢性进行性感觉和运动末梢多发性神经病，严重时出现自主神经功能障碍，表现为胃动力障碍、腹泻或便秘、阳痿、直立性低血压。⑥ 胃肠道病变：胃肠道黏膜受累，吸收不良、出血、穿孔、急性肠梗阻等并发症。⑦ 肝受损：肝脏肿大、肝功能异常，血清碱性磷酸酶增高，胆汁淤积性肝炎。⑧ 脾受累：常无症状，广泛沉积者出现脾功能减退、血小板减少、紫癜、甚至自发性脾破裂。⑨ 细支气管和肺泡受累可导致快速进展性呼吸障碍；AA型患者则表现为孤立性肺结节。AA型淀粉样变性病可发生在任何器官。常见的部位泌尿道、呼吸道、眼球和皮肤[3]。本例患者肾脏病理活检已明确诊断"单克隆免疫球蛋白沉积病"，目前已出现肾脏、肝脏受累，但胸部CT可见两肺内多发散在结节，部分钙化；虽未行病理活检证实肺部受累，但与肾脏、肝脏CT影像相似，不能除外肺脏受累可能。

（2）病理学　　病理诊断要点：① 淀粉样沉积物H.E.染色呈粉红色、无定形、蜡样、有特征性裂纹。② 刚果红染色呈红棕色、偏振光下呈特征性的双色性和苹果绿双折射可确定诊断。③ 免疫组化染色蛋白沉积物呈入或K轻链限制性。④ 超微结构检查淀粉样蛋白显示为随机排列的原纤维结构。

【治疗与预后】

治疗策略一方面要减少淀粉样蛋白前体的产生，另一方面要加速淀粉样蛋白沉积物分解，器官衰竭的患者需要对症和支持治疗。联合应用烷化剂和高剂量地塞米松被认为是目前的治疗方法，要连续监测血清游离轻链变化。同种末梢血干细胞移植和器官移植可以延长生存期，改善生活质量，使患者提高对特异性治疗的耐受力[4]。免疫调节剂和蛋白酶抑制剂的治疗适用于复发和耐药患者以及不能承受自体干细胞移植的患者，效果与自体干细胞移植相同[5]。

近来发现一种靶向淀粉样沉积物的药物CpHPE能与血清淀粉样P成分特异性结合，

动员巨噬细胞的活性，促使淀粉样沉积物排出，这种方法在AL型淀粉样沉积病小鼠模型中取得了明显的效果[6]。

淀粉样变性病累及脏器数越多，预后越差，器官系统受累2个或2个以下存活率为67%～87%，2个以上器官系统受累存活率为33%～40%，平均观察期2年（12～38个月），2个主要器官系统或存在有症状的心脏受累是明显的负性预测因素。原发AL型淀粉样变性病中位生存期约为2年。与浆细胞骨髓瘤共存患者的生存期比单纯淀粉样变性病或单纯浆细胞骨髓瘤患者的生存期更短。伴有高危克隆浆细胞病的患者远期预后不良。

综上，具有临床意义的单克隆免疫球蛋白病是指异常增生的B细胞克隆分泌单克隆蛋白所致多种脏器损伤损害，明确单克隆免疫球蛋白及其来源B细胞克隆的性质对确诊至关重要，精确分析组织沉积物类型，酌情积极治疗有助于缓解病情、改善预后，血液科与其他学科及病理科的多学科合作，有助于提高该类疾病的诊治水平。

参 考 文 献

[1] Gragg K L, Aubry M C, Vrana J A. NoduLar pulmonary amyloidosis is characterized by localized innunoglobulin deposition and is frequently associated with an indolent B-cell lymphoproliferative disorder [J]. Am J Surg Pathol, 2013, 37(3): 406-412.

[2] Pettersson T, Konttinen Y T. Ammyloidosis recent developments [J]. Semin Arthritis Rheum, 2010, 39(5): 356-368.

[3] Desporte E, Bridour F, Siral C, et al. AL amyloidosis [J]. Orphanet J Rare Dis, 2012, 7(1): 54-66.

[4] Dey B, Chung S, Spitzer T, et al. Cardiac transplantation followed by dose-intensive melphalan and autologous stem-cell transplantation for light chain amyloidosis and heart failure [J]. Transplantation, 2010, 90(8): 905-911.

[5] Sattianayagam P T, Gibbs S D, Pinney J H, et al. Solid organ transplantation in AL amyloidosis [J]. American Journal of Transplantation, 2010, 10(9): 2124-2131.

[6] Gatt ME, Palladini G. Light chain amyloidosis 2012: a new era [J]. Br J Haematol, 2013, 160(5): 582-598.

（张　茜　同立宏　李风森）

6 胸闷气憋，支气管腔内结节
——支气管介入既可诊断也可治疗

一、病 例 回 顾

【病史简介】

患者，男性，58岁。反复胸闷气憋6年，加重3天，于2017年6月19日入院。

【既往史】

既往有慢性支气管炎病史，未治疗，吸烟20年，已戒烟7年。

【查体】

体温36.1℃，心率86次/min，呼吸20次/min，血压124/73 mmHg，口唇爪甲无发绀，咽部无充血，扁桃体不大，颈部、锁骨上、腋窝未触及肿大淋巴结，胸廓对称，双肺呼吸音粗，未闻及明显干、湿啰音及哮鸣音，心界无扩大，心率86次/min，律齐，各瓣膜听诊区未闻及病理性杂音，腹部平坦，腹软，全腹无压痛，双下肢无浮肿。

【实验室检查】

项目		数值
血常规	白细胞计数	5.27×10^9/L
	红细胞计数	4.31×10^{12}/L
	血红蛋白	139 g/L
	血小板计数	306×10^9/L
	中性粒细胞计数	4.38×10^9/L
	淋巴细胞	2.12×10^9/L
	嗜酸性粒细胞计数	0.12×10^9/L
C反应蛋白		14.75 mg/L
血沉		12 mm/h
降钙素原		0.01 ng/mL
心肌标志物	N端脑钠肽前体	未见异常

（续表）

项　　　目		数　　　值
心肌标志物	肌钙蛋白T	未见异常
	心肌酶	未见异常
凝血功能	纤维蛋白原定量	7.91 g/L
	凝血酶原时间国际标准化比值	1.11
	凝血酶原活动度	85%
	凝血酶原时间	14.10 s
	D-二聚体	0.32 mg/L
血气分析	pH	7.381
	二氧化碳分压	41 mmHg
	标准碱剩余	−1.0 mmol/L
	实际碳酸氢根	24.30 mmol/L
	氧分压	78 mmHg
	血氧饱和度	90 vol%
肝功能	总蛋白	73 g/L
	白蛋白	47.33 g/L
	球蛋白	24.81 g/L
	丙氨酸氨基转移酶	16.18 U/L
	天门冬氨酸氨基转移酶	19.81 U/L
肾功能	尿酸	515.31 μmol/L
	肌酐	63.22 μmol/L
	电解质	未见异常
血脂分析	甘油三酯	1.73 mmol/L
	总胆固醇	7.58 mmol/L
	低密度脂蛋白胆固醇	4.88 mmol/L
肿瘤标志物		未见异常
风湿免疫疾病相关抗体		未见异常
T-SPOT、PPD		均阴性（−）

【辅助检查】

（1）胸部CT　　2017年6月16日胸部CT示左肺舌段支气管腔内软组织结节伴阻塞性炎症，左肺下叶少许渗出（图6-1）。

（2）心电图　　窦性心律。

（3）心脏超声　　各心腔内径正常范围，室间隔和左室后壁无增厚，左室壁整体运动协调，各组瓣膜回声、形态与启闭无异常，主动脉及肺动脉内径正常。室壁运动Ⅰ级。

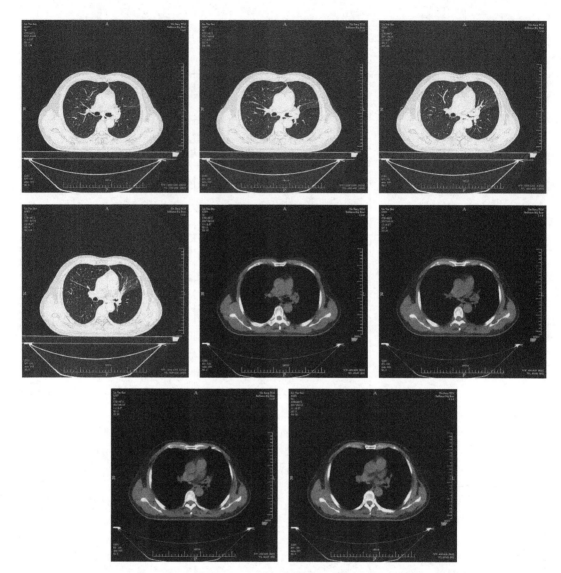

图6-1　2017年6月16日胸部CT

（4）肺功能　　FEV$_1$：81.1%；FEV$_1$/FVC：75.8%；阻塞性肺通气功能障碍。

【初步诊断】

1）左舌叶支气管占位性质待定：肿瘤？异物？

2）慢性支气管炎急性发作。

【治疗经过】

完善支气管镜检查，于局麻下行支气管镜检查。支气管镜下示：左肺舌叶管腔可见表面光滑新生物（图6-2），给予局部活检、刷检、灌洗。

支气管镜活检、刷检等检查结果回示：未见异常结果。患者胸部CT左肺下叶有渗出影，既往慢性支气管炎病史，给予莫西沙星片0.4 mg q.d.，除外恶性病变的可能性，建议完善PET-CT，结果示：左肺部舌叶病灶SUV值极低，考虑良性病变，经患者同意后，行喉罩通气全身麻醉下支气管镜下介入诊疗，即支气管镜下圈套器切除术（图6-3），术

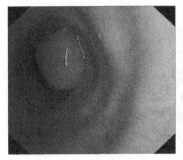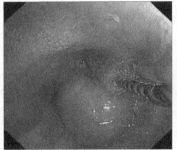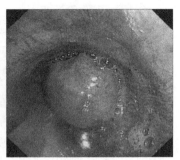

图6-2　电子支气管镜检查

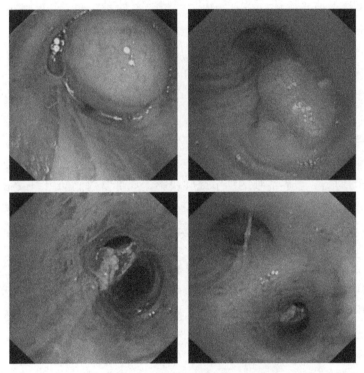

图6-3　电子支气管镜下治疗前后图

后患者恢复良好，返回病房，麻醉复苏后，患者自觉憋气症状明显改善，无其他不适。病理诊断：（左舌叶新生物活检）错构瘤（图6-4）。

【明确诊断】

1）左支气管错构瘤。

2）慢性支气管炎急性发作。

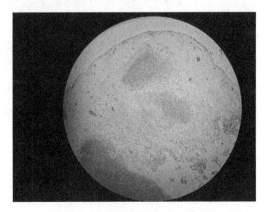

图6-4　病理结果回示：错构瘤

二、疾病概述——支气管内型错构瘤

支气管内型错构瘤（endobronchial hamartoma, EH）是肺错构瘤的一种特殊类型，占肺错构瘤的1.4%～10.0%[1]，临床很少见。EH起源于支气管的间叶性结缔组织，中胚层及内胚层两种成分都可参与肿瘤的形成，根据构成组织不同分为软骨性、结缔组织性、平滑肌性等类型[1]。其确切病因尚不明确，目前主要有四种观点：先天性畸形、真正肿瘤、正常组织增生和炎症演变，目前国内学者多倾向于先天性畸形学说。可发生于任何年龄，以40～60岁居多，男女比例为（2～4）∶1[2]。

【临床表现】

EH的临床表现取决于瘤体大小和发病部位，早期瘤体小、生长缓慢，可无明显症状；随着病情发展，患者可出现反复咳嗽、咳痰、咯血、发热、气促、胸痛等不适；如果瘤体阻塞气管或主支气管腔2/3以上，患者可能出现严重呼吸困难，若瘤体活动度大，呼吸困难症状可随体位改变而加重。EH生长较缓慢，病程长短不一，有报道病程长达10年的患者。本例患者入我院前有明确胸闷气憋病史已经6年，入院前临床症状明显加重。

【影像学特点】

胸部CT对EH的诊断有重要价值。由于EH往往有多种组织成分构成，在胸部CT上常表现为密度不均匀、边界清晰的结节或肿块影，局部富含脂肪组织或脂肪组织中存在钙化灶。当CT显示肿块内脂肪组织或爆米花样钙化时有诊断价值。对于无上述典型表现的，还可以结合增强CT来鉴别，错构瘤的主要成分为软骨核，血供不丰富，故增强CT扫描强化不明显，最大强化峰值出现较晚[3]。

本例患者左肺上舌段支气管肿块未见脂肪密度和钙化灶，但增强CT扫描后增强不明显，此征象提示肿块为良性病变可能性大。另外EH常因瘤体阻塞支气管而在胸部X线、CT上表现出阻塞性肺炎、肺不张等影像学表现。PET-CT扫描中，错构瘤常表现为吸收少量或不吸收显像剂，但也可表现为与恶性肿瘤类似的高代谢状态。

【特殊检查】

支气管镜检查也是诊断EH最重要的手段之一，镜下可以了解肿瘤的位置、大小、形态及表面有无黏膜覆盖等。镜下特征：淡红色或白色圆形肿块，边缘光滑，略显光泽，质地较硬，部分有蒂与管壁相连，无黏膜及黏膜下浸润。临床上容易误诊为中央型肺癌、支气管腺瘤或息肉，确定诊断最终依赖病理结果。

【组织病理】

组织学上由不定数量的脂肪、纤维结缔组织、平滑肌、软骨、骨和上皮成分等混合构成，可伴有间质黏液变性或钙化，非肿瘤性反应性支气管上皮形成分支状裂隙[4]。多数EH以脂肪成分为主体，但有的只含很少或缺乏脂肪及软骨组织，根据其主要成分分为软骨瘤型、平滑肌瘤型、腺纤维瘤型、纤维平滑肌瘤型等。因此，胸部CT未发现软骨或脂肪组织也不能轻易排除EH的诊断，最终确诊靠病理结果。EH的组织成分分化成熟，间叶及上皮组织表达各自正常免疫表型，Ki-67（<3%）普遍偏低，提示其惰性的生物学行为和良好的预后[5]。

【治疗】

治疗需综合考虑肿瘤的部位、大小、范围以及患者的并发症，进而制定个体化的治疗方案。既往传统的治疗手段为外科手术切除，多为肺叶切除术，该手术创伤大、费用及风险高。而新近多个病例报告提示内镜下的介入治疗侵入性较小且治疗效果好，目前已推荐作为首选[6]。

支气管内介入治疗的方法多种多样，如激光、电灼、冷冻疗法和氩离子凝固术。对于带有蒂的管内型错构瘤，应用圈套器进行切割治疗，更有无可比拟的优势，此例患者正是圈套器的良好适应证。在切除肿物的同时也明确了诊断，这就是支气管镜下治疗在临床中的实际应用。在具体治疗时，切割前，需尽量明确肿瘤蒂的位置，而在套切过程中尽可能应用电凝或冷冻治疗混合模式，特别是冷冻治疗，有着更多的优势[7]。由于反复电切割和电凝刺激会导致患者频繁咳嗽及血氧分压下降，存在窒息的风险，而且在清醒状态容易引起恶心、呕吐、疼痛，严重时还可诱发心律失常等严重的不良反应，对患者的心理耐受能力要求较高。因此，大部分患者多选择在喉罩通气下全身麻醉建立人工气道的情况下进行介入治疗[7]。喉罩通气下全身麻醉是目前进行气管内介入治疗较理想的麻醉方法，尤其是对于上段气道狭窄的呼吸困难患者，可有效控制呼吸，改善缺氧状态，并可根据狭窄的程度、范围而决定治疗的时间，既能够满足介入治疗时间需求，又达到了最佳疗效[8]。因此，对本例患者采用了喉罩通气全身麻醉下支气管镜下圈套器进行切除。在整个手术过程中，患者各项生命体征平稳，安全、简单、方便，值得在临床上进行推广。相信随着呼吸介入技术的发展，对于某些气道病变，尤其是良性病变，相对于传统的外科手术，内科介入治疗安全、简单、费用低，且效果明显，有着更多的优势[9]。

三、病 例 解 析

本例患者为58岁中年男性，反复胸闷气憋，胸部CT示左上舌段支气管内软组织结节伴阻塞性炎症。考虑患者左侧气管内新生物较大，表面光滑，且支气管镜活检未见异常结果，考虑良性病变可能性，PET-CT示：左肺部舌叶病灶SUV值极低，考虑良性病变，故给予患者行支气管镜下圈套器切除术，病理回示：错构瘤。后期对患者随访2个月，患者无任何不适症状，一般生活体能状态良好。支气管镜下介入治疗，既满足了临床诊断的需求，又起到治疗的作用。

本例患者左肺舌段支气管腔内软组织结节，病理：错构瘤。血液学检查未见明显异常。由于临床表现缺乏特异性，影像学常常表现为阻塞性肺炎、肺不张，临床上容易误诊为中央型肺癌、支气管结核、支气管异物等。支气管错构瘤为良性肿瘤，生长缓慢，病程较长，临床症状间断、较轻，增强CT扫描强化不明显，无纵隔及肺门淋巴结肿大，肿块内出现钙化或脂肪密度有诊断价值，支气管镜下见肿块表面光滑，不侵及支气管壁。还需要与支气管异物相鉴别，支气管异物患者有异物吸入史，当错构瘤大部分钙化时易误诊为异物。而中央型肺癌病程较短，症状进行性加重，常有消瘦，CT示肿块呈结节或团块状，边缘常有毛刺、分叶，常伴纵隔及肺门淋巴结肿大，增强后呈不均匀明显强化，支气管镜下多为菜花样肿物，表面覆有污浊坏死物，失去光泽，管壁黏膜粗糙糜烂，可见呈细小颗粒改变的癌浸润。有时临床上支气管错构瘤与中央型肺癌很难鉴别，支气管镜下活检明显提高了本病的诊断率。

本例患者经支气管镜下介入治疗疗效明显，并且明确了诊断，创伤小、花费少、效果佳。支气管镜下介入治疗，作为既可诊断，又可治疗的方法一举两得，为以后对良性气道疾病的治疗提供了很好的借鉴。

参 考 文 献

［1］ Fan M, Lin Y, Liu L. Multiple pulmonary chondroid hamartoma [J]. J Thorac Oncol, 2014, 9(7): 1053−1054.

［2］ Abu Omar M, Abu Ghanimeh M, Tylski E, et al. Endobronchial hamartoma: a rare disease with more common presentation [J]. BMJ Case Rep, 2016, 10.1136/bcr−2016−216771.

［3］ Sim J K, Choi J H, Oh J Y, et al. Two cases of diagnosis and removal of endobronchial hamartoma by cryotherapy via flexible bronchoscopy [J]. Tuberc Respir Dis (SeouL), 2014, 76(3): 141−145.

［4］ El-Kersh K, Perez R L, Gauhar U. A 63−year-old man with a chronic cough and an endobronchial lesion [J]. Diagnosis: Endobronchial hamartoma. Chest, 2014, 145(4): 919−922.

［5］ Schumann C, Hetzel J, Babiak A J, et al. Cryoprobe biopsy increases the diagnostic yield in endobronchial tumor lesions [J]. J Thorac Cardiovasc Surg, 2010, 140(2): 417−421.

［6］ Lococo F, Galeone C, Lasagni L, et al. Endobronchial hamartoma subtotally occluding the right main bronchus and mimicking bronchial carcinoid tumor [J]. Medicine (Baltimore), 2016, 95(15): e3369.

［7］ Kim S A, Um S W, Song J U, et al. Bronchoscopic features and bronchoscopic intervention for endobronchial hamartoma [J]. Respirology, 2010, 15(1): 150−154.

［8］ Oguma T, Takiguchi H, Niimi K, et al. Endobronchial hamartoma as a cause of pneumonia [J]. Am J Case Rep, 2014, 15: 388−392.

［9］ De Falco Alfano D, Totaro M, Zagà C, et al. Endobronchial lipomatous hamartoma diagnosed on computed tomography scan in young new mother-A case report [J]. Int J Surg Case Rep, 2014, 5(12): 1113−1116.

（马红霞　廖春燕　李凤森）

7 肺部沿支气管点片影，喘憋不能缓解
——易忽视的常见问题

一、病 例 回 顾

【病史简介】

患者，男性，78岁。因"咳嗽、咳痰、气喘30年，加重1周"为主诉于2014年2月12日以"慢性阻塞性肺病急性加重"收入。患者自诉30年前无明显诱因出现咳嗽、咳痰，痰为白色黏痰，量不多，不易咳出，并伴有活动后气喘，每逢季节变化或着凉时出现上述症状加重，每年发作2～3次，每次持续2～3个月，患者未在意，未给予规范诊治。1周前患者因感冒出现上述症状加重，轻微活动后即觉气喘，今日为求进一步诊治，前往我院就诊，门诊以慢性支气管炎急性发作收入呼吸科。患者神志清，精神欠佳，无发热、无胸痛，无胸闷，无咳吐脓痰，无咯血，双下肢无水肿，饮食睡眠正常，大小便正常，近期体重无明显变化。

【查体】

体温36.1℃，心率86次/min，呼吸20次/min，血压124/73 mmHg。口唇甲床无发绀，咽部无充血，扁桃体不大，胸廓呈桶状，双肺呼吸音粗，两肺底可闻及呼气相哮鸣音。

【实验室检查】

项　　目		数　　值
血气分析	pH	7.36
	二氧化碳分压	46.00 mmHg
	氧分压	58.00 mmHg
	实际碳酸氢根	28.50 mmol/L
	标准碳酸氢根	26.80 mmol/L
	血氧饱和度	90.00%
肝功能、肾功能、电解质		未见异常
全血细胞分析	血红蛋白	165.00 g/L

（续表）

项 目		数 值
全血细胞分析	白细胞计数	$6.10 \times 10^9/L$
	红细胞计数	$5.55 \times 10^{12}/L$

【辅助检查】

（1）心电图　　窦性心律，正常心电图。

（2）2014年2月12日胸部CT（图7-1）　　符合慢支、肺气肿改变。

【初步诊断】

慢性阻塞性肺疾病急性加重。

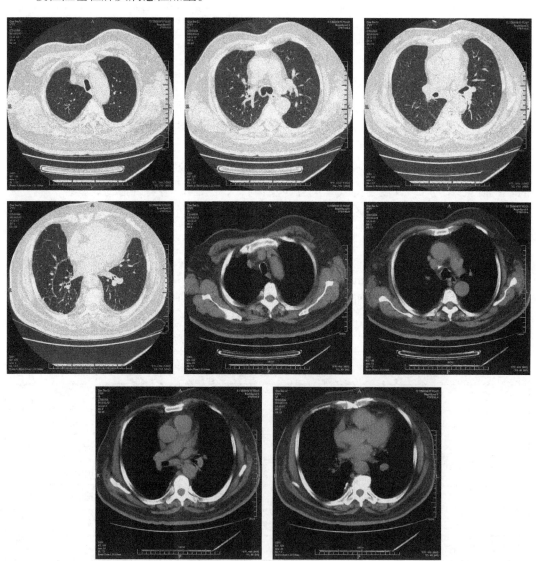

图7-1　2014年2月12日胸部CT

【治疗】

考虑患者有慢阻肺基础病，急性加重以革兰阴性杆菌感染多见，予头孢哌酮钠舒巴坦钠针静点抗感染，予多索茶碱针静点以平喘、氨溴索针静点以化痰，布地奈德混悬剂、异丙托溴铵雾化溶液雾化吸入以解痉平喘；氯沙坦钾-氢氯噻嗪片口服以降压。

2014年2月15日（入院第3天）：患者症状虽较前略减轻，但仍有气憋症状，予甲强龙静点抗炎平喘治疗。

2014年2月18日（入院第6天）：夜间咳嗽咳痰加重，时感胸闷气短，双肺呼吸音粗，未闻及明显干、湿啰音，心率83次/min，律齐，未闻及病理性杂音，双下肢轻度水肿。予左氧氟沙星注射液覆盖非典型菌，甲泼尼龙针静点以平喘，患者双下肢轻度水肿，既往有高血压病史，夜间喘息发作，考虑有可能心功能不全引起，给予加用予氢氯噻嗪片、螺内酯片口服利尿以减轻心肺负荷，予单硝酸异山梨酯缓释片口服以扩血管。

2014年2月20日（入院第8天）：咳嗽较前好转，仍有夜间气喘发作，喉间痰鸣音，双肺呼吸音粗，追问患者诉痰液较黏呈拉丝状，考虑患者反复入院，长期使用广谱抗生素，痰黏拉丝，经规范抗感染抗炎治疗后疗效不明显，发作喘憋不能缓解，继发真菌感染不除外，予氟康唑针静点以经验性抗真菌治疗。

2014年2月21日（入院第9天）：患者仍有间断咳嗽、咳痰，胸闷症状。夜间未再发作喘憋。

2014年2月25日（入院第13天）：患者咳嗽、咳痰症状较前明显好转，复查胸部CT新增右上肺感染性病灶（图7-2）。

经治疗后患者症状明显好转，考虑补充诊断：侵袭性真菌感染？出院治疗方案：氟康唑胶囊200 mg b.i.d. 2周；布地奈德-福莫特罗吸入剂160 μg b.i.d.每次2吸；噻托溴铵

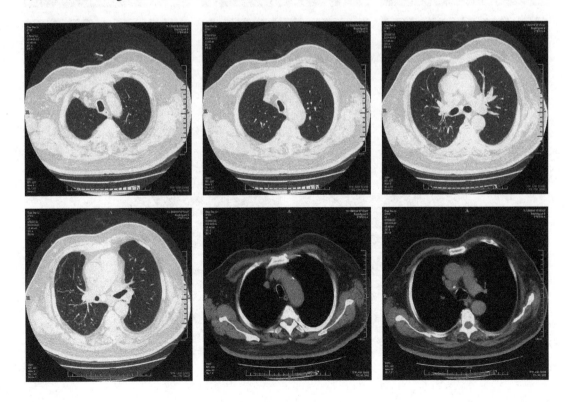

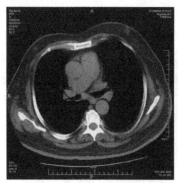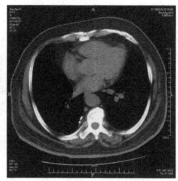

图7-2　2014年2月25日胸部CT

吸入剂18 μg q.d.；一周后复查肝肾功能及胸部CT，建议夜间佩戴无创呼吸机辅助通气治疗。

　　患者于2014年3月4日喘憋再次加重入院，复查胸部CT示双肺感染较前进展（图7-3）。

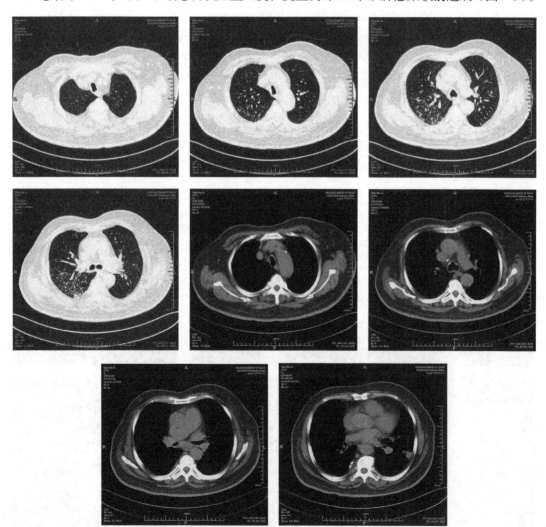

图7-3　2014年3月4日胸部CT

患者出院后喘憋再次加重，复查胸部CT沿支气管点片影，较前明显增多，追问病史患者出院后自行停用氟康唑胶囊，考虑前次治疗有效，故再次予氟康唑针800 mg q12h.首日负荷剂量，次日400 mg q12h.抗真菌治疗。2014年3月10日胸部CT示双肺感染，较前吸收好转（图7-4）。

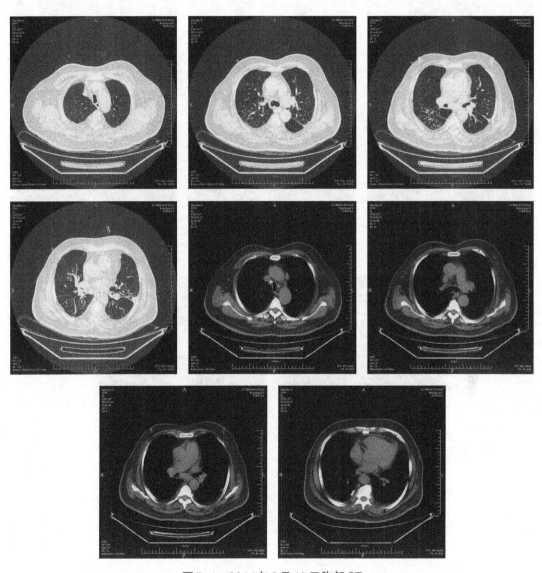

图7-4　2014年3月10日胸部CT

2014年5月10日随诊复查胸部CT：双肺沿支气管点片影吸收（图7-5）。

【明确诊断】

侵袭性肺念珠菌病，慢性阻塞性肺疾病急性加重。

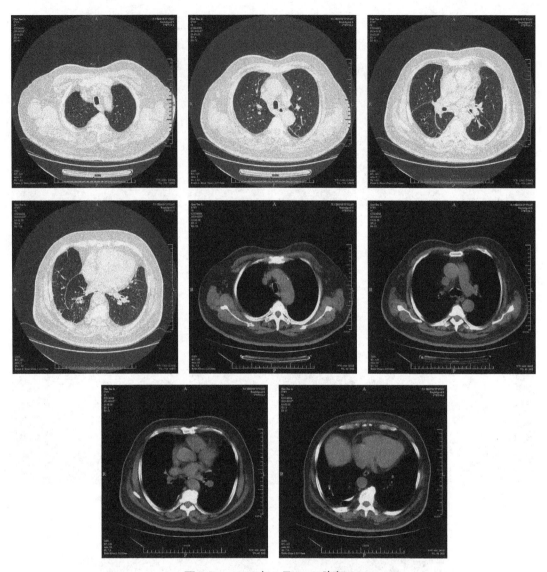

图7-5　2014年5月10日胸部CT

二、疾病概述——侵袭性肺念珠菌病

　　侵袭性肺念珠菌病是侵袭性肺真菌病中最常见的一种，病情危重，可危及生命，早期诊断常很困难，导致延误抗真菌治疗，影响预后。另一方面，念珠菌是人体内最大的正常真菌菌群，痰液、尿液等标本念珠菌培养阳性在临床非常常见，如果以此作为抗真菌治疗的依据将导致抗真菌药物不合理使用，更诱导真菌耐药，因此念珠菌病的规范化诊断及治疗非常重要。

　　侵袭性肺真菌感染（invasive pulmonary fungal infection, IPFI）的诊断由宿主危险因素、临床特征、微生物学检查和组织病理学等组成。临床诊断IPFI时要充分结合宿主因素，除外其他病原体所致的肺部感染或非感染性疾病。

诊断IPFI分确诊、临床诊断及拟诊3个级别。念珠菌定植、广谱抗菌药治疗、使用中央静脉导管、全胃肠外营养、胃肠道或心脏外科手术、住院时间延长、入住ICU、烧伤、早产、中性粒细胞减少、全身应用糖皮质激素、HIV感染、糖尿病是侵袭性念珠菌病的主要危险因素。

在念珠菌病中以白念珠菌所致者为主，近年来在临床分离的念珠菌中，白念珠菌所占比率呈下降趋势。来自41个国家共142个中心参加的ARTEMIS全球念珠菌属耐药监测研究结果显示在1997～2007年间白念珠菌在念珠菌属中所占比率自70.9%降至62.9%～65.0%，而近平滑念珠菌、热带念珠菌和光滑念珠菌等非白念珠菌略呈上升。在该系列报道中白念珠菌对氟康唑仍保持敏感，耐药率为0.9%～1.4%。参与ARTEMIS的中国5所医院2001～2005年间念珠菌耐药监测结果显示其菌种变迁与全球资料相仿，白色念珠菌占念珠菌属分离菌的61.5%，光滑、热带、近平滑和克柔念珠菌分别占16.0%、14.0%、1.6%和1.9%[1-4]。提示氟康唑仍然为治疗念珠菌感染的主要药物，但临床中需注意氟康唑耐药菌株近年有上升趋势，亟待规范合理使用抗真菌药物。

【诊断】

痰或支气管分泌物念珠菌检测阳性者多为定植菌，诊断肺念珠菌病应从宿主因素、临床表现、微生物学3方面综合考虑其诊断。念珠菌肺炎疑似病例的诊断需具备以下各项：① 宿主因素1项；② 有感染性肺炎的临床表现，影像学检查有新出现的局灶性或弥漫性支气管肺炎（口咽部或支气管树下行感染），或细小结节状或弥漫性浸润影（血行播散）；③ 可排除细菌等其他病原微生物所致肺炎；④ 合格的痰或支气管分泌物标本2次显微镜检酵母假菌丝或菌丝阳性，以及真菌培养有念珠菌生长，且2次培养为同一菌种（血行播散者除外）；⑤ 血清β-D葡聚糖抗原检测（G试验）连续2次阳性。

【鉴别诊断】

肺部沿支气管点片影常见于感染、其他可见于肿瘤、误吸、尘肺、结节病、PLCH等，后者结合病史可除外。沿支气管感染性疾病包括细菌、分枝杆菌、结核等，慢阻肺合并细菌性支气管肺炎常见，伴有发热、脓性痰，炎症指标升高，抗感染治疗有效，此患者经充分抗细菌感染治疗无效反而出现新发肺部结节浸润影，故不支持；肺结核常见沿支气管播散病灶、卫星灶，但本病肺部多种形态病灶并存，起病相对缓慢，特点不符合；肿瘤的支气管播散可见，本病例短期内出现结节且快速进展，治疗后吸收可除外。

三、病 例 解 析

本病例特点：78岁高龄男性，慢性阻塞性肺疾病，反复住院治疗，常规抗感染等治疗疗效欠佳，经验性抗真菌治疗有效，复查CT出现新发沿支气管点状结节影，自行停用氟康唑治疗后喘憋症状再次加重，肺部病灶增多，融合，出现双肺沿支气管点片影，规范使用氟康唑治疗后症状再次缓解，肺部病灶吸收。根据2011念珠菌病诊断治疗专家共识[5]，符合念珠菌肺炎疑似病例的诊断，但尚无病原学依据，结合氟康唑抗真菌治疗有效，依据高危因素、临床及影像学特征、治疗后转归，故可确定侵袭性肺念珠菌病的临床诊断。

患者年老，机体免疫力降低，有慢阻肺基础，广谱抗生素、激素的使用引起菌群失调，导致念珠菌多部位、高强度定植，这是侵袭性念珠菌病发生的基础，兼之慢性阻塞性肺病长期慢性病程，反复感染造成气道黏膜破坏、纤毛功能改变、黏液性质改变引起呼吸道屏障功能丧失，慢性阻塞性肺病患者经充分的抗细菌治疗无效，结合高危因素、临床表现，考虑肺部真菌感染可能性大，包括气道感染和肺实质感染。气管-支气管是气道真菌感染发生好发部位，通过炎症及致敏性因素可诱发并加重慢性阻塞性肺病患者的气道高反应，引起喘憋、呼吸困难症状，尤其是抗感染治疗后再次加重，使用激素免疫抑制剂后尤其需要引起注意，常见病原体为念珠菌和霉菌。

既往无抗真菌暴露史患者白色念珠菌感染最多见，多为氟康唑敏感菌，而有唑类抗真菌暴露史者耐药菌株明显增多。COPD继发真菌感染的机会大，其中白色念珠菌比例最高，而氟康唑的治疗敏感性最高。念珠菌血源性播散引起的肺部病变为主要的感染途径，故考虑早期启动经验性抗真菌治疗同时寻找病原学及真菌生物标志物依据，抗真菌药物的选择需考虑患者的病情严重性、既往有无唑类抗真菌暴露史，结合指南综合评定[6, 7]，2016年IDSA念珠菌病临床实践指南建议对具有感染侵袭性念珠菌病风险和不明原因发热的危重症患者，应结合临床危险因素、侵袭性念珠菌病标志物和（或）无菌部位的培养结果等情形，考虑经验性抗真菌治疗［强推荐　中级别证据］；ICU非中性粒细胞减少患者疑似念珠菌病首选的经验性治疗方案为棘白菌素类药物（卡泊芬净：首剂70 mg，继以50 mg/d；米卡芬净100 mg/d；阿尼芬净：首剂200 mg，继以100 mg/d）［强推荐　中级别证据］。对于近期未使用过唑类药物和未感染唑类耐药念珠菌的患者，氟康唑首剂800 mg（12 mg/kg），继以400 mg/d（6 mg/kg）可以作为备选方案［强推荐　中级别证据］。对于病情好转的疑似侵袭性念珠菌病患者，推荐经验性治疗的疗程为2周，与念珠菌血症的疗程相同［弱推荐　低级别证据］。

患者既往未使用过唑类抗真菌药物，病情相对平稳，考虑肺念珠菌病可能性大，故选择氟康唑治疗，治疗后患者症状明显缓解，当日夜间就未再发作，2月25日复查胸部CT示右肺新发沿支气管细小结节灶，3月4日病灶进展，双肺出现沿支气管呈点片影，符合侵袭性肺真菌感染病情发展及影像学特点。经过有效治疗后患者病情好转，肺部结节病灶经历增多、增大最终完全吸收，结合患者高危因素、临床表现、影像学特征及治疗后转归，虽无病原学及活检病理依据，仍可考虑侵袭性肺念珠菌病诊断成立，这种病例临床并不少见，合格的无菌体液培养结果可靠但阳性率很低，有创性活检临床可行性和患者依从性差，多数依靠临床医师的经验性治疗，而早期充分治疗能够改善患者预后，治疗延迟则明显增加病死率。

【思考】

侵袭性肺念珠菌病如何把握早期经验治疗的时机尤为重要，需避免不合理或滥用抗真菌药物所导致的真菌耐药性增加，这也是临床医生面对的难题。慢性阻塞性肺病急性加重为呼吸科常见病、多发病，经过常规抗感染、解痉平喘治疗好转后出现发热、咳嗽、呼吸困难加重或咯血等症状，尤其是出现肺部新发病灶，快速进展时，需考虑到广谱抗生素、激素的使用后在COPD呼吸道屏障功能破坏的基础上继发侵袭性真菌感染，侵袭性真菌感染病情相对危重凶险、病死率高，及时合理启动早期经验性治疗有助于改善患者预后。

参 考 文 献

［1］ Agarwal K, Gaur S N, Chowdhary A. The role of fungal sensitisation in clinical presentation in patients with chronic obstructive pulmonary disease [J]. Mycoses, 2015, 58(9): 531-535.

［2］ Vadiraj S, Nayak R, Choudhary G K, et al. Periodontal pathogens and respiratory diseases-evaluating their potential association: a clinical and microbiological study [J]. J Contemp Dent Pract, 2013, 14(4): 610-615.

［3］ 蒲纯，钟雪锋，方芳，等.尸体解剖确诊的30例老年吸入性肺炎患者的临床表现及病理特征 [J].中华结核和呼吸杂志，2014,（8）: 592-596.

［4］ Cui L, Lucht L, Tipton L, et al. Topographic diversity of the respiratory tract mycobiome and alteration in HIV and lung disease [J]. Am J Respir Crit Care Med, 2015, 191 (8): 932-942.

［5］ 张婴元，汪复.念珠菌病诊断与治疗专家共识[J].中国感染与化疗杂志，2011，11（2）: 81-95.

［6］ 陈佰义.侵袭性念珠菌病早期经验治疗的临床思维[J].中华内科杂志，2014,（11）: 907-909.

［7］ 刘又宁.肺念珠菌感染真的很少见吗?[J].中华结核和呼吸杂志，2011，34（2）: 81-82.

（张　建　李风森）

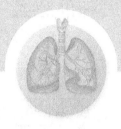

第二部分

肺 部 空 洞

8 咳嗽、咯痰逐渐加重，右肺薄壁空洞伴液平
——免疫受损后肺部感染的鉴别

一、病 例 回 顾

【病例简介】

患者，女性，47岁。以"反复咳嗽、咳痰5年，加重5天"为主诉就诊，以"右下肺空洞性质待定"于2016年1月16日收治入院。患者自诉于5年前开始反复出现咳嗽、咳痰，时有胸闷、气喘，好发于冬春季节，受凉感冒或季节变换易诱发，每年发作2～3次，每次持续半月余，与吸入刺激性气体无关，无低热、盗汗、咯血，曾在我院就诊，明确诊断为"支气管哮喘"，长期规律吸入沙美特罗替卡松吸入剂（50/250 μg 每日1次），病情控制稳定。2015年3月因"乳腺癌"行手术治疗，术后予以放疗。2月前因发热、咳嗽、咳黄痰，在我院住院，明确诊断为"放射性肺炎并感染"，经抗感染、甲强龙注射液40 mg/d治疗10天后，病情好转出院，出院后长期口服泼尼松片30 mg/d，病情稳定后逐渐减量，泼尼松片10 mg/d。本次于5天前无明显诱因再次出现咳嗽、咳黄脓痰，3～4口/d，无腥臭味，晨起有咯血，呈新鲜血痰，1～2口/d，深呼吸时右侧胸痛，无畏寒、发热，无明显胸闷、气短，先后自服"阿莫西林胶囊2天、莫西沙星片3天"无效，遂来我院就诊，行胸部CT检查提示：右下肺空洞形成，伴有液平，为求进一步系统诊治入院。病程中，患者神志清，精神良好，饮食及夜间睡眠正常，大小便正常，体重无明显增减。

【既往史】

2015年3月因右侧乳腺癌在外院行手术治疗，术后化疗8次，放疗30次，否认冠心病、糖尿病、高血压等其他慢性病史。

【查体】

体温36℃，心率86次/min，呼吸20次/min，血压124/76 mmHg。口唇爪甲无发绀，咽部无充血，双侧扁桃体无肿大，胸廓对称无畸形，语颤对称无增减，叩诊呈清音，双肺呼吸音粗，未闻及干湿性啰音，心界无扩大，心率86次/min，律齐，各瓣膜听诊区未闻及病理性杂音，腹部平软，全腹无压痛，肝脾肋下未触及，各输尿管点无压痛，双肾区无叩击痛，脊柱四肢无畸形，双下肢无浮肿。

【影像学检查】

2016年1月15日我院胸部CT示右下肺空洞，有液平（图8-1）。

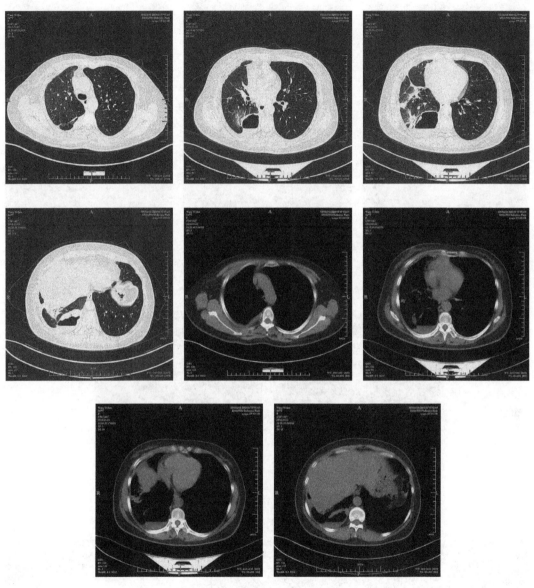

图8-1　2016年1月15日胸部CT

调阅既往胸部CT，了解病情动态演变。

2015年11月11日胸部CT示：右肺上叶、中叶渗出实变影（图8-2）。

2015年11月22日胸部CT示：右肺上、中叶炎症，较前进展，右肺下叶新增小片状密度较淡渗出（图8-3）。

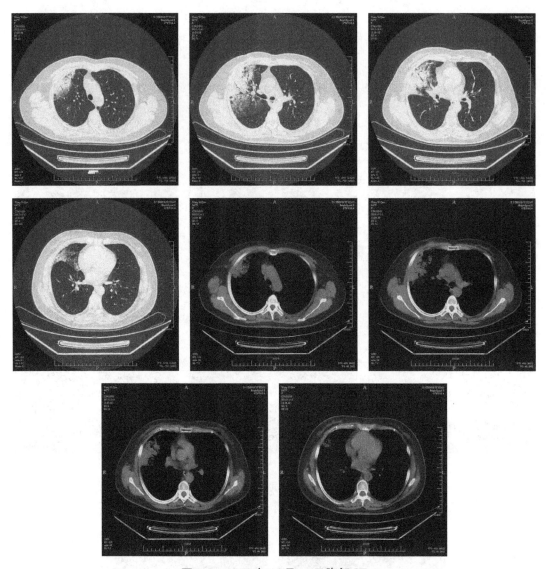

图8-2　2015年11月11日胸部CT

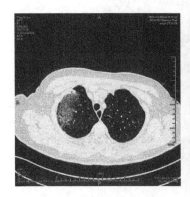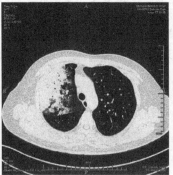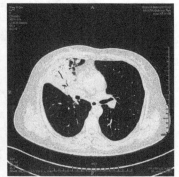

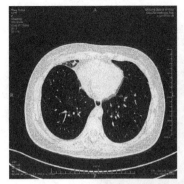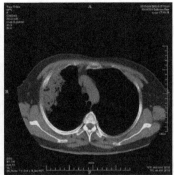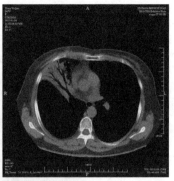
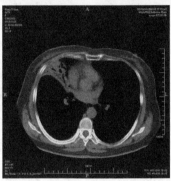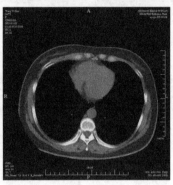

图8-3　2015年11月22日胸部CT

【实验室检查】

项　　　　目		数　　　　值
血常规	白细胞计数	6.37×10^9/L
	嗜酸性粒细胞百分比	8.90%
	嗜酸性粒细胞计数	0.57×10^9/L
血沉		32 mm/h
降钙素原		正常
凝血功能	纤维蛋白原定量	均正常
	凝血酶原时间国际标准化比值	
	凝血酶原活动度	
	血浆凝血酶原时间	
	D-二聚体	1.22 mg/L
肝功能、肾功能、血脂分析	未见异常	
肿瘤标志物		癌胚抗原3.67 ng/mL，余均正常
风湿免疫疾病相关抗体		未见异常
T-SPOT、PPD		均阴性（－）
G试验		阴性（－）
GM试验		0.717 ng/mL

【初步诊断】

1）右下肺空洞伴液平性质待定：肺脓肿？肺结核？肺曲霉菌？

2）支气管哮喘。

3）右侧乳腺癌术后并放化疗后。

【治疗方案】

患者为恶性肿瘤放化疗后，咳嗽、黄痰、咯血，新发肺部空洞和液平，感染性病变可能性大，予广谱抗生素经验性抗感染治疗。

2016年1月23日患者咳嗽明显好转，咳少量白色黏痰，无血痰，胸痛缓解，复查胸部CT示右下肺空洞较前无明显变化（图8-4）。

经广谱抗生素治疗后，患者临床症状减轻，但影像学无好转，治疗无效，停亚南西司他定钠针、万古霉素针静滴，继续伏立康唑片口服。

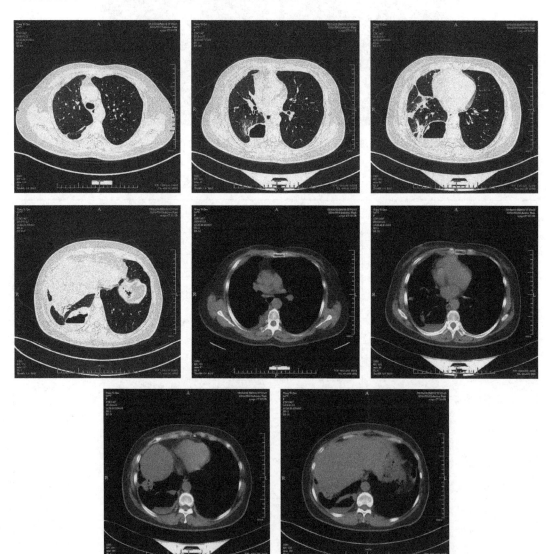

图8-4　2016年1月23日胸部CT

2016年1月25日，行电子支气管镜检查，肺泡灌洗液涂片：未查见肿瘤细胞及抗酸杆菌；肺泡灌洗液培养阴性；右肺下叶内基底段刷检未查见癌细胞；右肺下叶活检：送检少许肺泡组织，肺泡腔内见嗜色素颗粒组织细胞，肺泡上皮细胞增生，纤维蛋白渗出，肺泡隔纤维组织增生，未见炎细胞浸润；肺泡灌洗液结核菌基因扩增直接试验阴性。

2016年1月27日，回顾并反思治疗过程：患者中年女性，有"支气管哮喘、乳腺癌"基础，近期有放化疗的病史，近2月来因"放射性肺炎"规律服用激素，本次再次出现咳嗽、咳黄脓痰，无腥臭味，晨起有咯血，无发热。胸部CT示右上肺病灶吸收，右下肺空洞形成，有液平。白细胞计数、CRP、血清降钙素原均正常，经经验性抗感染治疗1周，复查胸部CT无明显变化，不支持"肺脓肿"的诊断；患者无低热、盗汗、纳差、乏力等结核中毒症状，结核感染T细胞检查阴性，结核菌素试验阴性，支气管镜下未见明显异常，肺泡灌洗液及痰找抗酸杆菌阴性，肺泡灌洗液结核菌基因扩增直接试验阴性，目前无"结核"的依据；从2015年11月22日胸部CT示右下肺无明显结节、肿块。病情进展快，不符合"肺部肿瘤"的发病特征。患者有恶性肿瘤的基础，有放化疗病史，近2月正在接受激素治疗，有真菌感染的高危因素，2016年1月15日胸部CT右下肺空洞，GM实验可疑阳性，拟诊"侵袭性肺曲霉菌病"，调整治疗方案，予伏立康唑针经验性抗曲霉菌治疗。

2016年2月3日，复查胸部CT与2016年1月23日本院CT比较右肺渗出实变影较前吸收，右肺下叶后基底段空洞较前缩小，洞壁较前吸收变薄（图8-5）。

2016年2月5日，经治疗后，患者病情好转出院，出院后带药：伏立康唑片200 mg每12小时1次。

2016年3月23日，胸部CT示右肺散在感染较前吸收；右肺下叶后基底段空洞较前缩小（图8-6）。

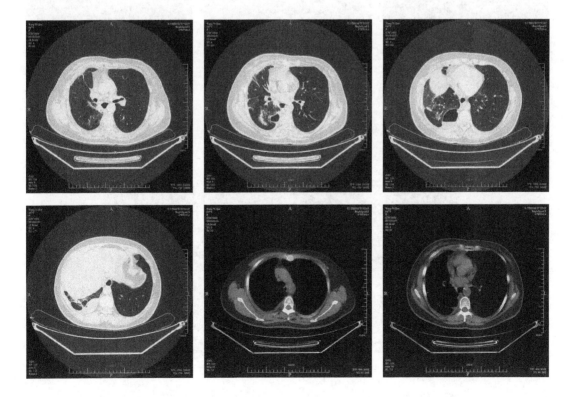

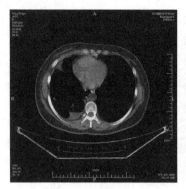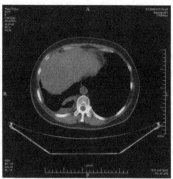

图 8-5　2016 年 2 月 3 日胸部 CT

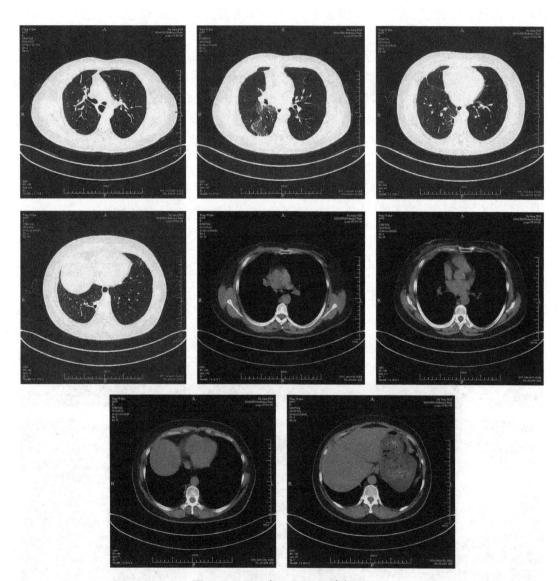

图 8-6　2016 年 3 月 23 日胸部 CT

2016年5月9日，胸部CT示：右肺内渗出较前明显吸收；右肺下叶后基底段空洞较前明显吸收（图8-7）。

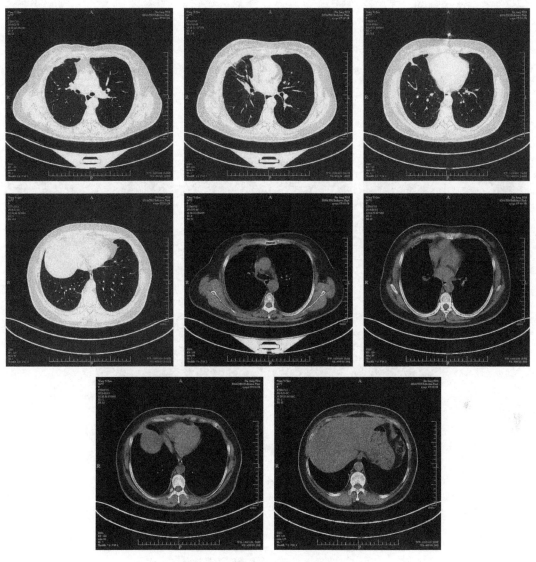

图8-7　2016年5月9日胸部CT

停用伏立康唑片，嘱定期复查。

2017年3月7日，胸部CT示：右侧胸膜肥厚粘连并右肺上叶、中叶多发纤维索条（图8-8）。

【最后诊断】

1）侵袭性肺曲霉菌病。

2）支气管哮喘。

3）右侧乳腺癌术后并放化疗后。

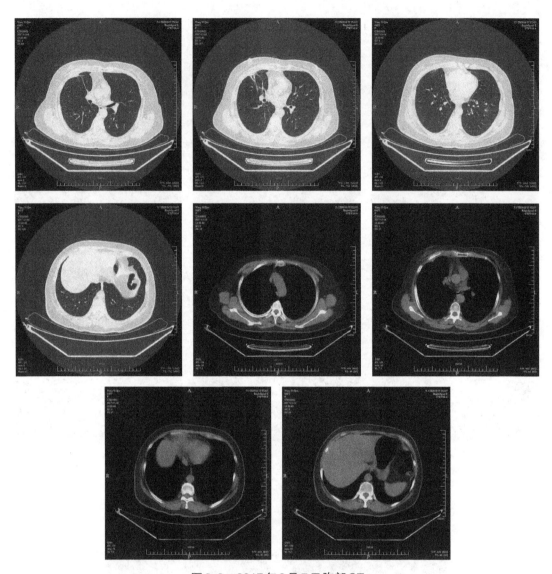

图8-8　2017年3月7日胸部CT

二、疾病概述——侵袭性肺曲霉菌病

侵袭性肺曲霉菌病（invasive pulmonary aspergillosis, IPA）为威胁生命的机会性感染，多发于免疫抑制的患者，临床表现为肺毛细血管侵袭性曲霉菌病[1]，肺组织病理学检查及真菌培养是诊断IPA的金标准。由于器官移植、干细胞移植、化疗及免疫抑制剂的使用，近10年来发病率显著升高，流行病学统计发现全球每年约有20万IPA感染患者，病死率高达30%～90%[2]。

【临床表现】

侵袭性肺曲霉菌病临床表现缺乏特异性，主要表现为咳嗽、咳痰、咯血、发热、胸痛、胸闷、乏力、盗汗、消瘦，病变广泛或严重时出现呼吸困难，肺部可出现湿性啰音，临床表现与其他原因肺炎、肺脓肿、肺结核相似，同时又易并发细菌、病毒感染，预后差，病死率高。

【影像学表现】

IPA为曲霉菌通过血管或气管侵入肺组织发生坏死性炎症，分为血管受侵型和气管受侵型。血管受侵型是曲霉菌经血行播散至肺，肺血管被菌丝堵塞，造成局部肺出血及梗死，导致肺实质受累，其CT表现主要为结节、晕轮征、空洞、斑片影、团块影、空气新月征以及实变影，其中以结节、晕轮征、空洞影最为常见，有学者[3]认为，晕征是免疫功能低下的IPA患者早期表现，提示曲霉菌处于活跃期。空气新月征是IPA的典型影像学表现，通常提示疾病稳定期[4]。

气道IPA是曲菌孢子经呼吸道大量吸入，菌丝在支气管黏膜上生长，引起急性气管-支气管炎及肺炎，胸部CT表现包括支气管改变和肺实质改变。① 支气管改变：胸部CT表现为支气管增粗及"树芽征"；②肺实质的改变：胸部CT表现为肺内斑片状磨玻璃密度病灶。

【微生物学检查】

侵袭性真菌感染实验室检查的基本方法是直接镜检，该方法最简便，成本低廉，也比较快捷，但阳性率低、敏感性较差。临床最常用的痰培养提示曲霉菌生长和痰涂片找到曲霉菌丝并不能区分是曲霉菌污染、定植还是感染，一般要求2次以上阳性，并且应结合临床予以判断。来源于无菌部位的标本（如肺穿刺活检）培养见曲霉菌生长，可以确诊，能区分菌种，有助于治疗药物选择，支气管镜刷检、支气管肺泡灌洗液（BAL）、抽吸物涂片或培养敏感性特异性均不高。

【组织病理学活检】

肺组织活检、支气管镜下病灶活检或病灶切除活检是诊断肺曲霉菌的金标准。

【真菌的免疫学检测】

曲霉半乳甘露聚糖（GM）检测：目前国内外多采用美国的标准，即I>0.5 ng/mL为阳性，对于特定患者亚群［血液系统恶性肿瘤、异基因造血干细胞移植（HSCT）］，推荐使用血清和BAL中的GM，作为诊断的精确标志物。对血清GM水平的动态变化的连续监测，不仅有利于曲霉感染的早期诊断，同样有利于及时观察用药的效果和判断病情的发展。

血液标本中检测1，3-β-D葡萄糖（G试验）：判定折点为>60 pg/μL，可作为早期诊断真菌的主要指标，但不能区分到底是酵母菌还是曲霉感染。

【诊断依据】

诊断依据包括宿主因素、临床标准、微生物标准及组织病理学。诊断分3级：确诊（proven）、临床诊断（probable）及拟诊（possible）。

1. 发病危险因素（宿主因素）

（1）高危 急性髓细胞白血病、异基因造血干细胞移植（HSCT）、实体器官（心、肺、肝）移植。

（2）中危 急、慢性淋巴细胞白血病、淋巴瘤、COPD、AIDS、骨髓再生障碍综合征。

（3）低危 自体造血干细胞移植、霍奇金淋巴瘤、慢性髓细胞增生紊乱、实体癌、骨髓瘤、肾移植、慢性免疫性疾病、系统性红斑狼疮[5]。

2.侵袭性肺曲霉菌病的临床特征

（1）主要临床特征　　感染早期胸部X线和CT检查可见胸膜下密度增高的结节影，病灶周围可出现晕轮征；发病10～15天后，肺实变区液化、坏死，胸部X线和CT检查可见空腔阴影或新月征。

（2）次要临床特征　　① 持续发热 > 96 h，经积极抗生素治疗无效；② 具有肺部感染的症状及体征：发热、咳痰、咯血、胸痛和呼吸困难及肺部啰音或胸膜摩擦音等体征；③ 影像学检查可见除主要临床症状之外的、新的非特异性肺部浸润影。

3.微生物学依据

（1）合格的深部痰液标本连续 > 2次培养得到同一种曲霉菌，或BALF曲霉培养阳性，或直接镜检发现真菌（菌丝）。

（2）病理学上肺组织标本检出菌丝或球形体，伴有相应的肺组织损害。

4.确诊　　只需要具备组织学或无菌体液检测确定的微生物学证据，不涉及宿主因素。

5.临床诊断　　由宿主因素、临床标准及微生物标准等三部分构成。

6.拟诊　　仅符合宿主因素和临床标准而缺少微生物学证据。

参照分级标准，免疫功能抑制出现感染征象，血清GM试验和（或）G试验阳性，并和CT影像学上肺曲霉病表现相符即符合临床诊断。

【治疗策略】

基于IPA的分级诊断，其治疗也有相应的策略。

对于粒细胞缺乏等易感人群，预防性抗真菌治疗依然是重要的防治手段。预防治疗的人群主要为高强度免疫抑制治疗的骨髓移植患者、急性淋巴细胞白血病诱导阶段粒细胞缺乏的同时接受大剂量皮质激素的患者、粒细胞及淋巴细胞双重减少的患者、重症再生障碍性贫血患者、肺移植者等。中性粒细胞减少症患者若出现广谱抗细菌药物治疗无效的持续发热，可给予经验性抗真菌治疗。在高危患者中如果连续监测学GM试验、PCR呈阳性和（或）动态变化，则应在诊断评价的同时及早进行抗真菌治疗，即抢先治疗。

预防治疗应选择毒性小、安全性好、性价比高的药物。HSCT受者以及急性髓性白血病或骨髓增生异常综合征患者推荐予以泊沙康唑，其他可选择的药物包括伊曲康唑、米卡芬净、脂质体两性霉素B吸入剂等。侵袭性肺曲霉菌病的治疗目前已经获得认可的一线治疗方案中包括两性霉素B及其脂质体和伏立康唑，二线治疗方案中包括伊曲康唑和卡泊芬净，最短疗程为6～12周，应根据治疗反应决定，停止抗真菌治疗的前提是影像学吸收、曲霉清除以及免疫功能恢复。对于免疫功能缺陷的患者来说，由于侵袭性肺曲霉病往往是致命的，因此诊断必须快速，但由于诊断方法有限，而且耗时，有可能延误诊治。所以，尽管有时候诊断依据并不充分，一旦怀疑侵袭性肺曲霉病，就应该开始经验性抗曲霉治疗。对病情进展很快或者存在持续免疫抑制的侵袭性肺曲霉病患者最初治疗时，建议首选静脉用药，从而保证药物快速起效。

三、病 例 分 析

患者为中年女性，有支气管哮喘病史，长期吸入沙美特罗替卡松，病情控制稳定，本次再次出现咳嗽、咳黄脓痰、咯血，无发热；发病前9个月有乳腺癌手术史，术后予以放疗、化疗，2月前患有放射性肺炎，经激素治疗有好转，且近2月来持续服用激素；胸部CT提示右下肺空洞，有液平。血沉32.00 mm/h，血象正常，嗜酸性粒细胞增高，血清结核感染T细胞检查阴性，PPD阴性。电子支气管镜下未见明显异常。肺泡灌洗液未查见结核杆菌及肿瘤细胞，肺泡灌洗液培养阴性。经广谱抗生素治疗无效，GM试验可疑阳性。

根据IDSA《曲霉菌病诊治指南》（2016年版），患者有发病危险因素、侵袭性肺曲霉菌病的临床特征，但缺乏微生物学及组织学证据，属于拟诊病例，经验性予以伏立康唑治疗，病情逐渐好转，3个月后右下肺空洞吸收消散，临床诊断侵袭性肺曲霉菌病。

该患者临床表现无特异性，主要是胸部CT表现为空洞的鉴别诊断：

（1）结核空洞　　肺结核是由结核分枝杆菌引起的慢性肺部感染，特点是干酪样坏死，易发生纤维化、钙化，当干酪样坏死液化并与外界相通时，则形成空洞。根据病理表现分为虫蚀样空洞、薄壁空洞和厚壁空洞。按空洞形态分为浸润性空洞和纤维空洞。肺结核性空洞壁多数可有钙化征象。胸部CT表现为空洞壁一般较薄（但干酪空洞壁可厚而不均匀，呈蚀样），洞壁均匀，内缘光滑，空洞内气液平面相对少见，周围常见卫星灶，有时可见粗长毛刺及浅分叶，邻近胸膜常轻度增厚，并出现少量胸腔积液。洞壁及周边可见钙化灶。病变好发于上叶尖后段和下叶背段，在空洞与肺门之间常可见引起支气管，是结核性空洞的体征之一。浸润性空洞治疗后多明显好转，纤维空洞无明显变化。该患者有应用免疫抑制剂的药物史，有服用激素史，且临床上无明显感染征象，空洞为薄壁空洞，洞壁内缘光滑，与此病相符合，但该患者洞壁无卫星灶，无钙化灶，其支气管镜下无相应支气管受累（如坏死物附着在管壁），T-SPOT阴性，与此不相符。

（2）肺癌空洞　　肿块内部由于供血不足，导致肿块的液化和坏死，液化坏死组织经支气管引流排除则形成癌性空洞。胸部CT典型表现为空洞壁较厚（>15 mm）或厚薄不均，多呈偏心性空洞，洞壁内缘凹凸不平、有结节状突起，洞壁外缘可有分叶征、毛刺征、血管集束征、胸膜凹陷征等，洞内一般无液体，可伴肺门、纵隔淋巴结明显肿大、胸腔积液等。该患者有乳腺癌的基础，临床上无明显感染征象，经抗感染、抗真菌治疗1周无效，与此病相符，但空洞壁薄，内可见液平，无胸膜凹陷征、毛刺征、分叶征等肿瘤的影像学特征，且2个月前胸部CT示右下肺无结节影、肿块影，短期内出现空洞，不符合病情演变，故暂不考虑。

（3）金黄色葡萄球菌性肺炎　　该病是由金黄色葡萄球菌引起的急性肺化脓性炎症，由于肺组织多发性坏死、液化，形成小空洞、空腔，表现为坏死性肺炎。胸部CT表现为肺段或肺叶实变可形成空洞，或呈小叶状浸润，其中有单个或多发的液气囊腔，另一特征是阴影的易变性，表现为一处炎性浸润消失而另一处出现新病灶，或很小的单一病灶发展为大片阴影。炎症空洞壁洞壁外缘多呈大片模糊阴影，可呈放射状边缘，为肺炎性浸润的影像，常呈跨段性，周围胸膜可出现较严重的反应。此类患者临床症状重，表现为寒战、发热、胸痛等，血象高、CRP增高，该患者临床症状轻于影像学，且空洞壁外缘无明显渗出影，经抗感染治疗无效，与此不相符。

（4）肺脓肿　　肺脓肿空洞由炎症病灶内坏死排出后形成，是在肺实变基础上形成的，分吸入、继发、血源等三种，可单发或多发。急性者以炎性渗出，慢性以纤维组织为主。典型的非血源性肺脓肿，胸部CT表现为常单发，体积一般较大，空洞壁较厚均匀、内壁多光整，外缘模糊，洞内常伴宽大液平，空洞周围可见大片渗出，邻近胸膜常明显增厚。血源性肺脓肿则以两肺多发圆形或椭圆形结节状、团块状阴影，继而液化，出现含液平的脓肿，间有新的病灶出现和液化改变为特点。动态观察抗感染治疗后迅速缩小。慢性肺脓肿一般由急性肺脓肿迁延而来，洞壁增厚，内壁不清楚，但一般不规则或形成多房空洞，周围可有较广泛的纤维索条影及胸膜增厚。诊断需密切结合临床、实验室检查。此类患者多有发热、血象增高、CRP增高、血清降钙素原增高、大量脓臭痰等临床表现，支气管镜下可见大量脓性分泌物。该患者CT表现为右下肺薄壁空洞，伴有液平，首先考虑肺脓肿，但该患者起初洞内壁光整，周围无明显渗出影，临床症状与此不相符，且经抗感染治疗无效，可与此相鉴别。

本例患者最难以鉴别的是与肺结核相鉴别，因新疆地域的特殊性，气候干燥，为肺结核高发地区，且肺结核的影像学大多无特异性，起初选择经验性治疗，是由于T-SPOT阴性、PPD阴性、支气管镜下无相应支气管受累等结核的间接依据；但GM实验可疑阳性，有曲霉菌感染的高危因素多，基于抗真菌经验性治疗5～7天可见疗效，而抗结核治疗需要1～3个月才能判断疗效，故选择经验性抗真菌治疗。

【思考】

（1）GM试验在侵袭性肺曲霉菌中的地位　　根据IDSA《曲霉菌病诊治指南》（2016年版）推荐意见，对于血液系统恶性肿瘤及造血干细胞移植患者，建议血清和肺泡灌洗液中的GM作为IPA的精确诊断标志物，属于高级别的推荐意见，但必须要认识到这个推荐意见的使用人群是有一定范围的。G试验对于高危患者（血液系统恶性肿瘤及造血干细胞移植）诊断IA，但不具有曲霉菌特异性，阳性结果可能由其他类型真菌感染导致。

（2）胸部CT在侵袭性肺曲霉菌中的地位　　根据IDSA《曲霉菌病诊治指南》（2016年版）推荐意见，当临床怀疑为侵袭性肺曲霉菌病时，无论胸部X线结果如何，推荐行胸部CT检查［强烈推荐　证据级别高］。不建议在行胸部CT扫描检查时常规使用造影剂［强烈推荐　证据级别中等］。仅仅当结节或肿块靠近大血管时，推荐使用造影剂［强烈推荐　证据级别中等］。

侵袭性肺曲霉菌病CT表现复杂多样，缺乏特异性。但当出现以下征象时，应高度怀疑IPA感染：① 肺内出现典型的球型病灶伴空气新月征或晕征；② 高危易感人群中，一侧或双侧肺内出现多发空洞性病变，尤其是空洞内有内容物（丝状结构或结节），周围伴有晕征；③ 双肺多发病灶，多形性、多灶性改变，多肺叶、肺段分布，单一或多种类型并存并变化快者。

（3）BAL检查的地位　　IDSA《曲霉菌病诊治指南》（2016年版）强调了早期诊断的重要性，推荐在条件允许情况下对IPA疑似患者均进行支气管肺泡灌洗术检查，患者病变靠近肺外带致支气管镜检查价值有限，应考虑行经皮或经支气管肺活检。推荐标准化肺泡灌洗液采集过程，并常规送检行真菌培养和细胞学检查，并行以非培养方法为基础的各项检查，如GM实验，强烈推荐，证据级别中等。

（4）嗜酸性粒细胞增高的原因　　本例患者有支气管哮喘，具有特异性体质的患者，吸入高浓度的曲霉菌孢子，继而出现速发相和迟发相的炎症反应，继而促进细胞因子、趋化因子和生长因子大量释放，同时通过抗原提呈激活TH2细胞反应，促进曲霉菌特异性IgE合成，肥大细胞脱颗粒以及显著的嗜酸性粒细胞浸润，介导组织损伤和气道的修复、重塑等病理过程，类似变态反应性肺曲霉菌病的发病机制。

（5）曲霉菌治疗的药物选择及疗程　　IDSA《曲霉菌病诊治指南》（2016年版）确立了伏立康唑作为首选治疗药物的地位，推荐用于治疗和预防的药物包括三唑类、两性霉素B及脂质体和棘白菌素类，推荐进行治疗药物浓度检测。两性霉素B及脂质体是曲霉菌感染初始治疗及伏立康唑无法给药时补救治疗的适宜选择。根据现有资料推荐治疗IPA疗程至少为6～12周；对于有免疫异常的患者，疗程很大程度上取决于免疫抑制程度及持续时间、病灶部位和病情改善的证据。

（6）曲霉菌治疗反应评估时间的选择　　IDSA《曲霉菌病诊治指南》（2016年版）中不推荐2周内常规使用胸部CT扫描检查评估疗效，建议在治疗至少2周以后行胸部CT扫描检查，以评估治疗的反应。该患者在治疗1周内复查CT无明显变化，考虑与复查时间过早有关。

（7）临床误诊的原因　　① 过分依赖影像学，却忽视纤维支气管镜及痰检等检查；② 影像表现缺乏"新月征"的典型表现；③ 只注重原发病的诊断，而忽视了肺曲菌球的诊断；④ 咳嗽、咳痰、咯血等临床症状无特异性；⑤ 肺曲菌球可发生在中青年患者，易被忽视；⑥ 医务人员的经验不足。

参 考 文 献

［1］Leeflang M M, Debets-Ossenkopp Y J, Wang J, et al. Galactomannan detection for invasive aspergillosis in immunocompromised patients [J]. Cochrane Database Syst Rev, 2015, 30(12): CD007394.

［2］Thornton C R. Breaking the mould-novel diagnostic and therapeutic strategies for invasive pulmonary aspergillosis in the immune deficient patient [J]. Expert Rev Clin Immunol, 2014,10(6): 771-780.

［3］Shroff S, Shroff G S, Yust-Katz S, et al. The CT halo sign in invasive spergillosis [J]. Clin Case Rep, 2014, 2: 113-114.

［4］Choi S H, Kang E S, Eo H, et al. Aspergillus galactomannan antigen assay and invasive aspergillosis in pediatric cancer patients and hematopoietic stem cell transplant recipients [J]. Pediatr Blood Cancer, 2013, 60(2): 316-322.

［5］Pagano L, Akova M, DimopouLos G, et al. Risk assessment and prognostic factors for moud-related diseases in immunocompromised patients [J]. J Anti microb Chemother, 2011, 66(1): 5-14.

（王丽霞　廖春燕　张　建）

9 咳嗽咯痰，肺部空洞、实变影
——常见病的不典型表现

一、病 例 回 顾

【病史简介】

患者，男性，58岁。以"阵发性咳嗽、咳痰1月"为主诉于2016年11月24日由门诊收入院。患者一月前无明显诱因出现阵发性咳嗽、咳痰，为白色黏痰，口干，无痰中带血，无发热、盗汗，无胸痛、气短等，自服清肺化痰颗粒、阿奇霉素片、急支糖浆、肺宁颗粒未见明显改善，查胸部CT示两肺多发实变、渗出影。以"双肺炎？结核？"收入。病程中神志清，精神欠振，无发热、盗汗，无胸痛、咯血，无咳吐脓痰，无下肢浮肿，食欲可，睡眠佳，二便正常。近1月体重下降约7 kg左右。平素身体尚可，糖尿病病史1年，血糖控制欠佳；20世纪80年代曾患"右侧结核性胸膜炎"，抗结核一月余自行停药。吸烟史20余年，未戒烟。

【查体】

体温36.0℃，心率100次/min，呼吸20次/min，血压117/65 mmHg。全身浅表淋巴结未及肿大，口唇爪甲无发绀，咽部无充血，扁桃体不大，胸廓对称，呼吸运动正常，呼吸节律均匀整齐，呼吸正常，肋间隙正常，双侧语颤对称，无胸膜摩擦感，双肺叩诊过清音，双肺呼吸音粗，两肺未闻及干湿啰音，心界无扩大，心率100次/min，律齐，各瓣膜听诊区未闻及病理性杂音。

【实验室检查】

项　　　　　目		数　　　　　值
血常规	白细胞计数	4.81×10^9/L
	中性粒细胞百分比	63.24%
	淋巴细胞百分比	25.44%
	嗜酸性粒细胞百分比	2.3%
C反应蛋白		26.40 mg/L

（续表）

项　　　　目		数　　　　值
血沉		22 mm/h
降钙素原		0.05 ng/mL
心肌标志物	N端脑钠肽前体	未见异常
	肌钙蛋白T	未见异常
	心肌酶	未见异常
凝血功能	纤维蛋白原定量	7.91 g/L
	凝血酶原时间国际标准化比值	1.11
	凝血酶原活动度	85%
	凝血酶原时间	14.10 s
	D-二聚体	0.32 mg/L
血气分析	pH	7.45
	二氧化碳分压	36.6 mmHg
	标准碱剩余	1.8 mmol/L
	实际碳酸氢根	25.8 mmol/L
	氧分压	65.8 mmHg
	血氧饱和度	90 vol%
肝功能	总胆红素	24.11 μmol/L
	丙氨酸氨基转移酶	16.76 U/L
	天门冬氨酸氨基转移酶	12.80 U/L
肾功能、电解质、血脂分析	正常	
肿瘤标志物	细胞角蛋白19片段	4.14 ng/mL
	神经角质烯醇化酶	18.86 ng/mL
	糖类抗原153	29.03 U/mL
	糖类抗原125	41.22 U/mL
	癌胚抗原	2.60 ng/mL
	甲胎蛋白	0.88 ng/mL
风湿免疫疾病相关抗体		未见异常
T-SPOT		243 pg/mL 阳性（＋）
G试验		6.20 pg/mL 正常

【影像学检查】

2016年11月24日，胸部CT示右肺散在感染性病变，左上肺散在斑片结节灶及索条影，考虑为继发型肺结核（纤维增殖灶）（图9-1）。

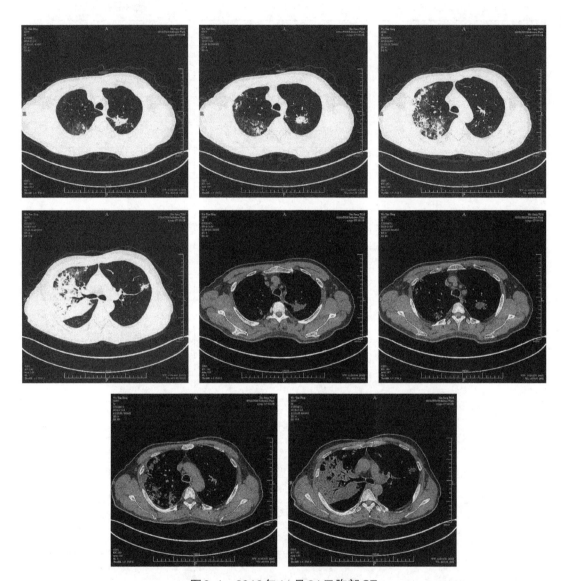

图9-1　2016年11月24日胸部CT

【初步诊断】

1）两肺多发渗出实变影待查：肺炎？结核？肿瘤？

2）2型糖尿病。

【诊治经过】

本例患者中年男性，既往2型糖尿病病史，血糖控制差，此次咳嗽、咳痰，白色黏痰1月，结合胸部CT示右上肺尖、前段密度不均匀实变影，其内见充气支气管影，予抗感染、化痰、胰岛素降糖治疗。5天后患者咳嗽、咳痰改善不明显，痰黏，呈拉丝样，双肺呼吸音粗，两肺未闻及干湿性啰音，心率84次/min，律齐，未闻及杂音，临床症状缓解不明显，于2016年11月28日复查胸部CT示：左上肺见散在斑片结节灶及索条影，病灶可见短毛刺、部分病灶内见小空洞影（图9-2）。为进一步明确诊断，行经皮肺穿刺活检进一步明确病因。

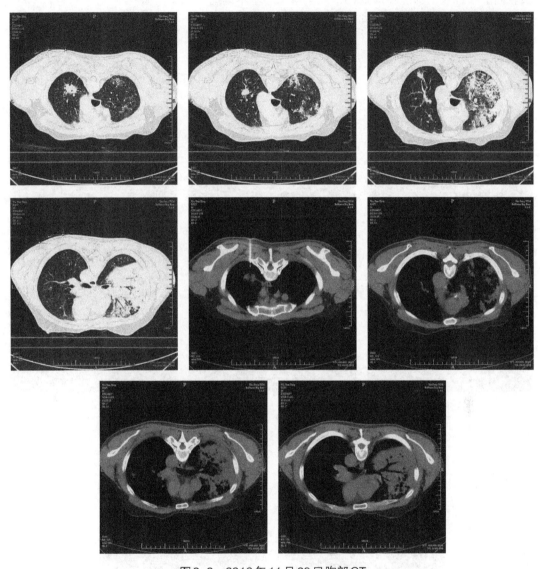

图9-2 2016年11月28日胸部CT

2016年12月1日，电子支气管镜检查示：右肺上叶支气管管腔可见轻度充血水肿及少量白色分泌物，其余各支气管管腔通畅，未见新生物、出血点。灌洗液中未查见肿瘤细胞及抗酸杆菌。

2016年12月2日，经皮肺穿刺组织病理结果回示：送检肺泡、纤维组织及凝固性坏死物，结合坏死物中抗酸（＋），PAS（－），符合结核病。

【明确诊断】

继发性肺结核双上涂（阴）初治。

【治疗】

抗结核方案如下：利福平胶囊 0.45 g q.d.；异烟肼 0.3 g q.d.；乙胺丁醇片 0.75 g q.d.；吡嗪酰胺片 0.5 g t.i.d.。抗结核治疗 1 月后于 2017 年 2 月 25 日复查胸部 CT 示两肺多发渗出较前吸收，左上肺散在斑片结节灶及索条影基本同前（图 9-3）。

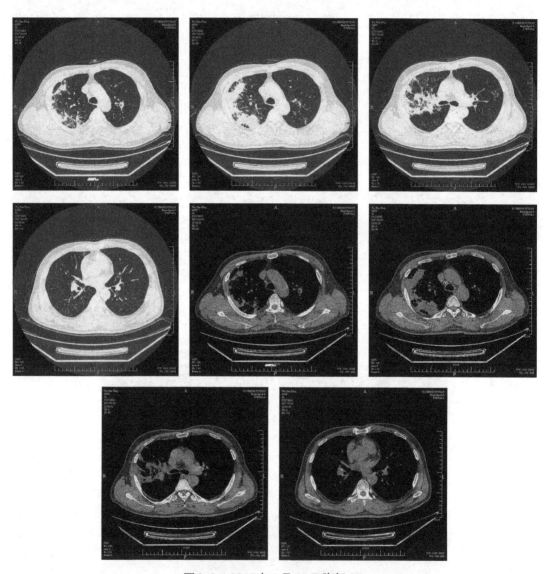

图 9-3　2017 年 2 月 25 日胸部 CT

抗结核治疗 2 月后于 2017 年 3 月 8 日：复查胸部 CT 示两肺多发渗出；较前吸收；左上肺散在斑片结节灶及条影（图 9-4）。

抗结核治疗 6 月后于 2017 年 6 月 20 日复查肺部高分辨 CT：双肺上叶继发性结核，右肺上叶渗出，较前吸收（图 9-5）。

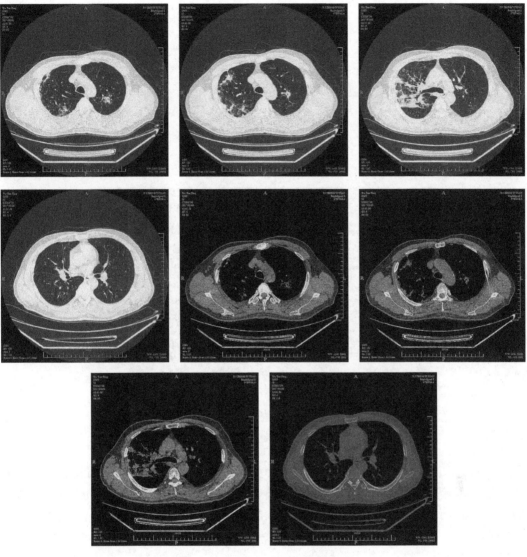

图9-4　2017年3月8日胸部CT

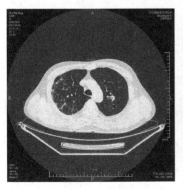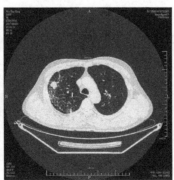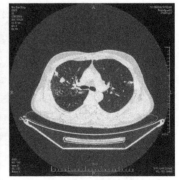

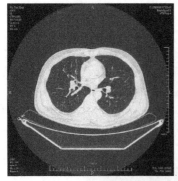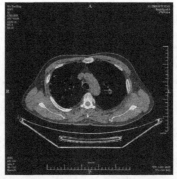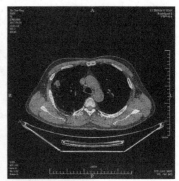
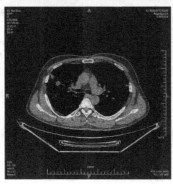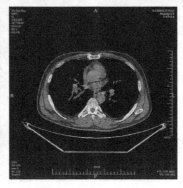

图9-5　2017年6月20日胸部CT

二、疾病概述——结核病

结核病是由结核分枝杆菌引起的慢性传染病，可侵及许多脏器，以肺部结核感染最为常见。排菌者为其重要的传染源。而肺结核是指结核病变发生在肺、气管、支气管和胸膜等部位的结核病。肺结核是严重危害人类健康的慢性呼吸道传染病，主要由结核分枝杆菌引起，是我国重点控制的主要疾病之一[1]。全球每年死于结核的人口大约300万，而我国肺结核发病率呈逐年上升趋势[2]。

【结核病分类】

根据我国最新的结核病分类标准（WS196-2017）[3]按结核病进程分三大类：结核分枝杆菌潜伏感染者、活动性结核病、非活动性结核病。此分类标准规范了"感染者、非活动性结核病"人群管理，预防感染者发病、降低非活动性结核病人群复发。规范非活动性结核病诊断依据，降低结核病过诊行为,节省医疗资源。

（1）结核分枝杆菌潜伏感染者（LTBI）　机体内感染了结核分枝杆菌，但没有发生临床结核病，没有临床细菌学或者影像学方面活动结核的证据。在没有卡介苗接种和非结核分枝杆菌干扰时，以PPD反应≥5 mm视为已受结核分枝杆菌感染。在卡介苗接种地区和或非结核分枝杆菌有感染地区以PPD反应≥10 mm视为结核感染标准；对HIV阳性、接受免疫抑制剂＞1个月和与涂片阳性肺结核有密切接触的未接种卡介苗的5岁以下儿童PPD反应≥5 mm应视为感染。IGRAs检测阳性说明存在结核分枝杆菌感染，临床上可用于LTBI的诊断。

（2）活动性结核病（TB）　　具有结核病相关的临床症状和体征，结核分枝杆菌病原学、病理学、影像学等检查有活动性结核的证据。结核病症状：① 咳嗽、咳痰≥2周、咯血和血痰是肺结核病的主要症状，具有以上任何一项症状者为肺结核可疑症状者。② 胸闷、胸痛、低热、盗汗、乏力、食欲减退、体重减轻等为肺结核患者的其他常见症状，如为肺外结核，有相应脏器受累症状。影像学检查：指患者进行胸部X线摄影或胸部电子计算机体层摄影（CT）等检查发现肺部病灶符合以下条件之一，包括：① 原发性肺结核主要表现为肺内原发病灶及胸内淋巴结肿大，或单纯胸内淋巴结肿大。② 血行播散性肺结核：急性血行播散性肺结核表现为两肺均匀分布的大小、密度一致的粟粒阴影；亚急性或慢性血行播散性肺结核的弥漫病灶，多分布于两肺的上中部，大小不一，密度不等，可有融合。③ 继发性肺结核：胸部影像表现多样。轻者主要表现为斑片、结节及索条影，或表现为结核瘤或孤立空洞；重者可表现为大叶性浸润、干酪性肺炎、多发空洞形成和支气管播散等；反复迁延进展者可出现肺损毁，损毁肺组织体积缩小，其内多发纤维厚壁空洞、继发性支气管扩张，或伴有多发钙化等，邻近肺门和纵隔结构牵拉移位，胸廓塌陷，胸膜增厚粘连，其他肺组织出现代偿性肺气肿和新旧不一的支气管播散病灶等。④ 气管、支气管结核：气管及支气管结核主要表现为气管或支气管壁不规则增厚、管腔狭窄或阻塞，狭窄支气管远端肺组织可出现继发性不张或实变、支气管扩张及其他部位支气管播散病灶等。⑤ 结核性胸膜炎：结核性胸膜炎分为干性胸膜炎和渗出性胸膜炎。有些也可演变为胸膜结核瘤及脓胸等。结核病病原学检测（文中诊断部分详解）。组织病理学检查：肺外组织或肺组织病理学检查符合结核病病理改变，典型的结核病变病理改变由融合的上皮样细胞结节组成；组织涂片抗酸染色或分子生物学检查在病变区找到病原菌。

（3）非活动性结核病　　无活动性结核相关临床症状和体征，细菌学检查阴性，影像学检查符合以下一项或多项表现，并排除其他原因所致的肺部影像改变，包括：① 钙化病灶（孤立性或多发性）；② 索条状病灶（边缘清晰）；③ 硬结性病灶；④ 净化空洞；⑤ 胸膜增厚、粘连或伴钙化。非活动性肺外结核诊断参照非活动性肺结核执行。

【鉴别诊断】

① 细菌性肺炎：起病急、高热、寒战、胸痛伴气急，X线上病变常局限于一个肺叶或肺段，血白细胞计数总数及中性粒细胞增多，抗生素治疗有效，本病例无发热、无咯血、胸部CT可见播散和空洞病灶，抗生素治疗无效，均可资鉴别。② 肺癌：中央型肺癌常有痰中带血，肺门附近有阴影，与肺门淋巴结结核相似。周围型肺癌可呈团块、分叶状块影，需与结核球鉴别。肺癌多见于40岁以上嗜烟男性；常无明显结核中毒症状，多有刺激性咳嗽、胸痛及进行性消瘦。X线胸片示团块状病灶边缘常有切迹、小毛刺，周围无卫星灶，胸部CT检查可进一步鉴别，增强扫描后肺癌病灶常有增强。结合痰菌、脱落细胞检查及通过纤支镜检查及活检等，常能及时鉴别。但需注意有时肺癌与肺结核可以并存。临床上难以完全排除肺癌者，结合具体情况，必要时可考虑剖胸探查，以免贻误治疗时机。本例患者经CT引导经皮肺穿刺，病理明确诊断，可鉴别。③ 非结核分枝杆菌肺病：本病的临床表现与肺结核相似，难以鉴别。影像学检查提示肺内病变多以增殖、纤维条索为主，常有空洞形成，可表现为多房性，往往侵犯胸膜下的肺组织，以

薄壁为主。病变多累及胸膜。临床上可见症状与病变的分离现象，即患者肺部病变较广泛，而症状相对较轻。组织病理所见亦与肺结核很难鉴别，但干酪坏死较少，纤维或玻璃样变较多，机体组织反应较弱。如有坏死，则坏死物往往比较稀薄。未使用过抗结核药物的新发肺结核患者，其致病菌如对一线抗结核药物耐药尤其是耐多种药物者，应高度怀疑非结核分枝杆菌肺病。本病的确诊主要依赖于菌种鉴定。

【诊断】

结核病诊断手段归纳有以下三方面：① 实验室诊断技术；② 影像学诊断技术；③ 治疗性诊断手段。结核分枝杆菌可以累及全身各个系统，造成了结核病的临床表现多样，尤其是肺外结核病变的诊断手段比较少，给临床诊断带来极大的困难，同时由于各种诊断方法的敏感性与特异性不高，导致结核病的控制更加复杂、困难。因此，在结核病实际防治工作当中，如何提高疾病的早期诊治成为控制结核病发生的关键环节。随着当前医疗水平的提高，实验室检测技术在结核病诊治方面体现出重要作用。

（1）微生物学检测技术 ① 涂片染色技术：如萋-尼氏抗酸染色法（Z-N-AFS）具有多种优点，如操作简便、价格低廉、检测时间短、特异度高等，因此是当前广泛用于结核病实验室检查的一项常用的诊断技术，同时也是WHO推荐使用的结核病诊断技术之一。除此之外还有免疫磁珠捕获抗酸染色法（IMC-AFS）、荧光染色镜检法。② 结核菌培养技术：目前，结核分枝杆菌培养已被认证为结核分枝杆菌检测、药敏试验的金标准。体现出此方法的多种应用特点，如实验费用低、有效保持细菌形态、可清晰地观察菌落形成过程、便于对菌落施以菌型鉴定与耐药性试验等，然而由于耗时长（阴性报告需观察8周）、敏感性不高等问题的存在，限制其实际应用。除此之外还有结核杆菌快速培养法。

（2）免疫血清学检测技术 有斑点免疫胶体金法（DIFA），该法具有结果快速、可靠、操作简单、不需进行镜下观察，适用于普通人群普查快速检测和流行病学的调查。还有免疫色谱法、酶联免疫吸附法（ELISA）。干扰素体外释放酶联免疫法，目前最常用的是TB-IGRA和T-SPOT检测方法。其临床应用价值在于对肺内、肺外结核患者具备较高的阳性率和特异性。

（3）分子生物学检测技术 ① Xpert MTB/RIF技术：该技术在MTB、RIF耐药性方面的特异性、敏感性均较高，充分体现出其操作简便、监测结果精准等特点，值得在结核病诊疗机构中进行大力推广、使用。② 聚合酶链反应（PCR）技术：该技术的应用效果理想，一方面可以保持检测快速简便，另一方面能够提高检测阳性率，便于结核病患者得到早期诊治，尤其是抗酸染色阴性的活动性结核病患者。③ 重组酶聚合酶等温扩增技术（RPA）：RPA是一种新型的恒温扩增技术，RPA反应速度较快，操作简便、快速灵敏度高等特点，适合于床旁快速检测，有利于在基层单位或边远山区推广。

【治疗原则及进展】

肺结核的治疗原则：为早期、规律、全程、适量、联合五项原则。整个化疗方案分为强化和巩固两个阶段。多数肺结核患者采用不住院治疗，同样收到良好效果。在不住院条件下要取得化学疗法的成功，关键在于对肺结核患者实施有效治疗管理，即目前推行的在医务人员直接面视下督导化疗（directly observed treatment short-course，DOTS），确保肺结核患者在全疗程中规律、联合、足量和不间断地实施规范化疗，减少耐药性的产生，最终获得治愈。由于临床上患者对抗结核药物耐受性不一样，肝肾功能情况不同（尤其是老年患者）和存在耐多药结核（MDR-TB）患者这时进行治疗也要注意化疗方案制定的个体化，以确保化疗顺利完成及提高耐药结核痰菌阴转。近年来，抗结核药的研发取得了一定成果，出现了许多新型、不同作用机制的抗结核药或候选药物，重点研发领域集中在二芳基喹啉类、硝基咪唑类、BTZ类、唑烷酮类、乙二胺类、氟喹诺酮类、吡咯类、开普拉霉素类、利福霉素类、咪唑并吡啶氨基化合物等。其中，最引人注意的是已被批准上市的贝达喹啉，是近年来首个被批准的新作用机制抗结核药。硝基咪唑类候选药物中的PA-824. Delamanid、TBA-354，苯并噻嗪类药BTZ043，唑烷酮酮类药中的利奈唑胺，氟喹诺酮类药中的DC-159a，乙二胺类药中的SQ109，新型利霉素类药中的利福美坦，吡咯类药中的Sudoterb等均表现出较强的抗结核尤其是抗多重耐药或泛耐药结核杆菌活性潜力。这些药物或候选药物为抗结核治疗开拓了新的前景，尤其使多重耐药、广泛耐药结核的有效治疗、疗程缩短成为可能，为从根本防止结核的全球蔓延开辟了广阔前景。

三、病 例 分 析

肺结核常无非常特异的临床表现，有些患者甚至没有任何症状，仅在体检时发现。目前典型肺结核的诊断主要通过对临床表现的观察、痰查结核菌、胸部影像学、支气管镜检查等综合判断，一旦确诊后有相对成熟有效的治疗方案，而且多数患者可以治愈；但一些非典型的肺结核诊断存在难度，尤其是老年患者以及合并糖尿病、艾滋病等疾病的患者，其临床表现高度可变，如无症状、非特异性症状、轻微呼吸道症状以及呼吸衰竭可能会导致误诊、漏诊，从而严重影响疾病的预后，甚至导致患者死亡[4]。本例患者病史特点：58岁，男性，病程1月，主要表现为咳嗽、咳痰，近期消瘦明显，有消耗性疾病表现，既往有2型糖尿病，血糖控制欠佳，实验室检查提示T-SPOT阳性，血沉22 mm/h。胸部CT左肺上叶结节影，可见短毛刺、部分病灶内见小空洞影，经过抗感染治疗无效。住院期间先后经皮肺活检、支气管镜等检查，病检符合结核病，抗酸（+），最终明确诊断。

糖尿病患者较易并发肺结核，WHO已经确定糖尿病是肺结核容易复发、重要且易被忽视的危险因素[5]。机体免疫功能下降导致机体易感性增加是最为主要的因素。一般认为糖尿病并发肺结核的患者比单纯肺结核患者年龄更大，因为糖尿病常见于年龄更大的患者，且糖尿病造成的微环境有利于细菌生长，更容易发生感染。WHO和中国国家结核病防治规划推荐的指南建议所有患肺结核的患者，除耐多药结核（至少对异烟肼，利福平耐药）外，都采用标准化短程治疗方案，遵循早期、联合，适量、规律和全程的用药原则但是对不同血糖控制水平的肺结核患者采取相同的治疗方案，其治疗效果报道很少，有研究认为，肺结核合并糖尿病患者与单纯肺结核患者相比，肺结核感染更重、细菌数量更多、治疗失败率高、细菌清除时间更长、更可能发展为耐多药结核，所有需要延迟治疗时间[6]。但是缺乏高质量的多中心临床研究，对于不同血糖控制水平及糖尿病合并不同类型的肺结核的患者，具体的用药组合和治疗时间还有待进一步探索，在抗结核治疗的同时，加强血糖监测同样重要。此外，两病共存的患者，在疾病早期，由于体质虚病和消耗增加，控制血糖的同时给予营养支持有利于结核病的治疗。由于社会发展、生活水平提高，糖尿病的高患病率在一定程度上导致肺结核的流行，其带来的社会负担不容小觑。两病共存的状态在临床很普遍，且病情较复杂需要我们高度重视。此外，还有很多疑问需要进一步探索，比如糖尿病是否会导致潜伏性肺结核进展为活动性肺结核；糖尿病患者中筛查肺结核的适宜时间及频率；糖尿病对耐药肺结核的影响；炎症因子在糖尿病增加肺结核易感性中的机制等。肺结核合并糖尿病是一个全球性问题，对两病联系的进一步研究，将有利于减轻肺结核和糖尿病的双重负担。

参 考 文 献

［1］ Cheng J, Wang L, Zhang H, et al. Diagnostic value of symptom screening for pulmonary tuberculosis in China [J]. PLOS One, 2015, 10(5) : e0127725.

［2］ Kim S W, Kim S I, Lee S J, et al.The effectiveness of real-time PCR assay, compared with microbiologic results for the diagnosis of pulmonary tuberculosis [J]. Tuberc Respir Dis(Seoul), 2015, 78(1) : 1-7.

［3］ 国家卫生和计划生育委员会.肺结核诊断标准（WS196-2017）［S］.2017.

［4］ Boonsarngsuk V, Suwannaphong S, Laohavich C. Combination of adenosine deaminase activity and olymerase chain reaction in bronchoalveolar lavage fluid in the diagnosis of smear-negative active pulmonary tuberculosis [J]. Int J Infect Dis, 2012, 16(9) : 663-668.

［5］ Jeon C Y, Harries A D, Baker M A, et al. Bi-directional screening for tuberculosis and diabetes: a systematic review [J]. Trop Med Int Health, 2010, 15(11): 1300-1314.

［6］ Chang J T, Dou H Y, Yen C L, et al. Effect of type 2 diabetes mellitus on the clinical severity and treatment outcome in patients with pulmonary tuberculosis: a potential role in the emergence of multidrug-resistance [J]. J Formos Med Assoc, 2011, 110(6): 372-381.

（张　茜　廖春燕　张　建）

10 发热咳嗽，进展迅速的肺部实变、空洞
——不易诊断的少见病

一、病 例 回 顾

【病史简介】

患者，男性，49岁。以"发热伴咳嗽2天"为主诉，以"社区获得性肺炎？"于2013年6月26日由门诊收入。患者自诉于2天前因不慎受凉后出现发热，体温波动在37.2～38.4℃，未重视，饮白酒250 mL；入院前体温39.6℃，伴咳嗽、咳痰，就诊于我院急诊，查胸片示：两肺多发感染实变。以"发热查因：双肺炎？"收治入院。病程中无胸闷、气憋，无恶心呕吐，神志清，精神可，发热，轻咳少痰，咳时胸痛，有夜间盗汗，纳食可，夜寐安，小便尚可，大便稀溏，双下肢无浮肿，近期体重无明显增减。

【既往史】

既往体健，否认糖尿病等慢性病史；有饮酒史10余年，每天250 mL。

【查体】

体温36.9℃，脉搏99次/min，呼吸21次/min，血压95/55 mmHg。口唇爪甲无发绀，咽部充血，扁桃体不大，胸廓对称，双肺呼吸音粗，双下肺局限性湿啰音，未闻及明显干啰音及哮鸣音。

【影像学检查】

入院时胸部CT检查示双肺多发渗出影，右肺上叶突变（图10-1）。

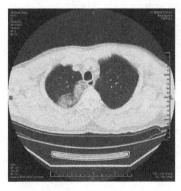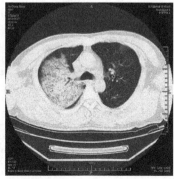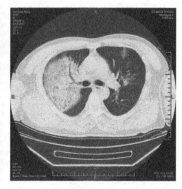

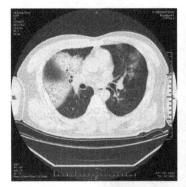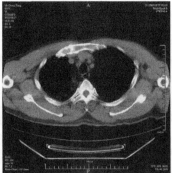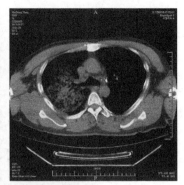
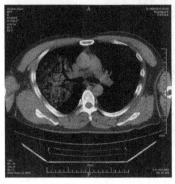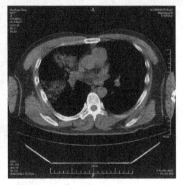

图 10-1　2013年6月26日胸部CT

【实验室检查】

项　　　　目		数　　　　值
血常规	白细胞计数	6.12×10^9/L
	中性粒细胞百分比	84.20%
	淋巴细胞百分比	8.80%
	嗜酸性粒细胞百分比	0.80%
	血小板计数	62.00×10^9/L
C反应蛋白		26.40 mg/L
血沉		16 mm/h
心肌标志物	N端脑钠肽前体	未见异常
	肌钙蛋白T	未见异常
	心肌酶	未见异常
凝血功能	正常	
血气分析	pH	7.45
	二氧化碳分压	36.6 mmHg
	标准碱剩余	1.8 mmol/L

（续表）

项　　　目		数　　　值
血气分析	实际碳酸氢根	25.8 mmol/L
	氧分压	65.8 mmHg
	血氧饱和度	90 vol%
肝功能	总胆红素	25.60 μmol/L
	丙氨酸氨基转移酶	499.40 U/L
	天门冬氨酸氨基转移酶	81.00 U/L
肾功能、电解质、血脂分析	正常	
肿瘤标志物	细胞角蛋白19片段	4.14 ng/mL
	神经角质烯醇化酶	18.86 ng/mL
	糖类抗原153	29.03 U/mL
	糖类抗原125	41.22 U/mL
	癌胚抗原	2.60 ng/mL
	甲胎蛋白	0.88 ng/mL
病毒五项、肺炎三项		未见异常
痰培养		革兰阴性杆菌（3+），提示细菌感染；痰培养为鲍曼不动杆菌、肺炎克雷伯菌、铜绿假单胞菌杆菌感染，多重耐药，考虑标本污染

【初步诊断】

社区获得性肺炎（重症）

【治疗经过】

予头孢哌酮钠舒巴坦钠3 g q12h. ivgtt＋莫西沙星针0.4 q.d. ivgtt抗感染治疗。

2013年6月29日（入院第3日），复查血常规：白细胞计数9.42×10⁹/L，血小板计数60×10⁹/L，中性粒细胞百分比75.4%；复查生化示：天门冬氨酸氨基转移酶90.14 U/L，丙氨酸氨基转移酶19.37 U/L，总胆汁酸9 μmol/L，谷氨酰基转移酶200.26 μmol/L，直接胆红素8.28 μmol/L；复查胸部CT示肺内渗出影较2013年6月26日（图10-1）明显增多（图10-2）。

治疗后仍发热，体温最高38.9℃，调整抗感染为美罗培南针、万古霉素针。治疗后患者仍间断刺激性咳嗽，胸痛，间断出现痰中带血，仍发热。此时回顾病史是否为结核分枝杆菌或非结核分枝杆菌的感染？抑或是实体肿瘤或血液系统肿瘤引起的发热？建议行电子支气管镜检查及骨髓穿刺进一步鉴别诊断，但患者拒绝进一步行有创操作。故建议患者行PET-CT检查，患者表示可以考虑。

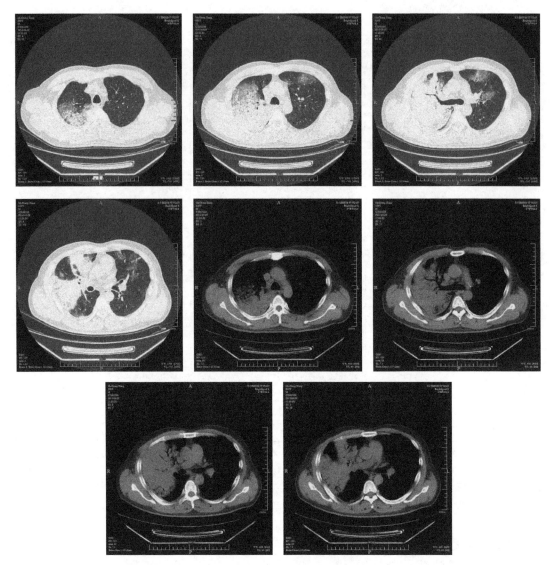

图10-2　2013年6月29日胸部CT

【实验室检查】

经上述治疗8天后复查，指标如下。

项　　　　目		数　　　　值
血常规	白细胞计数	$16.46 \times 10^9/L$
	中性粒细胞百分比	83.54%
	淋巴细胞百分比	8.80%
	嗜酸性粒细胞百分比	0.80%
	血小板计数	$190 \times 10^9/L$
降钙素原		3.87 ng/mL

（续表）

项　　　目		数　　　值
肝功能	丙氨酸氨基转移酶	74 U/L
	天门冬氨酸氨基转移酶	40 U/L
痰培养		上呼吸道正常菌群
血培养		阴性（－）

2013年7月4日，胸部CT示两肺多发炎性病变，较2013年6月29日（图10-2）肺内渗出灶较前增多，右上肺后段空洞，伴其内液气平，右侧胸腔少量积液（图10-3）。

抗感染治疗8天，覆盖杆菌、球菌、非典型病原菌及耐药菌，患者体温仍未降至正常，再次读片及疑难病例讨论，就难治性肺炎逐一进行鉴别诊断。结合患者持续高热、中

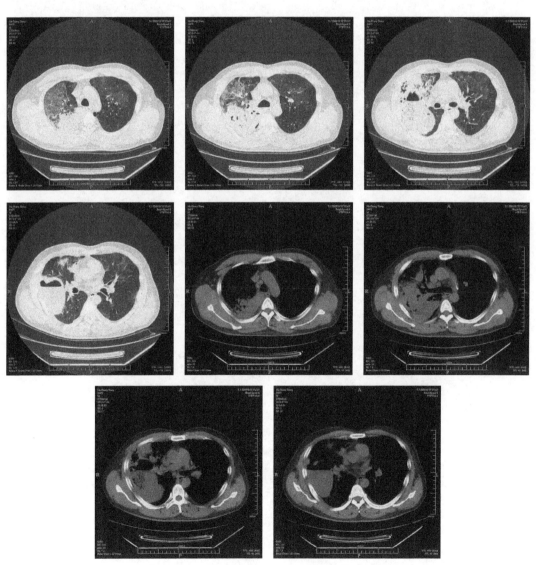

图10-3　2013年7月4日胸部CT

性粒细胞百分比升高、超敏C反应蛋白高、血小板低、随着病情进展肺部病变由实变进展为厚壁空洞，常见的致病菌有：金黄色葡萄球菌、肺炎克雷伯菌、铜绿假单胞杆菌、厌氧菌、流感嗜血杆菌、奴卡菌、放线菌、结核杆菌等。本例患者临床急性起病、有免疫力低下（长期大量酗酒史）及误吸可能（患者在发病前后均大量饮酒，均大于100 mL），对于免疫功能低下，有误吸可能且胸部CT有厚壁空洞，病灶无包裹与纤维化，抗感染治疗无效的患者首先考虑有无奴卡菌及结核杆菌感染可能。但本例患者急性起病，PPD与T-SPOT均为阴性，暂不考虑结核杆菌感染。我们将可能的病原微生物锁定为第六种致病菌感染——奴卡菌，治疗上调整为复方磺胺甲噁唑片1.44 g q6h. p.o.；亚胺培南西司他丁钠针（泰能）500 mg q6h. ivgtt。2013年7月12日（入院第17日）胸部CT示两肺多发炎性病变，右上肺后段空洞，伴其内液气平面较前略吸收，右侧胸腔少量积液（图10-4）。

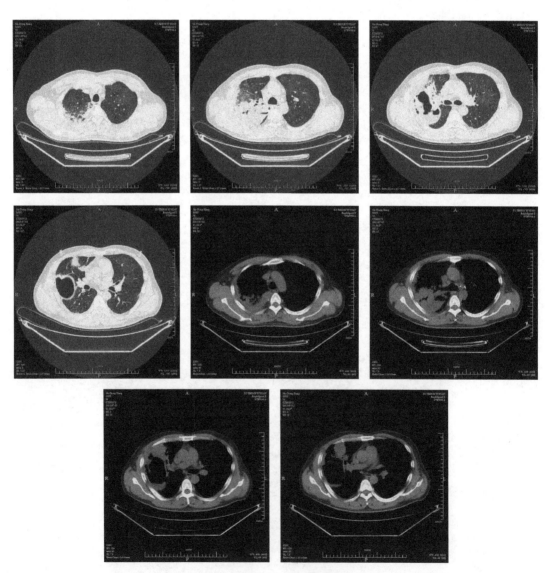

图10-4　2013年7月12日胸部CT

调整治疗后，患者体温降至正常，症状明显好转，方出院，出院带药：复方磺胺甲噁唑片 1.44 g q6h. p.o.，门诊随访，出院 3 月后患者复查胸部 CT 基本正常，未再出现发热等其他不适。

由于奴卡菌生长缓慢，2 周时间才有明显的菌落形成，4 周时菌落才出现特征性外观，对可疑病例标本培养的时间尽量可能长，至少 4 周；标本病理组织检查可发现不含巨细胞的肉芽肿，内有抗酸染色和革兰染色阳性的菌丝，支气管镜检查使本病确诊的概率大大增加。由于患者急性起病入院，病情重，经验性给予广谱抗生素治疗，这也使得细菌培养的阳性率降低。同时奴卡菌培养周期长，通常要 2～4 周。虽然本病例缺乏微生物依据，但结合患者起病急、有免疫力低下（长期大量酗酒史）及误吸可能（患者在发病前后均大量饮酒，均大 100 mL）、前期广谱抗生素联合足量、足疗程治疗无效这些临床特点，胸部 CT 有厚壁空洞、病灶无包裹与纤维化的影像学特点，应考虑结核杆菌及奴卡菌感染的可能，而本例患者急性起病、热势高，PPD、T-SPOT 均为阴性，结核杆菌感染依据不充分，故考虑奴卡菌感染可能性较大。后期患者对磺胺治疗的反应性较好，直至患者肺部病灶完全吸收，因此最终诊断：奴卡菌肺炎。

【最后诊断】

奴卡菌肺炎。

二、疾病概述——奴卡菌肺炎

奴卡菌肺炎是一种少见的疾病，是奴卡菌属引起的肺内局限或播散性化脓性疾病，可呈急性、亚急性、慢性经过，以慢性多见。临床表现无特异性，各个肺叶均可受累，可表现为大叶性肺炎、肺脓肿或肺结核样症状，还可类似肺部葡萄球菌或真菌感染等。主要症状有：发热、寒战不明显、盗汗、乏力、厌食、咳嗽（初为干咳，逐渐出现黏液脓痰或血痰），严重者还可出现呼吸困难。本病是一种慢性化脓性感染[1-3]。

【分型】

奴卡菌属于放线菌科，为需氧菌。主要致病菌有：星型奴卡菌、巴西奴卡菌、豚鼠奴卡菌。其中以星型奴卡菌最为常见，占 80% 以上。奴卡菌感染报道较少，国内仅有几十例，而美国每年有 500～1 000 例患者，可能有漏诊现象。近年来，在免疫功能低下或缺损的疾病如慢性肉芽肿性疾病、白血病、淋巴瘤、艾滋病（CD4 < 250/μL）细胞毒药物化疗或长期大量使用免疫抑制剂等患者中，奴卡菌病的发病数量有所增加[4, 5]。

【流行病学特点】

奴卡菌为土壤腐生菌，带菌尘土由呼吸道侵入人体，引起呼吸道、肺或胸膜感染，奴卡菌 80% 原发于肺，男女老幼普遍易感，男女比例 2∶1，大多为成人，平均年龄 40 岁。人吸入菌丝片段为主要传播途径，也可经破损皮肤或消化道进入人体感染。通常为散发病例，尚无足够证据可表明人与人之间的传播[6-9]。

【诊断依据】

（1）免疫状态　　免疫力缺损的疾病如慢性肉芽肿性疾病、白血病、淋巴瘤、艾滋病（CD4 < 250/μL），细胞毒药物化疗或长期大量使用免疫抑制剂等患者中，大量酗酒、糖尿病患者中亦有报道。

（2）临床表现　　发热、寒战、盗汗、乏力、厌食、咳嗽（初为干咳，逐渐出现黏液脓痰或血痰），严重者还可出现呼吸困难。

（3）实验室检查　　奴卡菌生长缓慢，2周时间才有明显的菌落形成，4周时菌落才出现特征性外观，对可疑病例标本培养的时间尽量可能长，至少4周；标本病理组织检查可发现不含巨细胞的肉芽肿，内有抗酸染色和革兰染色阳性的菌丝，支气管镜检查使本病确诊的概率大大增加。

（4）影像学表现　　肺部空洞、肺段或肺叶浸润性病变、胸腔积液、双肺间质性改变，出现结节状、粟粒状、块状阴影；典型者呈多发脓肿或小空洞。

（5）病理改变　　慢性肉芽肿伴大量中性粒细胞质细胞、组织细胞浸润，组织坏死并形成脓肿，在脓肿内可发现菌丝，菌丝聚集成疏松颗粒，菌鞘不明显。肺部病变为急性、亚急性、慢性、坏死性炎症，表现为支气管肺炎、肺实变、坏死性肺炎伴空洞形成，累及胸膜产生胸腔积液、脓胸，偶可侵犯胸壁形成瘘管。

【治疗】

奴卡菌最有效的药物为磺胺嘧啶，剂量宜大且疗程长，用磺胺甲噁唑/甲氧苄啶联合亚胺培南、阿米卡星、环丙沙星、头孢曲松是临床上常用的经验治疗。经验用药疗程：一般疗程为1～6个月，但免疫抑制的患者疗程还要更长。

三、病例分析

本例患者为49岁男性，无任何基础疾病，此次为急性起病，前期经过抗感染治疗无效，病情进展，中间曾多次调整抗细菌感染治疗无明显疗效，考虑患者长期大量酗酒，免疫功能长期处于抑制状态，此次发病前后饮白酒250 mL，这是感染奴卡菌的独立危险因素，经广谱抗生素足量、足疗程抗感染治疗无效，结合高危因素、临床表现、影像学动态变化，排除结核菌感染，考虑肺部奴卡菌感染可能性大，经过有效治疗后患者病情好转，肺部实变、空洞、气液平最终完全吸收，结合患者高危因素、临床表现、影像学特征及治疗后转归，虽无病原学及活检病理依据，奴卡菌肺炎诊断仍成立。

本例患者高热，两肺多发实变，随着疾病进展出现空洞、气液平，常见于化脓性病原体感染，如革兰阳性球菌、厌氧菌、军团菌、结核及其他不典型病原菌感染等，伴有发热、脓性痰，炎症指标升高，抗感染治疗有效。患者经前期充分抗细菌感染治疗无效反而出现肺部病灶扩大，新发空洞及气液平，故不支持；肺结核常见沿支气管播散病灶、卫星灶，但肺部多种形态病灶并存，起病相对缓慢，PPD、T-SPOT阳性，本例患者不符合以上特点，此外结合病史可排除肿瘤。有创性活检能有效提高诊断率，但活检取决于临床可行性和患者依从性，早期充分的治疗能够改善患者预后，治疗延迟则明显增加病死率，真实的临床世界常常需要依靠医师的经验以及尽量恰当合理的经验性治疗。

参 考 文 献

［1］ Kurahara Y, Tachibana K, Tsuyuguchi K, et al. Pulmonary nocardiosis: a clinical analysis of 59 cases [J]. Respir Investig, 2014, 52(3): 160−166.

［2］ Singh I, West F M, Sanders A, et al. Pulmonary nocardiosis in the immunocompetent host: case series [J]. Case Rep Pulmonol, 2015, 2015: 314831.

［3］ Kandi V. Human nocardia infections: a review of pulmonary nocardiosis [J]. Cureus, 2015, 7(8): e304.

［4］ Li S, Song X Y, Zhao Y Y, et al. Clinical analysis of pulmonary nocardiosis in patients with autoimmune disease [J]. Medicine (Baltimore), 2015, 94(39): e1561.

［5］ Canterino J, Paniz Mondolfi A, Brown-Elliott B A, et al. Nocardia thailandica pulmonary nocardiosis in a post-solid organ transplant patient [J]. J Clin Microbiol, 2015, 53(11): 3686−3690.

［6］ Okawa S, Sonobe K, Nakamura Y, et al. Pulmonary nocardiosis due to nocardia asiatica in an immunocompetent host [J]. J Nippon Med Sch, 2015, 82(3): 159−162.

［7］ Bhoil R. In response to the article "computed tomography featuresof pulmonary nocardiosis in immunocompromised and immunocompetent patients" [J]. Pol J Radiol, 2015, 80: 13−17.

［8］ Abreu C, Rocha-Pereira N, Sarmento A, et al. Nocardia infections among immunomodulated inflammatory bowel disease patients: a review [J]. World J Gastroenterol, 2015, 21(21): 6491−6498.

［9］ Verma R, Walia R, Sondike S B, et al. Pulmonary nocardiosis in an adolescent patient with Crohn's disease treated with infliximab: a serious complication of TNF-alpha blockers [J]. W V Med J, 2015, 111(3) : 36−39.

（白文梅　廖春燕　李凤森）

11 双肺多发实变影，缓慢进展伴右下叶背段空洞形成

——病理对罕见病诊断重要性

一、病 例 回 顾

【病史简介】

患者，女性，58岁。于2014年6月20日收治入院。患者自述于2011年起无明显诱因出现活动后气短、气喘不适，轻咳，咳少量白色黏痰，偶有汗出，无低热、盗汗，无咯血，无明显消瘦，无心悸、胸痛，未予重视及治疗。2013年11月，患者体检时拍胸片提示双肺多发实变影，于2013年12月10日入住当地医院，治疗给予抗感染治疗（具体药物不详），复查影像学改变不明显，予诊断性抗结核治疗（异烟肼针、利福霉素钠针静点），治疗10天，患者自觉气短、气喘症状无明显改善，自行出院，于2013年12月22日就诊于我科住院治疗。入院后完善相关检查，治疗给予异烟肼片、利福喷丁胶囊、乙胺丁醇片、吡嗪酰胺片诊断性抗结核治疗，经正规抗结核治疗6个月后复查胸部CT示病灶无明显变化，于2014年6月20日再次收治入院。入院时神志清楚，精神可，偶有咳嗽、咳痰，活动后稍有气短、气喘，较易出汗，无低热、盗汗，无咯血，无明显消瘦，无心悸、胸痛。

【既往史】

1992年患结核性胸膜炎，给予抗结核治疗半年，高血压病史10余年，血压最高165/90 mmHg，既往长期口服苯磺酸氨氯地平片血压控制尚可。否认糖尿病、冠心病等其他慢性病病史；否认肝炎、伤寒等传染病病史；否认其他重大手术、外伤、中毒、输血等病史；否认药物及食物过敏史；预防接种史不详；否认地方病及职业病接触史；否认禽类接触史及饲鸽史。

【查体】

体温36.5℃，脉搏80次/min，呼吸20次/min，血压120/80 mmHg，气管居中，全身浅表淋巴结未触及，心律齐，未及杂音，双肺呼吸音粗，双肺闻及散在少量细湿啰音，腹软，无压痛、反跳痛，肝脾肋下未及，脊柱无畸形，关节无肿胀。

【实验室检查】

项　　　　目		数　　　　值
血常规	白细胞计数	16.46×10^9/L

（续表）

项 目		数 值
血常规	中性粒细胞百分比	83.54%
	淋巴细胞百分比	8.80%
	嗜酸性粒细胞百分比	0.80%
	血小板计数	190×10^9/L
降钙素原		< 0.05 ng/mL
血沉		23
肝功能	丙氨酸氨基转移酶	74 U/L
	天门冬氨酸氨基转移酶	40 U/L
病毒相关检查，支原体、衣原体、军团菌抗体		阴性（－）
痰培养、痰找抗酸杆菌		阴性（－）
T-SPOT、PPD		阴性（－）
G 试验		阴性（－）
肿瘤标志物		CYFRA21-1 4.67 ng/mL，余正常
抗核抗体、血管炎抗体、类风湿因子、抗心磷脂抗体，抗 CCP、APF、AKA 抗体		阴性（－）
尿本周蛋白试验		阴性（－）
尿、便常规		正常

【辅助检查】

（1）胸部CT（2013年12月）　双肺多发实变影，内可见支气管充气影；右肺下叶背段类圆形占位，双侧胸腔少量积液，左肺上叶尖后段可见条索影，纵隔内双肺门可见多个钙化淋巴结。2013年与2009年胸部CT比较见图11-1。

（2）心电图　窦性心律，正常心电图。

（3）心脏彩超　静息状态下目前心内结构未见明显异常。

（4）腹部B超　肝脂肪浸润，胆、胰、脾、双肾及腹膜后淋巴结未见明显异常。

（5）鼻窦CT　未见异常。

（6）子宫附件B超　绝经后子宫双侧附件区未见明显异常盆腔未见积液。

（7）2013年经皮肺穿刺活检病理结果（肺组织）　黏膜慢性炎，未查见癌细胞。

（8）全身PET扫描　① 右肺中叶及双肺下叶可见高代谢，CT于相应部位可见大片实变影，内可见支气管充气影，考虑炎性病变，建议治疗后随访；余扫描范围内未见明显恶性肿瘤征象；② 左肺上叶尖后段可见条索影，考虑炎性改变；③ 纵隔内双肺门可见多个钙化淋巴结，PET于其中右侧肺门钙化淋巴结可见轻度高代谢，考虑炎性增生；④ 颈、胸、腰多处椎体轻度骨质增生。

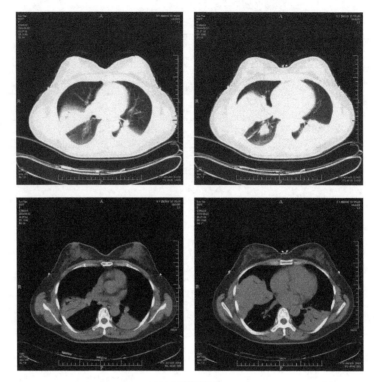

2009年胸部CT

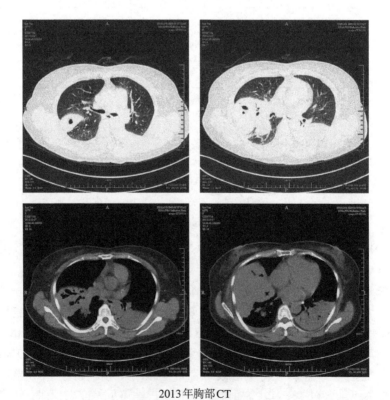

2013年胸部CT

图11-1　2009年与2013年胸部CT比较

【初步诊断】

双肺多发实变影待查：肺炎？隐源性机化性肺炎？肺癌？

【诊断及治疗】

患者2013年12月22日就诊于我科。入院第5天患者出现发热，体温38.3℃，咳嗽、咳痰较入院增多，查体：双肺散在湿啰音。复查血常规：白细胞计数7.32×10⁹/L，中性粒细胞80.1%，较入院时中性粒细胞百分比升高，治疗给予：头孢哌酮舒巴坦针3 g ivgtt q12h.，第3天患者体温仍波动在37.7～38.8℃之间，以午后发热为主，发热特点符合结核菌感染。考虑到患者1992年有结核性胸膜炎病史，2011年至今肺部影像学病灶进展，但进展缓慢，临床症状相对轻，结合新疆地域特点，故考虑肺结核可能性大，给予诊断性抗结核治疗，异烟肼针0.3 ivgtt q.d.，利福霉素钠针静点0.5 ivgtt b.i.d，4天后体温正常，出院后四联口服抗药治疗：异烟肼片0.3 g q.d.，利福喷丁胶囊450 mg每周两次，乙胺丁醇片0.75 g q.d.，吡嗪酰胺片0.5 g t.i.d.，经正规抗结核6月后复查胸部CT，患者病灶并未见明显吸收（图11-2），于2014年6月20日再次收入。复查感染、肿标、免疫等方面指标均未发现异常，反思诊断及治疗各个环节，考虑肺部非感染性疾病可能性大，再次行CT引导下经皮肺穿刺，取活体标本送检，病理提示：穿刺小组织，镜检为弥漫淋巴细胞浸润，旁边见少许肺组织，结合组织形态及免疫组化结果，考虑为肺黏膜相关淋巴组织（MALT）型边缘区淋巴瘤。免疫组化结果：CD20（+），部分细胞CD5（+），CD10（－），CD23（－），cyclinD1（－），Ki-67<5%，BcL-2（+），BcL-6（－），原单位免疫组化结果CD3（－），CD79（+）(图11-3）。

【明确诊断】

肺黏膜相关淋巴组织型边缘区B细胞淋巴瘤。

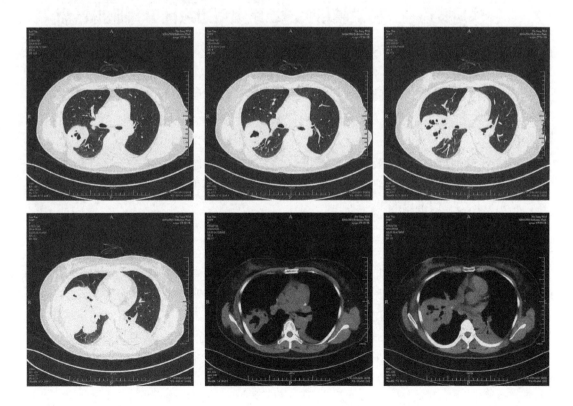

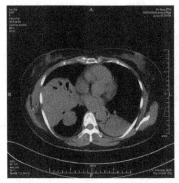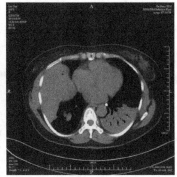

图11-2 抗结核治疗6个月后复查胸部CT

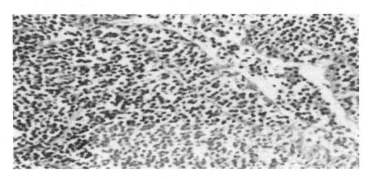

图11-3 2014年肺穿：肺黏膜相关淋巴组织（MALT）型边缘区淋巴瘤

二、疾病概述——肺黏膜相关淋巴组织型边缘区B细胞淋巴瘤

肺黏膜相关淋巴组织型边缘区B细胞淋巴瘤（marginal zone B-cell lymphoma of the mucosa-associated lymphoid tissue type, MALT-MZL）是肺原发性淋巴瘤（primary pulmonary lymphoma，PPL）中最常见的一种，占肺部原发性恶性肿瘤的0.3%～0.8%[1, 2]。肺 MALT-MZL大多数表现不典型，临床容易误诊。

【分类】

肺MALT-MZL包括低级别B细胞PPL、高级别B细胞PPL和淋巴瘤样肉芽肿病（LYG）三种，其中低级别B细胞PPL占58%～87%，因其生长缓慢及偏良性的组织学特点，原先被称为"假淋巴瘤"[3]。

【临床表现】

肺MALT-MZL近半数患者无症状，通常为常规胸部X线发现；如果有症状也不特异，如咳嗽、胸痛、呼吸困难等，偶有咯血，不到1/4的患者有全身表现（如发热、关节疼痛、体重下降等），少数表现为周期性发热[4]。肺MALT-MZL还可合并干燥综合征、系统性红斑狼疮等自身免疫性疾病。肺MALT-MZL不是人类支气管正常的组成部分，而是对各种抗原的一种反应性增生，如吸烟和自身免疫病[5, 6]；众所周知，胃MALT-MZL起源的淋巴瘤和幽门螺杆菌之间联系密切，而大多数肺MALT-MZL没有类似的抗原触发，可能是特定的自身免疫刺激（如系统性红斑狼疮、系统性硬化症及干燥综合征等）使边缘区B细胞转变为淋巴瘤[7]。

【影像学表现】

虽然肺MALT-MZL的CT征象很多，但有一定的特征性：① 单发或多发结节、肿块型；② 单发或多发肺炎型；③ 弥漫性间质性肺炎型；④ 混合型，以结节、肿块型和肺炎型最为多见[8, 9]。

【诊断】

肺MALT-MZL诊断方法方面，该疾病很少累及大的支气管，因此支气管镜下所见一般正常，若见异常则可以提高活检的阳性率[10]。原发性肺MALT-MZL通过支气管镜、肺穿刺、活检的非手术方式确诊率较低（文献报道只有30%～40%）；创伤性检查可考虑开胸活检或胸腔镜活检，病理确诊率可达70%；肺MALT-MZL的确诊依靠组织病理学。应用免疫化学和分子生物学方法评价支气管肺泡灌洗液中淋巴细胞的单克隆有助于非霍奇金病的诊断[11]。部分患者BALF和外周血中有单克隆IgM高水平表达，提示为B细胞性淋巴瘤，而其他淋巴增殖性疾病则少见；另外有学者发现，大多数低度恶性B细胞淋巴瘤表达单克隆IgM，而高度恶性淋巴瘤则很少表达单克隆[12]，故血清免疫电泳作为无创检查有助于早期鉴别诊断。本例患者正是在外周血中发现单克隆的IgM轻链，才使我们想到B细胞淋巴瘤的诊断。

【鉴别诊断】

（1）淋巴细胞性炎性假瘤（结节性淋巴组织样增生）　　中老年人多见，多见单个病灶，2个以上病灶少见；影像学特征为单个结节或浸润成局限性实变，边缘清楚，出现淋巴结肿大往往提示本病恶变的可能性，病理组织学特征为不同视野呈不同的变化：Russell小体和反应性增生的滤泡可以很显著，滤泡间浸润细胞各式各样，边缘带薄而不均，可见到肉芽肿、巨细胞、多样化的瘢痕、坏死。临床表现为少数患者在病变部位先前有肺炎史，多数患者无临床症状，或仅有轻度咳嗽和胸痛，一般病程较长，确诊后可数年无变化。

（2）滤泡性细支气管炎　　多发于儿童期，从婴幼儿到青春期；影像学特征为弥漫性病变，两肺弥漫性小结节或网状阴影，伴有胸腔内淋巴结肿大；病理组织学特征为弥漫分布于细支气管周围的淋巴滤泡增生，伴间质淋巴细胞浸润；临床表现为反复患有肺炎，经常咳嗽、呼吸急促等非特异性症状。

（3）淋巴细胞性间质性肺炎　　发病年龄1～72岁。多数在40～59岁之间，好发于免疫力低下的人群；影像学特征为弥漫性病变，肺纹理增加或网点状阴影，可见结节影，晚期发展为肺间质纤维化时呈蜂窝肺；病理组织学特征为肺间质，主要是肺泡间隔内有成熟的小淋巴细胞弥漫性浸润，夹杂少量浆细胞和组织细胞，有时可见生发中心，临床表现为起病缓慢，常见咳嗽、呼吸困难及体质量下降等非特异性症状。

【治疗及预后】

原发性肺MALT-MZL治疗目前尚无标准，手术、手术+化疗、手术+化疗+放疗、化疗、放疗均有报道，对具体患者采用何种方法存在争论。肺MALT-MZL属于惰性淋巴瘤，预后良好，5年生存率高达93.6%；但年龄大于60岁、血α微球蛋白升高者预后不良；病理中出现淋巴上皮病变提示预后较好，出现淀粉样物质沉积预后较差[13]。

三、病 例 解 析

本例患者为中老年女性，既往有"结核性胸膜炎"病史；自2004年发现肺部阴影，病史长达10余年，影像学缓慢进展，临床症状不典型；患者影像学特点：双肺多发实变影，内可见支气管充气影，伴厚壁空洞形成，前纵隔、双肺门可见多个肿大淋巴结，部分钙化。该病例与后面所附文献中的病例[4]影像表现相仿。结合以上影像学表现，我们需与以下疾病相鉴别：

（1）干酪性肺炎　　午后低热，钙化淋巴结，多发实变影空洞，但双肺实变病灶历经数年形态较为单一，变化不多，无播散结节等病灶，无结核多形态新旧不等病灶特点。

（2）细菌性肺炎　　多发实变影但临床表现相对较轻，无炎性指标异常，实变病灶边缘膨大，实变内支气管充气异常膨大形成空洞样改变，不符合一般肺炎实变征象。

（3）肺炎型肺癌　　结合上述影像学异常，需考虑，发展相对缓慢，需病理确诊。

（4）隐源性机化性肺炎（COP）　　COP最常见的影像学表现是双侧或单侧的实变影，通常呈斑片状分布，少数病例可能限定于胸膜下区病灶具有游走性特点等。

本病例从上述鉴别诊断角度出发，仔细甄别后并一一排除。本例患者多次复查患者感染、肿标、免疫、电子支气管镜检查等方面指标均未发现异常；诊断性抗结核治疗无效；经皮肺穿刺活检组织，经病理专家会诊，最终确诊肺黏膜相关淋巴组织型边缘区B细胞淋巴瘤。

由于肺MALT-MZL，它的临床表现不典型，影像改变缺乏特异性，以及临床医生的认识不足，较易误诊为肺癌、结核或炎症等；临床如果疑诊结核、炎症的患者，经积极抗结核、抗感染治疗无明显好转时，应考虑肺癌、肺MALT-MZL等疾病的可能，并及时行病理活检确诊，当临床与影像、病理出现结论不一致时，应当多加分析和思考，与辅助科室加强交流与协作，做到临床-影像-病理（CRP）和多学科讨论（MDD），最终确诊病例。

参 考 文 献

［1］Nahorecki A, Chabowski M, Straszak E, et al. Primary pulmonary MALT lymphoma-case report and literature overview [J]. Eur Rev Med Pharmacol Sci, 2016, 20: 2065-2069.

［2］Niang A, Diédhiou I, Ba P S, et al. The primary pulmonary MALT lymphoma: a rare lung tumor [J]. Rev Pneumol Clin, 2014, 70: 293-297.

［3］张连斌, 孙玉鹗, 于长海, 等.原发性肺淋巴瘤的临床诊断和外科治疗临床诊断标准及病理分期[J].中华外科杂志, 2006, 44：97-99.

［4］Yao D, Zhang L, Wu P L, et al. Clinical and misdiagnosed analysis of primary pulmonary lymphoma: a retrospective study [J]. BMC Cancer, 2018, 18: 281.

［5］Mond R, Pritchard G, Ashcroft T, et al. Bronchus associated lymphoid tissue (BALT) in human lung: its distribution in smokers and non-smokers [J]. Thorax, 2003, 48: 1130-1134.

［6］Nicholson A G, Wotherspoon A C, Jones A L, et al. Pulmonary B cell non-Hodgkin's lymphoma associated with autoimmune disorders: a clinicopathological review of six cases [J]. Eur Respir J,

2006, 9: 2022−2025.

［7］ Isaacson P G. Mucosa-associated lymphoidtissue lymphoma [J]. Semin Hematol, 2009, 36: 139−147.

［8］ Ra Gyoung Yoon, Mi Young Kim, et al. Primary endobronchial marginal zone b-cell lymphoma of bronchus-associated lymphoid tissue: CT findings in 7 patients [J]. Korean J Radiol, 2013, 14(2): 366−374.

［9］ Cardinale Luciano, Allasia Marco, Cataldi Aldo, et al. CT findings in primary pulmonary lymphomas [J]. Radiol Med, 2005, 110: 554−560.

［10］ Du Chuan, Zhang Jianquan, Wei Yan, et al. Retrospective analysis of 9 cases of primary pulmonary mucosa-associated lymphoid tissue lymphoma and literature review [J]. Med Sci Monit Basic Res, 2018, 24: 233−240.

［11］ Savari Omid, Hastings Hope, Rayes Rania, et al. Neuroendocrine neoplasia in extranodal marginal zone lymphoma of mucosa-associated lymphoid tissue (MALT lymphoma) of the lung: a case report and immunohistochemistry analysis of eight pulmonary MALT lymphomas. [J]. Int. J. Surg. Patho, 2018, 26: 660−663.

［12］ Li G, Hansmann M L, Zwingers T, et al. Primary lymphoma of the lung: morphological, immunohistochemical and clinical features [J]. Histopathology, 2009, 16: 529−531.

［13］ Vanden Eynden Frederic, Fadel Elie, de Perrot Marc, et al. Role of surgery in the treatment of primary pulmonary B-cell lymphoma [J]. Ann. Thorac. Surg, 2007, 83: 236−240.

（杜丽娟　廖春燕　李风森）

12 咳嗽、发热伴肺部空洞
——基础疾病与肺部疾病的因果关系

一、病例回顾

【病史简介】

患者，男性，50岁。汉族，职员，以"反复咳嗽、咳痰6年，发热15天，胸闷、气短4天"为主诉，以"右肺空洞性质待查：肺炎？肺癌？"于2016年10月9日入院。患者诉近6年每逢季节变化咳嗽、咳痰，每次持续1月余，可自行缓解。此次于15天前无明显诱因出现间断发热，未重视，后因腰部扭伤于外院诊治，查胸片发现双侧胸腔积液，胸部CT示两肺多发结节影，右下肺空洞，并双侧胸腔积液，故于外院诊治，给予"头孢甲肟、左氧氟沙星针"静点治疗后上述症状好转出院。4天前患者无明显诱因出现咳嗽、咳痰症状明显加重，伴胸闷、气短，故前来我院就诊，由门诊以"右肺空洞性质待查肺炎？肺癌？"收入。病程中无发热，无盗汗、咯血，无胸痛，无头晕、头痛，无恶心、呕吐，神志清，精神差，汗多，乏力，饮食及睡眠欠佳，小便正常，大便干，体重减轻5 kg。既往2型糖尿病病史，未治疗。

【查体】

体温36.0℃，脉搏81次/min，呼吸20次/min，血压114/66 mmHg，口唇爪甲无发绀，咽部无充血，扁桃体无肿大，颈部、锁骨上窝、腋窝未触及肿大淋巴结，胸廓对称，右下肺语颤减弱、叩浊音，双肺呼吸音粗，右下肺呼吸音减弱，未闻及干、湿啰音，双下肢无水肿。

【实验室检查】

项　　　目		数　　　值
血常规	白细胞计数	19.37×10^9/L
	中性粒细胞百分比	87.34%
	淋巴细胞百分比	7.14%
	嗜酸性粒细胞百分比	0.14%
	血红蛋白	124.00 g/L

（续表）

项　　　　目		数　　　　值
C反应蛋白		182.10 mg/L
血沉		23.00 mm/h
肝功能	丙氨酸氨基转移酶	74 U/L
	天门冬氨酸氨基转移酶	40 U/L
肺炎支原体抗体		阳性（＋）
痰培养、痰找抗酸杆菌		阴性（－）
T-SPOT、PPD		阴性（－）
G试验		阴性（－）
GM试验		阳性（＋）
肿瘤标志物		CYFRA21-1　4.67 ng/mL，余正常
抗核抗体、血管炎抗体、类风湿因子、抗心磷脂抗体，抗CCP、APF、AKA抗体		阴性（－）
甲肝、乙肝、丙肝、梅毒、HIV抗体		未见异常
胸水	胸水乳酸脱氢酶	6 450.00 mmol/L
	胸水蛋白	40.90 g/L
	李凡他试验	阳性（＋）

【影像学检查】

2016年10月9日胸部CT示两肺多发渗出实变及小空洞影，并右侧包裹性胸腔积液，考虑感染性病变可能性大，建议治疗后复查除外肿瘤（图12-1）。

2016年10月17日（治疗1周后）胸部CT示两肺多发渗出实变伴空洞影并右侧胸腔少量积液；积液较前吸收（图12-2）。

【初步诊断】

1）右下肺渗出、实变、空洞伴胸腔积液性质待定：肺炎？结核？真菌？肿瘤？

2）慢性支气管炎急性发作。

3）2型糖尿病。

【诊疗经过】

根据患者病史、症状、体征及影像学表现，首先考虑细菌感染性病变，给予头孢哌酮钠/舒巴坦钠静点联合莫西沙星片口服经验性抗感染治疗，同时予胰岛素皮下注射、二甲双胍片口服控制血糖。

影像学肺部空洞，有反复应用抗生素治疗、血糖控制差等真菌感染高危因素，GM试验阳性，真菌感染不除外，故经验性联合伊曲康唑口服液抗真菌感染，患者体重下降明显，院外治疗后反复，为明确诊断，予经皮肺穿刺活检，术后第3日病理回报慢性炎

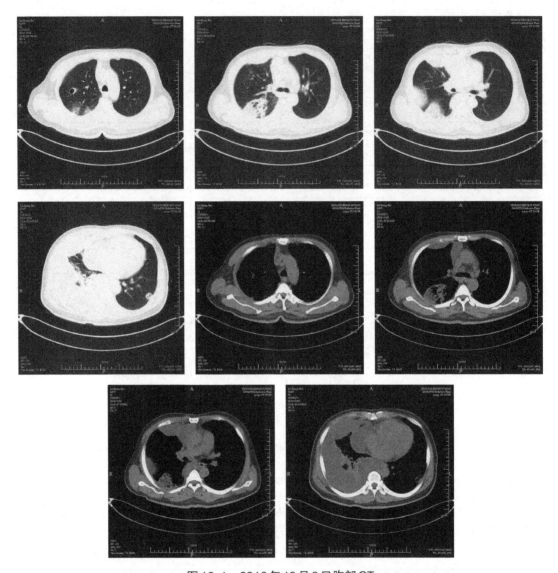

图 12-1　2016 年 10 月 9 日胸部 CT

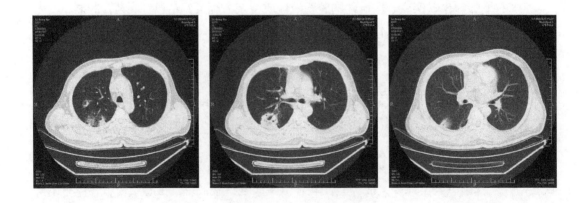

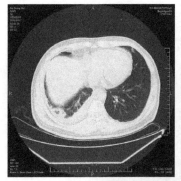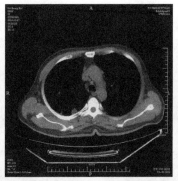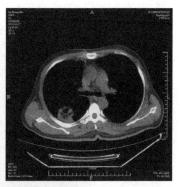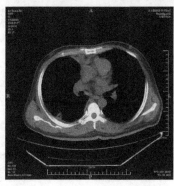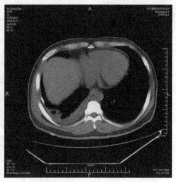

图 12-2　2016 年 10 月 17 日胸部 CT

症伴纤维素性渗出，组织块培养提示肺炎克雷伯菌，明确诊断为肺炎克雷白肺炎，停伊曲康唑口服液；继续予左氧氟沙星片口服抗感染治疗巩固疗程。

【病理检查】

（1）痰脱落细胞回报　　痰未查见癌细胞。

（2）经皮肺穿刺病理回报　　倾向慢性炎，待特染确定。肺穿刺病理检查：横纹肌纤维脂肪组织慢性炎伴纤维素性渗出。抗酸染色（－），真菌 PAS 染色（－）。

（3）组织块培养提示　　肺炎克雷伯菌，未查见真菌，药敏实验提示对左氧氟沙星敏感。

【明确诊断】

1）肺炎克雷白杆菌肺炎。

2）慢性支气管炎急性发作。

3）2 型糖尿病。

【治疗方案】

左氧氟沙星片 0.5 g q.d. p.o.。

【随访】

病情明显好转，无不适症状。2017 年 9 月 11 日（出院后门诊随诊）胸部 CT 示两肺散在纤维化灶，右肺上叶小结节同前（图 12-3）。

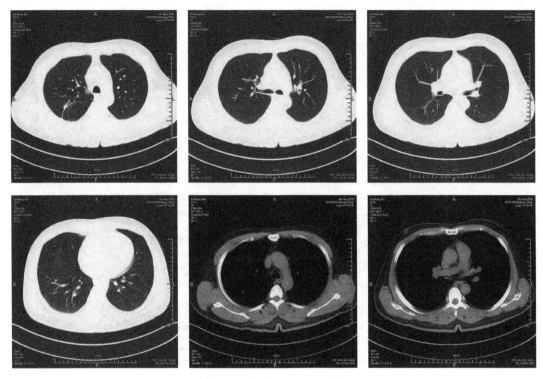

图12-3　2017年9月11日胸部CT

二、疾病概述——肺炎克雷伯菌肺炎

克雷伯菌由德国病理学家E·弗里德兰德于1882年首先描述，属肠杆菌科，为革兰阴性粗短杆菌。单个或呈短链，不运动，有明显荚膜。克雷伯菌对外界抵抗力强，对多数抗生素易产生耐药性。与肠杆菌科其他细菌一样，具O抗原和K抗原（即菌体抗原和荚膜抗原）。在健康人的呼吸道和肠道正常菌丛中、自然界水和谷物中均能分离到。主要有肺炎克雷伯菌（*Klebsiella peneumoniae*）、臭鼻克雷伯菌（*K. ozaenae*）和鼻硬结克雷伯菌（*K. rhinoscleromatis*）。其中肺炎克雷伯菌对人致病性较强，是重要的条件致病菌和医源性感染菌之一。一般情况下克雷伯菌不致病，发病与寄主防御功能缺陷及诱发因素有关。克雷伯菌分布于水生环境中，也存在于人和动物肠道，可引起呼吸道、泌尿生殖系感染，创伤、败血症及腹泻。根据荚膜抗原成分不同，肺炎杆菌可分75个亚型，引起肺炎者以1～6型为主，能很快适应宿主环境而长期生存，对各种抗生素易产生耐药性。多见于中老年，凡导致机体免疫功能受损的情况都可成为引起感染的诱因[1]。如激素和免疫抑制药，以及抗代谢药物的使用造成全身免疫功能紊乱及各种严重疾病；某些侵入性检查、创伤性治疗和手术、使用污染的呼吸器、雾化器等都有导致感染发病的可能。院内工作人员的手部传播、患者及慢性病菌携带者均是病菌的来源。

肺炎克雷伯菌肺炎[2]占细菌性肺炎的1%～2%，其病理变化与肺炎链球菌肺炎相似，导致肺叶或肺段实变（肺泡内充满炎性渗出物）。不同之处为肺炎克雷伯菌生长繁殖快，有破坏性，渗出液黏稠而重，内含大量带荚膜的肺炎杆菌；常引起肺泡壁和肺组织坏死、液化及胸膜受累，故肺脓肿和脓胸的发生率高于肺炎链球菌肺炎。临床特点为突然起病，有寒战、高热、咳嗽、咯痰和严重胸痛，甚至出现意识障碍伴躁动不安、谵语等严重中毒症状。痰量多，呈黄绿色脓痰，常带血，25%～50%病例呈典型棕红色胶冻痰，痰极黏稠不易咯出。病情进展较快，若不治疗，病变可由一肺叶扩展到另一肺叶，很快出现发绀和呼吸困难，还可有黄疸、呕吐等消化道症状。肺部可仅有湿音或有实变体征（患侧呼吸运动减弱，叩诊浊音，语颤增强，听到管状呼吸音）。血白细胞计数增多。X线胸片常显示右上肺大片不均匀阴影，内有不规则透亮区，叶间裂下坠。少数病例表现为支气管肺炎。经治疗恢复后可有肺纤维化。常有复发。半数患者可于发病后4天内迅速形成脓肿，约1/4病例并发脓胸。故本病若未得及时治疗，预后较差。

肺炎克雷伯菌肺外感染并非少见。在尿路感染中仅次于大肠杆菌而居第2位，常见于原有夹杂病或有排尿不畅（前列腺肥大、尿道狭窄、膀胱输尿管反流等）的患者，保留导尿和尿路器械检查常为诱因。临床表现为尿频、尿急、尿痛等尿路刺激征，尿培养阳性。克雷伯菌败血症多发生于住院患者，多有高热、寒战、大汗等内毒素血症的中毒症状，可出现感染性休克，休克发生率有时高达63%，约13%病例并发心、肺、肾、脑的迁徙性病灶，病死率为37%～50%，死因多为感染未控制或严重毒血症[3]。

中老年男性，长期嗜酒，有慢性支气管炎或其他肺部疾病、糖尿病、恶性肿瘤、器官移植或粒细胞减少症等免疫抑制，或建有人工气道机械通气的患者，出现发热、咳嗽、咳痰、呼吸困难及肺部湿啰音，血中性粒细胞增加，结合X线有肺部炎性浸润表现提示细菌性肺炎时，均应考虑到本病的可能。痰或支气管分泌物涂片和（或）培养查到肺炎克雷伯菌，是确诊的依据。

三、病 例 分 析

【诊断依据】

患者，男性，50岁。起病突然，发热、咳嗽、咳痰，肺部查体未闻及干、湿啰音，血常规提示白细胞计数19.37×10^9/L，中性粒细胞百分比87.34%，均明显增高，提示感染。肺部影像提示斑片状实变伴空洞形成。经皮肺穿刺活检组织培养提示肺炎克雷伯菌。诊断明确。

【鉴别诊断】

本例患者临床表现无特异性，结合影像学及糖尿病基础，需考虑以下：

（1）侵袭性肺部真菌感染　霉菌性肺部疾病早期一侧或两侧肺内单发或多发边缘模糊的球形斑片状影，晚期多数病例坏死性炎症最终出现空洞；空气新月征可能出现在曲菌性结节（曲菌球）和周围炎症反应带之间；有时在曲菌感染早期、空洞形成之前，围绕中心实性肿块（菌球和凝固性坏死组织）周围显示环形密度较低的实变区（晕轮征），该患者影像特点及GM试验阴性，可暂不考虑。

（2）肺结核　多为中央型空洞，空洞壁厚比较一致，有时洞内可见液平，其周围伴有卫星灶。临床多有全身中毒症状，痰中可找到抗酸杆菌。本例患者临床表现为间断发热、体重下降，但最终组织病理学可明确排除。

（3）肺部恶性肿瘤[4,5]　多偏心形，内壁凹凸不平，无间隔，壁可厚薄不同，分叶，并常见外壁多为短毛刺并有胸膜凹陷征，同时癌块在直径2 cm以下者很少见及有空洞的发生，结合组织病理可排除。

【思考】

本例患者为中老年男性，有慢性支气管炎、糖尿病史，出现发热、咳嗽、咳痰、呼吸困难，血中性粒细胞增加，影像学提示肺部炎性浸润表现提示细菌性肺炎时，应考虑到本病的可能。痰或支气管分泌物涂片和（或）组织培养查到肺炎克雷伯菌，是确诊的依据。应当注意的是，当痰标本涂片找见较多革兰阴性杆菌，尤其大量集聚在脓细胞和支气管的假复层纤毛柱状上皮细胞周围并带有荚膜者，更应考虑肺炎克雷伯菌肺炎的可能，但不是确诊依据。痰培养分离出肺炎克雷伯菌有利于诊断，但应与定植菌鉴别。连续两次以上经涂片筛选的痰标本分离到肺炎克雷伯菌或痰定量培养分离的肺炎克雷伯菌浓度>10^6 CFU/mL或半定量浓度为+++或++++，可拟诊为肺炎克雷伯菌肺炎。对于重症、难治或免疫抑制病例，使用防污染下呼吸道标本采样技术如经环甲膜穿刺气管吸引（TTA）、防污染双套管毛刷采样（PSB）、支气管肺泡灌洗（BAL），尤其经皮肺穿刺活检，均有助本病的确诊。本病例最终经穿刺活检组织培养确诊。

对于该病的治疗，目前大多数肺炎克雷伯菌对庆大霉素等氨基糖苷类抗生素、头孢菌素类诸如头孢唑啉和头孢呋辛酯（西力欣）、哌拉西林较敏感，氯霉素及多黏菌素亦有一定疗效。严重病例多主张用第二代或第三代头孢菌素+庆大霉素或阿米卡星，或头孢菌素+哌拉西林。若有脓胸、化脓性脑膜炎等应及时穿刺排脓，并在全身抗感染治疗的基础上局部应用适当的抗生素。同时积极治疗基础病和并发症，消除可削弱机体免疫功能的因素，加强支持疗法如供给足够热量，维持水、电解能平衡等均不可忽视[6]。

需要关注的是，肺炎克雷伯菌是临床分离及医院感染的重要致病菌之一，随着β-内酰胺类及氨基糖苷类等广谱抗生素的广泛使用，细菌易产生超广谱β-内酰胺酶（ESBLs）和头孢菌素酶（AmpC酶）以及氨基糖苷类修饰酶（AMEs），对常用药物包括第三代头孢菌素和氨基糖苷类呈现出严重的多重耐药性[7-9]。肺炎克雷伯菌引起的医院感染率近期逐年增高，且多耐药性菌株的不断增加常导致临床抗菌药物治疗的失败和病程迁延。因此严格执行消毒与隔离制度不容忽视，这主要是针对医务人员及院内环境、器械而言，如接触患者前后严格洗手、戴手套操作，定期环境及室内消毒通风，按照要求定期清洗、消毒呼吸治疗装置，定期更换机械通气及雾化器管路等，采取一整套严格的院内感染监测和预防计划。

参 考 文 献

[1] Chetcuti Zammit S, Azzopardi N, Sant J. Mortality risk score for Klebsiella pneumoniae bacteraemia [J]. Eur J Intem Med, 2014, 25 (6): 571-576.

[2] Paczosa M K, Mecsas J. Klebsiella pneumoniae: going on the offense with a strong defense [J]. Microbiol Mol Biol Rev, 2016, 80(3): 629-661.

[3] Ting-ting Qu, Jian-cang Zhou, Yan Jiang, et al. Clinical and microbiological characteristics of Klebsiella pneumoniae liver abscess in East China [J]. BMC Infect Dis, 2015, 15: 161.

［4］ Chen W H, Zhang X L, Zhang L, et al. The clinical features of primary or metastatic malignancies presenting with multiple lung cavities [J]. Chinese Journal of Tuberculosis and Respiratory Diseases, 2016, 39 (2): 88−92.

［5］ 陈文慧，张雪丽，张镭，等.表现为双肺多发空洞影的原发或转移性恶性肿瘤的临床特点 [J]. 中华结核和呼吸杂志，2016，39（2）：88−92.

［6］ Bengoechea J A, Sa Pessoa J. Klebsiella pneumoniae infection biology: living to counteract host defences [J]. FEMS Microbiol Rev, 2018, 43(2): 123−144.

［7］ Lee C R, Lee J H, Park W S, et al. Antimicrobial resistance of hypervirulent Klebsiella pneumoniae: epidemiology, hypervirulence-associated determinants, and resistance mechanisms [J]. Front Cell Infect Microbiol, 2017, 7: 483.

［8］ Bonnedahl J, Hernandez J, Stedt J, et al. Extended-spectrum b-lactamases in Escherichia coli and Klebsiella pneumoniae in gulls [J]. Alaska. USA. Emerg Infect Dis, 2014, 20(5): 897499.

［9］ Jean S S, Lee W S, Lam C, et al. Carbapenemase producing Gram negative bacteria: current epidemics anti microbial susceptibility and treatment options [J]. Future Micro biol, 2015, 10(3): 407−425.

（王娜娜　同立宏　王　凡　李风森）

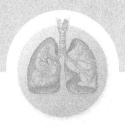

第三部分

以发热为主的疾病

13 主动脉夹层术后间断发热 3 个月
——重视影像学的细节及演变

一、病 例 回 顾

【病史简介】

患者，男性，55岁。以"间断发热3个月"为主诉于2016年10月11日收治入院。患者2016年7月8日因突然出现背部撕裂样疼痛就诊于外院，完善检查后疑诊主动脉夹层转至上级医院，诊断"主动脉夹层（Debakey Ⅲ型）"，2016年7月9日因呼吸困难予气管插管，7月10日出现发热，经治疗后7月12日拔除气管插管，期间仍有发热，体温不详，7月15日全麻下行"大动脉腔内支架隔绝术"，术后反复出现午后低热，体温波动在37～38.4℃，未予特殊处理，于7月25日出院。出院后仍间断发热，多为午后发热，体温波动在37～38℃，可自行退热，无寒战，伴有咳嗽，少痰。9月11日再次因发热、咳嗽于某医院住院静点抗生素（具体不详）后第2天体温正常，8天后好转出院。但出院后第2天再次出现发热、少量咳嗽，故于2016年10月11日来我院就诊，门诊以"发热待查"收治入院。入院症见：神志清，精神可，偶有咳嗽，少痰，轻微头痛，间断午后发热（17:00左右），最高体温38.4℃，4～5小时后自行降至正常，无明显规律性。发热时无寒战，无气短气喘，无双下肢浮肿，无咯血，无胸痛，无皮疹，无肢体关节肿痛，无腹痛腹泻，无恶心呕吐。

【既往史】

平素身体一般，2006年诊断高血压病，最高血压180/120 mmHg，2012年诊断冠心病，现口服阿司匹林100 mg q.d.，氢氯吡格雷75 mg q.d.，比索洛尔5 mg q.d.，氯沙坦钾100 mg q.d.，硝苯地平控释片30 mg q.d.，瑞舒伐他汀钙10 mg q.d.。否认伤寒、结核及肝炎等传染病史；否认有外伤、中毒、输血史；否认有药物及食物过敏史；预防接种史不详。否认疫区疫水居留史；否认粉尘、毒物、放射性物质接触史。吸烟20年，平均每日20支，现已戒烟15年，饮酒30年，平均每日50 g。平素性情平稳，生活习惯良好。

【查体】

体温36.0℃，脉搏79次/min，呼吸19次/min，血压118/65 mmHg。咽部无充血，双侧扁桃体无肿大，两侧胸廓对称，双肺呼吸音粗，双肺未闻及干、湿啰音，心率79次/min，律齐，二尖瓣区可闻及收缩期吹风样杂音，未触及肿大浅表淋巴结，腹软，无压痛，肝脾肋下未触及，脊柱四肢无畸形，双下肢无浮肿。生理反射正常，病理反射未引出。

【实验室检查】

项　　　　目		数　　　　值
血常规	白细胞计数	5.61×10^9/L
	中性粒细胞百分比	59.34%
	淋巴细胞百分比	28.94%
	嗜酸性粒细胞百分比	0.14%
	血红蛋白	103.00 g/L
	红细胞计数	4.28×10^{12}/L
	血小板计数	326.00×10^9/L
C反应蛋白		69.3 mg/L
降钙素原		0.04 ng/mL
血沉		25.00 mm/h
凝血功能	D-二聚体	7.73 μg/mL
	纤维蛋白原	5.38 g/L
肝功能	丙氨酸氨基转移酶	74 U/L
	天门冬氨酸氨基转移酶	40 U/L
甲状腺功能	总T3	1.06 nmol/L
	总T4	51.23 nmol/L
	游离T3	3.59 pmol/L
	游离T4	13.17 pmol/L
	促甲状腺激素	2.43 μIU/mL
	抗甲状腺过氧化物酶	＞600.00 IU/mL
	抗甲状腺球蛋白抗体	396.40 IU/mL
呼吸道病原体		阴性（－）
总IgE		205.67 IU/mL
痰培养、痰找抗酸杆菌		阴性（－）
T-SPOT、布鲁氏菌凝集试验		正常
G试验		阴性（－）
GM试验		阳性（＋）
肿瘤标志物		正常

（续表）

项　　目		数　　值
肝功能、肾功能、尿便常规		正常
肌钙蛋白、N端脑钠肽前体		正常
乙肝、丙肝、梅毒、HIV抗体		未见异常
抗核抗体谱、血管炎抗体谱、风湿五项		阴性（－）
贫血相关	血清铁	3.80 μmol/L
	总铁结合力	39.00 μmol/L
	维生素B_{12}	175.10 pmol/L
	叶酸	2.05 nmol/L
	铁蛋白	648.40 ng/mL
	高荧光强度网织红比率	3.20%
	幼稚网织红比率	12.20%
	低荧光强度网织红比率	87.80%
	中荧光强度网织红比率	9.00%
	网织红细胞计数绝对值	$0.06×10^{12}$/L
	网织红细胞计数百分比	1.43%
	中性分叶核粒细胞	82.0%
	嗜酸性分叶核粒细胞	2.0%
	成熟淋巴细胞	14.0%
	成熟单核细胞	2.0%

【辅助检查】

（1）痰脱落细胞检查　　未查到肿瘤细胞。

（2）颈、胸、腹部影像及超声检查　　① 外院2016年7月15日主动脉CTA回示：两肺轻度间质改变，左肺上叶前段散在肺气囊，双侧胸膜腔积液及盘状不张；间位结肠；肝脏多发囊肿，双肾多发囊肿，右肾灌注减低；腹盆腔少量积液；主动脉夹层，右侧髂总动脉起始受累，腹腔干、肠系膜上及左肾动脉起自真腔，右肾动脉起自假腔。② 2016年10月11日胸部CT示主动脉夹层支架术后改变；右肺上叶肺大泡（图13-1）；肝内散在囊性灶，请进一步检查；间位结肠。③ 上下腹盆腔CT示肝脏多发囊性病灶；间位结肠；左肾囊肿；前列腺增生；主动脉夹层支架术后改变；双侧胸腔少量积液。④ 心彩超：主动脉夹层瘤术后，降主动脉起始部支架管腔血流通畅，左房增大，主动脉硬化、主动脉窦部及升主动脉增宽，室间隔肥厚（基段）、左室流出道梗阻（轻度）肺动脉增宽心包积液（微量）。⑤ 甲状腺彩超：甲状腺弥漫性病变，建议结合甲状腺功能，甲状腺右叶实性结节，性质待定，甲状腺左叶囊性结节，考虑滤泡囊肿。

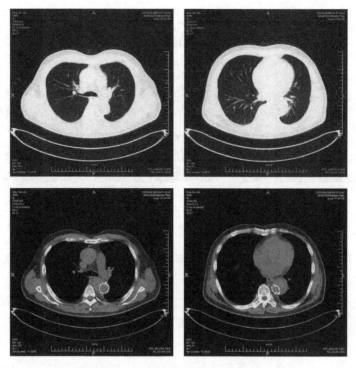

图 13-1　2016年10月11日胸部CT

【初步诊断】

1）发热待查肺炎？肺结核？吸收热？异物热？心内膜炎？

2）主动脉夹层（Debakey Ⅲ型）支架植入术后。

3）主动脉夹层壁间血肿。

4）高血压病3级（很高危）。

5）冠状动脉性心脏病。

【治疗】

肺部、上下腹部、盆腔均未见明显感染灶及肿瘤等占位性病灶，心脏也未见赘生物，且也没有明显风湿免疫系统疾病、甲亢、血液病等表现，诊断未明确，治疗不明确。患者有主动脉夹层支架植入病史，故为了解主动脉夹层目前情况及支架位置形态等计划完善主动脉全程CTA。

【影像学检查】

2016年10月16日主动脉全程CTA：主动脉夹层动脉瘤（Debakey Ⅲ型）支架术后改变（图13-2）；左侧胸腔少量积液；肝脏及左肾多发囊肿。主动脉全程CTA未见明显破口，支架位置未见明显移位。

【治疗】

发热原因仍不能明确，全科及影像科进行疑难病例讨论，将患者外院CT与此次CT反复阅读比对发现，从隆突往下胸主动脉壁间血肿逐渐增大且血肿位置在移动变化、支架被压迫逐渐缩小，再结合血常规长期轻度贫血，猜想是否存在支架内漏，进一步行增强胸部CT动态扫描。

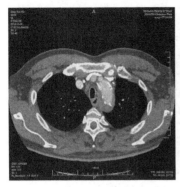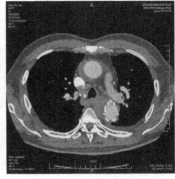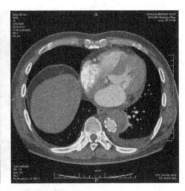

图 13-2　2016年10月16日主动脉全程CTA支架起始端

【影像学检查】

2016年10月19日增强胸部CT示2016年10月11日胸部CT示主动脉夹层支架术后改变；右肺上叶肺大泡；肝内散在囊性灶；间位结肠。现增强扫描示胸主动脉自气管隆嵴水平向下至支架下端见造影剂外溢（图13-3，图13-4），两肺内未见明显异常强化影，肝脏内低密度影未见强化。左胸腔见少量液性密度影。影像学诊断：主动脉夹层支架术后，支架内漏。

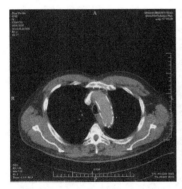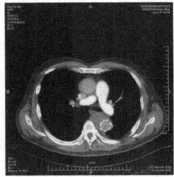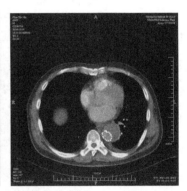

图 13-3　2016年10月19日肺增强CT造影剂在肺动脉期

【明确诊断】

1）主动脉夹层（Debakey Ⅲ型）支架植入术后（内漏）：吸收热，主动脉夹层壁间血肿。

2）高血压病3级（很高危）。

3）冠状动脉性心脏病。

【治疗及后期随访】

患者转至胸外科后予退热对症治疗，因内漏较小一般可自愈，且无假腔的持续扩张和夹层的进展，建议观察随访。患者出院后再未出现发热症状。2017年6月28日患者再次来我院复查，主动脉CTA+三维重建回示（图13-5）：主动脉夹层动脉瘤（Debakey Ⅲ型）支架术后改变；与2016年10月16CT片比较支架外血管壁增厚程度减轻；显示内漏自愈，血肿明显吸收。

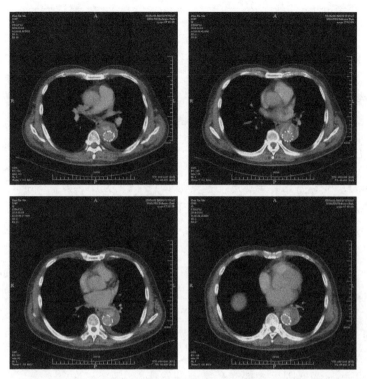

图13-4　2016年10月19日肺增强CT造影剂在胸主动脉期

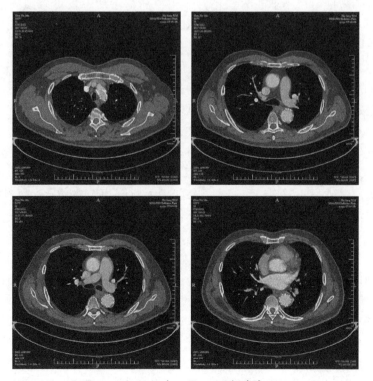

图13-5　2017年6月28日主动脉CTA

二、疾病概述——主动脉夹层

主动脉夹层（aortic dissection，AD）是指血液通过内膜的破口渗入主动脉壁中层形成夹层血肿，并沿主动脉壁延伸剥离的一种心血管灾难性危急重症。本病起病急骤，发展迅速，患者疼痛剧烈且有濒死感，是心脏猝死的主要原因。AD发病最重要的病理及生理机制为主动脉中层的弹力纤维、胶原蛋白变性，随着内膜破裂形成血肿，可撕开变性坏死的中层，导致夹层的形成并破裂[1]。依据解剖形态进行的分类Debakey分型和Standford分型，Standford分型依据升主动脉是否累及进行分类：夹层累及升主动脉，不论破口位置均为A型；夹层未累及升主动脉则为B型（夹层累及主动脉弓部，但未累及升主动脉亦为B型）。A型夹层的发生率较B型夹层高。临床实践中，Standford分型更为简单明了，有助于迅速据此做出诊疗决策。结合患者突发撕裂样疼痛的体征及相关的临床表现，配合行各项影像学检查，可确诊主动脉夹层。但是对于某些临床症状及体征不典型的患者，或与心梗、急腹症等各种疾病有相混淆的症状的患者，需警惕AD的发生，在积极内科保守控制病情的同时，迅速完善各项影像学检查，结合相关检查及病史，进一步明确诊断，积极行手术治疗[2]。由于AD的类型各异且有不同并发症，故治疗方案也多有不同。治疗通常可分为内科药物保守治疗、外科手术治疗、腔内介入治疗以及"杂交"手术等。无论外科手术治疗还是介入治疗，均应在以内科药物治疗为基础的前提下进行，这样可明显降低围手术期病死率及并发症发生率。

内科药物包括β受体阻滞剂、钙离子通道拮抗剂、血管紧张素受体拮抗剂；静脉泵入硝普钠联合利尿剂控制血压。围手术期充分镇痛、镇静。对于无并发症的Standford B型夹层，内科药物治疗不亚于外科治疗。内科药物治疗不仅可以独立治疗无须手术Standford B型，也是需要进行手术治疗的AD的前期基础准备，并且是长期预防再发的治疗手段。长期口服药物控制血压将是预防AD的关键。急性AD的治疗主要是以挽救患者生命为前提，尽可能控制或消灭主动脉夹层。几乎全部的A型AD和部分B型AD患者都需要外科手术治疗，外科手术的目的是通过人造瓣膜替换术替换主动脉夹层瘤或人造血管植入术稳定夹层等方法，预防破裂，维持重要脏器血供和治疗并发症。仅当患者无法应用保守治疗及介入治疗控制病情时，才选择行外科手术治疗。随着介入方法的不断完善，覆膜支架植入术为B型AD患者的治疗开创了一条具有创伤小、恢复快、出血少、安全性高且并发症发生率低的治疗途径。目前认为覆膜支架治疗AD的适应证包括以下几点：动脉夹层已破裂或濒临破裂；夹层每年增大1 cm以上或动脉夹层直径大于5 cm；应用内科保守治疗后胸背部剧烈痛仍控制不佳者；真腔较小，引起重要分支及脏器缺血者[3]；有一侧的股髂动脉的直径可以使输送系统正常通过。

应用覆膜支架植入治疗AD以来，覆膜血管支架置入在为B型AD患者的治疗中开创了一条具有创伤小、恢复快、出血少、安全性高、并发症发生率低等优点的有效手术途径。但介入治疗也应注意避免以下并发症发生[4, 5]：

（1）内漏　　是由假腔未被完全隔绝，仍有血流灌注，导致假腔难以完全血栓化，导致假腔瘤样扩张，夹层破裂等并发症。内漏分为四型：Ⅰ型指近端内漏，包括贴附不紧密、裂口扩展或产生新的裂口。Ⅱ型指反流，包括来源于移植物远端与管壁之间的缝隙、远端裂口的逆流和分支动脉的反流。Ⅲ型指与移植物毁损或连接有关的内漏，包括支架损毁、人造血管破裂以及针孔等。Ⅳ型内漏指移植物密封性能较差,形成广泛渗漏。较常见的为Ⅰ型内漏,文献报道较小的Ⅰ型内漏会自行封闭,比较大的Ⅰ型内漏多在术中发现并可以通过球囊扩张纠正,若内漏较大,可考虑近段再加一Cuff支架[6]。无论哪种类型的内漏,假腔的持续扩张和夹层的进展是再次手术治疗的指证。预防内漏以下几条尤为关键:① 在释放支架之前将收缩压控制在90 mmHg以下,准确定位后再释放支架,可有效减轻主动脉高压血流对覆膜支架的冲击,防止支架向远心端滑脱[7]。② 对于近端后释放的覆膜支架可先释放2节,再次造影明确覆膜支架位置,位置尚可做相应微调整,然后再快速释放全部支架。③ 选择合适覆膜支架。④ 夹层近端破口与左锁骨下动脉开口距离小于15 mm时可封闭左锁骨下动脉以保证足够的锚定区,防止内漏的发生。

（2）截瘫　　术前数字减影血管造影（DSA）评估对预防截瘫十分重要。

（3）支架移位　　术中必须选用适宜型号的覆膜支架。

（4）逆行性A型夹层　　破口位于支架的近段,内膜片逆行剥离累及至升主动脉,是术后最严重的并发症,可出现在术中、至术后几年。为了避免上述情况的发生,要充分考虑手术适应证及患者情况:① 选择合适的患者,对于是马凡氏综合征的患者,避免在主动脉弓及升主动脉实施腔内操作。② 选择合适的支架,使支架近端尽量锚定在正常的主动脉壁上,避免放置过大的支架和球囊反复扩张,支架释放过程中严格控制好血压。

（5）脑梗死　　是胸主动脉支架置入术的致命弱点,高于脊髓缺血性损伤。术中肝素化、操作轻柔、规范左锁骨下动脉的处理,可减少该并发症。

影响AD预后的因素主要包括AD的类型、病变性质及累及的广度、并发症的情况等。另外,高龄也是影响预后的重要因素。随着AD诊断方法和治疗手段的不断进步,AD可以更及时地确诊并接受适当的治疗,病死率和致残率在不断下降。

三、病例解析

本病例特点:① 中年男性,间断发热3个月;② 有主动脉夹层支架植入、气管插管病史;③ 体温多为低热（37.4 ～ 38.4℃）;④ 患者精神状态好,临床症状不多（少量咳嗽、咳痰、轻微头痛）;⑤ 感染指标、风湿免疫指标、甲状腺功能等指标均大致正常;辅助检查也未见感染病灶及肿瘤占位性病灶;⑥ 轻度贫血。该病例为典型的发热待查病例。短程发热大部分是由感染性疾病所致,诊断相对较容易,而对长程发热的诊断则相对较难。引起发热待查的病因主要分为两大类[8]:感染性（占53.5%）和非感染性疾病,后者包括风湿免疫病（20.1%）、肿瘤（12.0%）及其他（6.4%）。

结合该病例特点,我们基本可以排除该患者为感染性发热,原因在于:① 无明显感染中毒症状;② 无明显感染诱因;③ 无明显感染体征;④ 感染指标（血常规、CRP、PCT等）正常;未发现明显感染病灶。所以,我们初步将该病例归于非感染性发热范畴。在非感染性发热中最常见的是风湿免疫疾病、肿瘤、血液病等,但本例患者均不符合以上疾病特点（抗核抗体谱、血管炎抗体谱、风湿五项、肿瘤标志物、血涂片及影像学均不支持，且患者除发热外无明显临床症状）。再回顾该患者的病史，发热是在主动脉夹层发病及支架植入术后，故发热首先考虑与主动脉夹层支架植入有关。随着医学的进步，介入及手术治疗越来越多，异物植入也越来越多，由此带来的不良反应也越来越多，其中发热就是术后最常见的临床症状，那么异物植入后发热最常见的原因有三种：① 感染；② 变态反应；③ 其他。结合本病例，感染已基本排除，会不会是变态反应所致的发热呢？首先，通过查阅国内外文献、新闻及临床数据均没有发现对心脏或血管内支架过敏的报道，即使有零星的报道，也通常因为其他原因而被排除。其次，我们都知道变态反应的特点：皮疹、瘙痒、脱屑、局部黏膜充血水肿、咳嗽、气短、腹泻、呕吐、休克等临床症状，以及免疫介导的相关指标增高，如IgE、IgM、IgG、T细胞、IL、白细胞计数、嗜酸性粒细胞等。本例患者既无以上症状且免疫相关指标也不高，故也基本排除变态反应。于是，通过查询文献表明主动脉夹层支架植入术后可出现内漏的并发症常表现为不规则发热、贫血，再次回顾患者的治疗经过及影像学变化，发现本例患者术后一直存在一个特点就是轻度贫血（患者术前血红蛋白在135 ～ 145 g/L左右，术后饮食好，无挑食等），最重要的是影像学存在细微的变化，胸主动脉的壁间血肿逐渐在增大，支架逐渐被压缩，因此，会不会是主动脉夹层破口还在一直慢性出血呢？为了验证这一假设，请放射科医师对患者做了增强胸部CT动态扫描，结果发现造影剂在肺动脉期时支架外无造影剂外溢，造影剂在胸主动脉期时自气管隆崎水平向下至支架下端见造影剂外溢，故最终证实了这一想法，找到了长期发热的原因：主动脉夹层支架植入术后（内漏）。明确诊断后患者转至胸外科进一步治疗。

通过本病例，即使是疑难患者，非特征性表现的常见病仍比罕见病常见，通过仔细询问病史和查体，一般都可以发现"定位"线索，例如该病例，因支架后漏口较小，血肿不会短时间内增大，支架也不会短时间内被压缩，需要我们仔细对比，不能放过丝毫蛛丝马迹，最终发现细微变化之处，也是问题的关键所在。

参 考 文 献

［1］ Weis Muller B T, Modlich O, Dmbinskaya, et al. Gene expression inacute Stanford type A dissection: a comparjative microarray study [J]. J Transl Med, 2006, (4): 29.

［2］ 李孟玲，陈坚.主动脉夹层41例分析[J].中国实用内科杂志，2011，21：45.

［3］ Pxtcl P J, Grandc W, Icb R A, et al. Endovascular manatcmcnt of acute aortic syndro me [J]. Scmin - Intcrvcnt Radiol, 2011, 28(1): 10.

［4］ Criado F J. A pereutaneous technique for preservation of archbranch patency during thoracic endovascular aortic repair(TEVAR): retrograde cadieterization and stenting [J]. J Endovast Thes, 2007, 14(1): 54−58.

［5］ Hiratzka L F, Bakris G L, Beckman J A, et al. 201AC0CF/AHA/AATS/ACR/ASA/SCA/SCAI/SIR/ STS/SVM guideliens for the diagnosis and management of patient with thoracic aortic disease [J]. Circulation, 2010, 76(2): 266.

［6］ Jing Q M, Han Y L,Wang X Z, et al. Endovascular stent grafts for acute and chronic type B aortic dissection: comparison of clinical outcomes [J]. Chin Med J(Engl), 2008, 121(22): 2213−2217.

［7］ Hinchliffc R J, Halawa M, Holt P J, et al. Aortic dissection and its endovascular mxnxt; cmcnt. J Cardiovasc Surt, 2008, 49(4): 449.

［8］ 谭星宇，何权瀛.1979—2012年中文文献报道的成人不明原因发热病因构成分布 [J].中华内科杂志，2013，52（12）：1013-1017.

（张艳丽　廖春燕　李风森）

14 恶寒、发热伴髋关节疼痛
——重视地方病

一、病例回顾

【病史简介】

患者，男性，49岁。以"间断发热1周，加重1天"于2016年2月27日为主诉收入。患者自诉1周前无明显诱因出现发热、恶寒，体温38.5℃，伴踝关节及髋关节疼痛，每次疼痛持续3～4 h，就诊于当地医院，治疗予维生素B_{12}静点，口服盐酸氨基葡萄糖胶囊、双氯芬酸钠缓释胶囊等治疗，经治疗后上述症状未见明显好转。1天前再次发热，体温39.3℃，恶寒，伴髋关节疼痛剧烈，坐卧不宁，抬腿时、平卧时髋关节疼痛加剧，为求进一步诊治来我院，急诊以"发热查因"收治入院。入院时患者神志清，精神不振，髋关节疼痛，无胸闷、心慌、气短、气憋，无乏力，无头痛、无潮热、盗汗，无胸痛，无恶心、呕吐，饮食睡眠可，二便正常，近期体重无明显变化。

【既往史】

既往患高血压病10余年，最高血压230/120 mmHg，口服拜新同、厄贝沙坦、拜阿司匹林、辛伐他汀等药物控制血压，去痛片、磺胺类过敏史，表现为红疹。发病前有活羊接触史。

【查体】

体温36.6℃，脉搏97次/min，呼吸19次/min，血压128/78 mmHg。双肺呼吸音粗，未闻及干、湿啰音，心率97次/min，律齐，各瓣膜听诊区未闻及病理性杂音，腹软，无压痛，肝脾肋下未触及，脊柱四肢无畸形，双下肢无浮肿。生理反射正常，病理反射未引出。

【实验室检查】

项　　　　　目		数　　　　　值
血常规	正常	
C反应蛋白		175.9 mg/L
血沉		76.00 mm/h
凝血功能	D-二聚体	7.73 μg/mL

（续表）

项 目		数 值
凝血功能	纤维蛋白原	5.38 g/L
肝功能	天门冬氨酸氨基转移酶	85.4 U/L
甲状腺功能	未见异常	
呼吸道病原体		阴性（－）
HLA-B27		未见异常
T-SPOT		阳性（＋）
布鲁氏菌凝集试验		阴性（－）
肿瘤标志物		正常
血气分析、尿便常规		正常
甲肝、乙肝、丙肝、梅毒、HIV抗体		未见异常
抗核抗体谱、血管炎抗体谱、风湿五项		阴性（－）

【影像学检查】

（1）2016年2月28日胸部CT　　双下肺少许感染性病变；两肺多发散在纤维化灶索条灶、右肺下叶胸膜下钙化灶；左侧后胸膜局限性增厚（图14-1）。

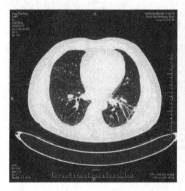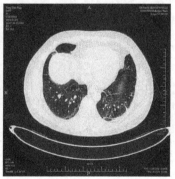

图14-1　2016年2月28日胸部CT

（2）2016年2月29日腰椎MRI　　腰3～4椎体信号改变伴椎旁渗出，感染性病变可能大；腰椎退行性改变；腰2-骶1椎间盘变性并腰3～4椎间盘中央型突出，腰5-骶1间盘左侧旁型突出；双髋关节MRI平扫未见明显异常（图14-2）。

（3）上下腹＋盆腔CT　　脾脏增大；左侧肾上腺外支及结合部增粗，建议进一步检查；前列腺增生伴钙化灶；腰5椎体双侧椎弓狭部裂。

（4）腹部B超　　提示脾肿大。

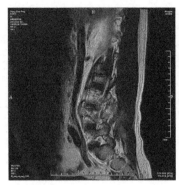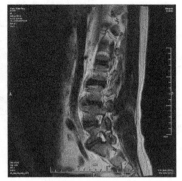

图14-2　2016年2月29日腰椎MRI

【初步诊断】

1）发热原因待查：双肺炎？腰3～4椎体感染？布鲁氏菌病？结核？风湿热？

2）高血压病3级（很高危）。

【初步治疗】

给予抗感染补液对症治疗，左氧氟沙星针抗感染3天，后改为头孢哌酮舒巴坦针联合万古霉素针抗感染3天，布洛芬口服缓解疼痛。期间患者体温未见下降，腰部，髋关节疼痛明显，发热时多次复查血培养均未见异常。双髋关节及腰椎MRI示腰3～4椎体信号改变伴椎旁渗出，感染性病变可能大，建议行腰椎穿刺查活检等以进一步明确诊断，患者拒绝有创检查。患者发病前有活羊接触史，腹部B超提示脾肿大，有关节酸痛、发热，布鲁氏菌平板凝集试验阴性，入院一周后2次血培养先后均回示：马耳他布鲁氏菌，故调整治疗为多西环素联合利福平，患者热势下降，体温最高37.5℃，后患者因经济原因自动出院，出院后患者继续口服多西环素及当地医院中医药治疗，一月后随访患者体温正常，无关节疼痛。

【最后诊断】

腰椎布鲁氏菌病。

二、疾病概述——布鲁氏菌病

布鲁氏菌病又称"波浪热""马耳他热"或"地中海热"，是由布鲁氏菌引起的一种以流产和发热为特征的人兽共患的慢性细菌性传染病，该病属自然疫源性传染病，在全世界各地都有广泛的分布，严重威胁着人和多种动物的生命健康[1]。布鲁氏菌属分为羊、牛、猪、鼠、绵羊及犬布鲁氏菌6个种，20个生物型。中国流行的主要是羊、牛、猪三种布鲁氏菌，其中以羊布鲁氏菌病最为多见。人通过与家畜的接触，服用了污染的奶及畜肉，吸入了含菌的尘土或直接进入眼结合膜等途径，皆可遭受感染。2015年到2016年我国布鲁氏菌病流行病学调查显示平均发病率为3.81/10万，北部地区的男女比例为2.7∶1，而南部地区为2.2∶1，大部分病例与职业有关，该病中位年龄为48岁（38～58岁）[2]。

【病理生理】

布鲁氏菌经皮肤、黏膜进入人体，随体内淋巴循环到达淋巴结，被吞噬细胞吞噬。在吞噬细胞内，不能被清除的细菌大量繁殖致吞噬细胞破裂、入血及淋巴液形成菌血症。随着血液循环，细菌可扩散至全身的实质脏器，如脾脏、脑、心等同时引起相应组织细胞的变形、坏死，在多种免疫因素作用下，菌体破坏后释放出多种毒力因子，导致毒血症。布鲁氏菌病作为一种变态反应性病变体现在其产生的内毒素和破碎菌体可作为特异性抗原使人体致敏[3]。其免疫抑制作用还可使细菌增殖并扩散[4]。布鲁氏菌病作为一种变态反应性病变体现骨关节病变，多发生在半年左右，少数病例更早些。任何骨均可受累，但以脊椎炎最为多见。关节的病变常侵犯大关节，以髋关节炎最为常见。

【临床表现】

大多数患者有急性感染表现。主要为波浪状发烧为其特点，发烧2～3周，继之1～2周无烧期，以后再发烧。常伴多汗，头痛，乏力，游走性关节痛（主要为大关节）。有时全身症状消退后，才出现局部症状。布鲁氏菌病常常累及肌肉骨骼系统，肌肉骨骼系统发病率10%～85%[5]，肌肉骨骼系统中最常累及的部位是脊柱，脊柱布鲁氏菌病发病率6%～58%[6]。腰椎受累后，出现持续性腰背痛，伴肌肉痉挛，活动受限后，影响行走。常可产生坐骨神经痛。局部有压痛及叩痛，少数患者于髂窝处可扪及脓肿包块；也可产生硬膜外脓肿压迫脊髓及神经根，出现感觉、运动障碍或截瘫。同时可伴有肝、脾肿大，区域性淋巴结肿大等表现。慢性患者可伴有其他多处的关节病变。但大多数发生在腰椎，少数发生在胸椎，胸腰段，骶椎或骶髂关者。男性患者可有睾丸肿大，睾丸炎症表现。本病有"自愈"趋势，但历时较长。未接受治疗者复发率占6%～10%。

【诊断标准】

对于布鲁氏菌的疑似诊断须符合以下标准：① 发病前与家畜或畜产品、布鲁氏菌培养物等有密切接触史，或生活在布鲁氏菌病流行区的居民等。② 有发热，乏力，多汗，肌肉和关节疼痛，或伴有肝、脾、淋巴结和睾丸肿大等临床表现。对于布鲁氏菌的临床诊断病例须符合疑似病例加平板凝集试验阳性［虎红平板（RBPT）或平板凝集试验（PAT），用于初筛］。对于布鲁氏菌的确诊病例需满足：① 血液、骨髓、关节液、脑脊液、尿液、淋巴组织等培养分离到布鲁氏菌。急性期血液、骨髓、关节液阳性率较高，慢性期阳性率较低。② 试管凝集反应（SAT）：滴度为1：100++及以上或病程一年以上滴度1：50++及以上；或半年内有布鲁氏菌疫苗接种史，滴度达1：100 ++及以上者。③ 补体结合试验（CFT）：1：10++以上。④ 布病抗-人免疫球蛋白试验（Coomb's）：滴度1：400++及以上。试验确诊需满足疑似病例或临床诊断病例加②③④中的一项及以上阳性和（或）满足①（2012年中国卫生部《布鲁氏菌病诊疗指南》）。

【诊断依据】

本例患者发病前有活羊接触史，脾肿大，有关节酸痛，发热，平板凝集试验阴性，因患者产生抗体需在感染后2周达到最高，同时不排除试验操作及转运中的误差，此处不排除假阴性可能，后血培养2次为马耳他布鲁氏菌，依据诊断标准，可确诊为布鲁氏菌病，患者腰椎MRI异常，伴有髋关节及腰部疼痛明显，符合布什杆菌常常累及肌肉及骨骼系统表现，故诊断为腰椎布鲁氏菌病。

【鉴别诊断】

腰椎布鲁氏菌常常可误诊为脊柱结核，因为两者的临床表现及病变部位相似，脊柱结核原发病灶为肺结核或消化道结核，在我国以原发性肺结核占大多数；脊柱结核临床表现多表现为持续性低热（多小于38℃），脊柱结核其椎体及椎间盘破坏，其病理改变多为干酪样坏死，结核性肉芽肿或冷脓肿，病变以融骨性破坏为主；脊柱结核多发生于胸腰段，常造成椎体塌陷，引起脊髓受压甚至下肢瘫痪，脊柱常见后突，病灶内死骨形成，无明显骨膜增生及骨质硬化，椎间盘破坏明显，腰椎结核几乎均可见椎间隙狭窄，椎旁软组织肿胀明显，常见冷脓肿形成，钙化少见[7]。

【治疗】

主要为抗菌药物治疗及对症治疗。WHO推荐的治疗方案为：多西环素200 mg/d和利福平600～900 mg/d联用，疗程6周。喹诺酮类有较好的细胞内渗透作用，可以应用。复方磺胺甲噁唑能渗透到细胞内，对急性患者退热较快。常用剂量每日4～6片，分2次口服，连服4～6周。急性期最有效药物为四环素，0.25～0.5 g/次，每天4次。连服4周为1个疗程。停1周后可依病情再用药1～2个疗程。必要时可以加用链霉素。对于关节症状顽固，变态反应强的较重症例可以考虑特异性菌苗疗法。关节有积液时，可抽出液体，内注链霉素0.2 g；对有脊柱炎病例可加用脱敏疗法。此外应卧床休息，或用石膏床或支具固定，有利于肌肉的痉挛缓解，减轻疼痛。若因脓肿压迫脊髓或神经根出现感觉、运动障碍或截瘫者，应及时进行探查术，根据病变行脓肿切开引流及病灶的清除术，脊髓的减压术，椎板减压成形术，脊椎融合术等。关节病变疼痛者可行适当外固定，以利减轻症状及维持功能位，加强未受累的关节功能的锻炼。骨病变有"自愈"趋势，但需时较长，经上述治疗一般预后良好。

三、病 例 解 析

对于发热的原因，一般可分为感染性、非感染性发热，以及一些不明原因的发热，其中感染性发热占发热疾病的40%～60%左右，常见的感染性发热的病因包括各种病原体，有细菌、病毒、支原体、衣原体、立克次体和寄生虫等，有时一些少见特殊病原体常常也需要排查，在排查时要根据发热出现的季节性、地域性和伴随症状针对性的检查，如血吸虫、鼠疫、艾滋病发热常有一定的地域性，而热射病、流脑的发热又有一定的季节性。同时要有详细的查体及病史采集以确定发热是否来源于局部的感染。在临床上的不明原因发热中，感染性因素较多见，无论是感染性发热，还是非感染性发热，临床上都有一定的受累部位，本例患者感染性指标不高又伴有关节疼痛，腰椎MRI示腰3～4椎体信号改变伴椎旁渗出，考虑腰椎为其受累部位，但要排除风湿免疫性及结核性的原因引起的腰椎病变，T-SPOT试验虽然为阳性，但值不高，发病前有活羊接触史，初步诊断发热考虑可能与风湿免疫性发热或布鲁氏菌病有关，但相关的布鲁氏菌实验及风湿免疫相关检查均为阴性。患者胸部CT示双下肺少许感染性病变，但没有呼吸道症状，入院后给予的抗生素已经覆盖了社区获得性肺炎的常见菌，但经治疗发热丝毫没有减退。对于发热的原因仍需进一步检查，完善脊柱及髋关节MRI后发现腰3～4椎体异常，得以解释患者的腰背痛及髋关节疼痛，患者腰椎结核的诊断依据又不足，单纯的T-SPOT阳性及腰椎MRI异常并不能确定为腰椎结核，后发热时反复多次查血培养，最终两次血培养均为布鲁士杆菌，结合患者发热前有接触活羊史以及治疗后反应，最终确诊为腰椎布鲁氏菌病。

　　针对此例发热，考虑到对于不明原因发热，全面细致的体格检查是诊断不可缺少的重要环节，有些异常的体征需要细致的体格检查才能发现。本例患者发热有全身的大关节游走性疼痛，腰4椎体旁有压痛，对进一步查清疾病的源头提供依据。同时要重视实验室检查结果，该患者是反复多次的血培养最终获得确诊的实验室诊断依据，对于查体，一些重要的检查可以反复进行避免遗漏，况且疾病有其自身发展的时间规律，有些症状、体征可能是逐步显现出来的，除此之外，还需要根据当地的环境及流行病学来查明发病原因，新疆是一个畜牧业发达地区，其特殊的地理环境决定了布鲁氏菌病及一些寄生虫也常常是引起发热的原因，对此一定不能忽视。

参 考 文 献

[1] Refai M. Inicdence and control of brucellosis in the Near East Region [J]. Vet Microbiol, 2002, 90: 81-110.

[2] Shi Y J, Lai S J, Chen Q L, et al. Analysis on the epidemiological features of human brucellosis in northern and southern areas of China, 2015-2016 [J]. Chin J Epidemiol, 2017, 38: 435-440.

[3] Lai S, Zhou H, Xiong W, et al. Changing epidemiology of human brucellosis, China, 1955-2014 [J]. Emerg Infect Dis, 2017, 23(2): 184-194.

[4] Tuncel D, Uomak H, Gokce M, et al. Neurobrucellosis [J]. European Journal of General Medicine, 2008, 5(4): 245-248.

[5] Chelli Bouaziz M, Ladeb M F, Chakroun M, et al. Spinal brucellosis: a review [J]. Skeletal Radiol, 2008, 37(9): 785-790.

[6] Tu L, Liu X, Gu W, et al. Imaging-assisted diagnosis and characteristics of suspected spinal brucellosis: a retrospective study of 72 Cases [J]. Med Sci Monit, 2018, 24: 2647-2654.

[7] Alavi S M, Motlagh M E. A review of epidemiology, di-agnosis and management of brucellosis for general physi-cians working in the Iranian health network [J]. Jundis-hapur Journal of Microbiology, 2012, 5(2): 347-384.

（武玉刚　王　凡　廖春燕　张　建）

15 发热伴双肺弥漫磨玻璃影、空洞
——学科交叉治疗在临床中的重要性

一、病 例 回 顾

【病史简介】

患者，男性，55岁。以"间断发热4月余，加重半月"为主诉于2017年3月17入院。

患者4月前无明显诱因出现发热，体温最高40℃，起初以夜间为主，后呈不规则发热，曾在当地医院查T-SPOT.TB阳性，给予"四联诊断性抗结核"治疗后因出现肝功能损害停药，并转诊至上级医院复查T-SPOT.TB仍阳性，再次抗结核并再次因肝功能损害停药，并请上海华山医院感染科、肝病科远程会诊后转诊至上海华山医院诊断为"结核感染、EB病毒感染、慢性乙型肝炎"，经抗结核联合激素治疗好转后出院，出院后口服甲强龙片32 mg q.d.，每周减量2 mg，目前口服甲强龙片12 mg q.d.。出院半月后因黄疸加重在当地医院查肝功能提示肝功能损害加重故再次停用抗结核药。此次因再次发热到我院就诊并收入院。

【既往史】

既往有慢性乙肝20余年，自2016年11月起长期口服恩替卡韦分散片0.5 mg q.d.、熊去氧胆酸胶囊500 mg b.i.d.。无烟酒等不良嗜好。

【体格检查】

体温38.1℃，脉搏84次/min，呼吸21次/min，血压140/80 mmHg。口唇轻度发绀，咽部轻度充血；双肺呼吸音低，未闻及干、湿啰音，心律齐，各瓣膜听诊器未闻及杂音；腹软，无压痛、反跳痛，肝、脾肋下未触及；双下肢无水肿。

【实验室检查】

2017年3月17日。

项 目		数 值
血常规	白细胞计数	15.34×10^9/L
	中性粒细胞百分比	35.3%
	淋巴细胞百分比	60.8%

（续表）

项　　　目		数　　　值
血常规	血红蛋白	116 g/L
	红细胞计数	3.57×10^{12}/L
	血红蛋白	116 g/L
	血小板计数	253×10^9/L
C反应蛋白		34 mg/L
降钙素原		0.06 ng/L
凝血功能	凝血酶原时间	9.7 s
	部分活化凝血酶时间	26.2 s
	凝血酶原时间国际标准化比值	0.77
	纤维蛋白原	7.62 g/L
	D-二聚体	1.42 μg/mL
肝功能、肾功能、心肌酶		均未见异常
电解质	钾	4.23 mmol/L
	钠	129.6 mmol/L
血气分析	pH	7.5
	氧分压	53.5 mmHg
	二氧化碳分压	26.7 mmHg
	实际碱剩余	−1.2 mmol/L
	实际碳酸氢根	−20.6 mmol/L
肺炎三项、肺炎支原体		弱阳性
病毒五项	巨细胞病毒IgM抗体	阳性（＋）
	EB病毒	阴性（－）
G试验	阴性（－）	
GM试验	阴性（－）	
甲状腺功能	总T3	0.65 nmol/L
	总T4	69.77 nmol/L
	游离T3	2.01 pmol/L
肿瘤标志物	癌胚抗原	18.21 ng/mL
	糖类抗原125	76.37 U/mL
	糖类抗原199	74.94 U/mL
	糖类抗原50	42.61 U/mL

（续表）

项　　　目		数　　　值
肿瘤标志物	神经角质烯醇化酶	29.86 ng/mL
风湿五项、抗核抗体谱、血管炎抗体谱		阴性（-）
乙肝	乙肝表面抗原	阳性（+）
	乙肝e抗体	阳性（+）
	乙肝核心抗体	阳性（+）
	乙肝前抗原S	阳性（+）
	丙肝抗体	阴性（-）
	HIV抗体	阴性（-）
	梅毒颗粒凝集试验	阴性（-）
总IgE		1.18 IU/mL
血涂片	中性杆状核粒细胞	10.0%
	中性分叶核粒细胞	48.0%
	成熟淋巴细胞	38.0%
	成熟单核细胞	4.0%

【辅助检查】

2017年3月18日查胸部CT示双肺弥漫性磨玻璃影，边界模糊，密度不均匀（图15-1）。

【入院诊断】

发热伴双肺弥漫性病变待查：肺炎？侵袭性肺真菌病？结核？肿瘤？

【治疗】

亚胺培南/西司他丁（泰能）0.5 g q6h ivgtt；卡泊芬净首剂70 mg后50 mg q.d.；甲强龙针40 mg q12h.。

治疗3天后于2017年3月20日复查胸部CT示双肺弥漫性磨玻璃影较前增多，新增双侧少量胸腔积液（图15-2）。调整治疗方案为：美罗培南（美平）1 g q8h. ivgtt（3月20日～4月2日）；复方磺胺甲噁唑片（TMP-SMZ）4片q6h. p.o.（3月20日～4月6日）；卡泊芬净首剂70 mg后50 mg q.d.（3月19日～4月10日）；左氧氟沙星针（可乐必妥）0.5 g q.d.（3月20日～3月23日）；多西环素0.1 g b.i.d.（3月20日～3月27日）；甲强龙针40 mg q12h.（3月19日～3月21日），40 mg q.d.（3月22日～3月24日）。经治疗至2017年3月24日，复查胸部CT示双肺弥漫性磨玻璃影，密度较前增高，双侧胸腔积液较前增多（图15-3）。且患者仍间断发热，行骨髓穿刺送往北京协和血液病医院基因重排检测：融合基因/重排基因TCR-γ阳性，血液科会诊意见：结合

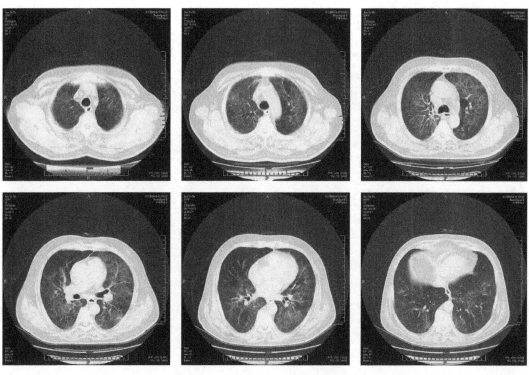

图15-1　2017年3月18日胸部CT

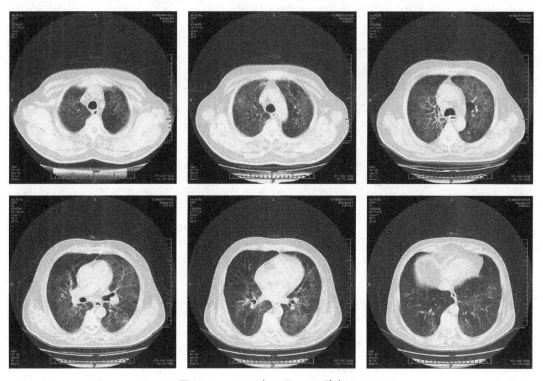

图15-2　2017年3月20日胸部CT

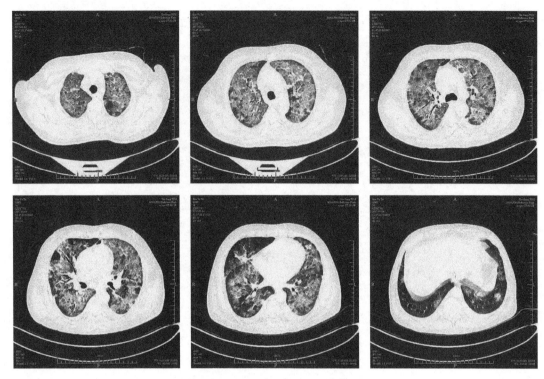

图15-3　2017年3月24日胸部CT

患者EB病毒感染病史和临床症状，考虑慢性淋巴增殖性疾病（LPD）？建议激素和丙球治疗。故调整治疗方案为：美罗培南1 g q8h.（3月20日～4月2日）；利奈唑胺600 mg q12h.（3月24日～4月4日）；复方磺胺甲噁唑片（SMZ）4片q6h.（3月20日～6月4日）；卡泊芬净首剂70 mg后50 mg q.d.（3月9日～4月10日）；多西环素0.1 g b.i.d.（3月20～3月27日）；甲强龙针160 mg q12h.（3月25日～3月28日）；80 mg q12h.（39/3-31/3）；40 mg q12h.（4月1日～4月5日）；早40 mg，晚20 mg（4月6日～4月9日）；40 mg q.d.（4月10～4月12日）；丙种球蛋白30 g q.d.（3月25～3月9日），10 g q.d.（3月30日～4月8日）。

至2017年3月30日复查胸部CT示双肺弥漫性磨玻璃影较前明显吸收好转，双侧胸腔积液已吸收（图15-4）。继续治疗至2017年4月10日复查胸部CT示双肺弥漫性磨玻璃影，较前明显吸收（图15-5）。

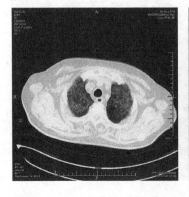 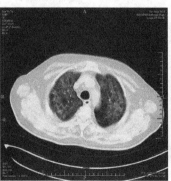 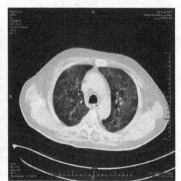

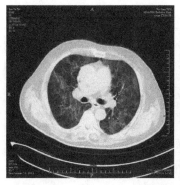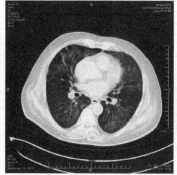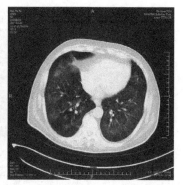

图 15-4　2017年3月30日胸部CT

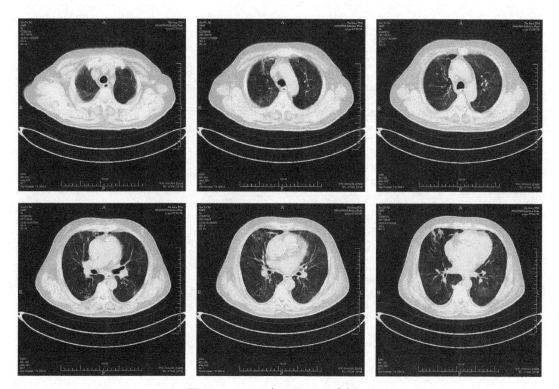

图 15-5　2017年4月10日胸部CT

【实验室检查】

2017年3月20日。

项　　　目		数　　　值
血常规	白细胞计数	$3.94 \times 10^9/L$
	中性粒细胞比例	45.8%
	淋巴细胞比例	50.8%

（续表）

项 目		数 值
血常规	红细胞计数	2.61×10^{12}/L
	血红蛋白	85 g/L
	红细胞计数压积	0.254 L/L
	血小板计数	200×10^{9}/L
C反应蛋白		76.7 mg/L
降钙素原		0.16 ng/L
凝血功能	凝血酶原时间	12.1 s
	活化部分凝血活酶时间	46.8 s
	纤维蛋白原	5.43 g/L
	D-二聚体	0.87 μg/mL
生化	丙氨酸氨基转移酶	58.8 U/L
	天门冬氨酸氨基转移酶	38.3 U/L
	总胆红素	41.2 μmol/L
	结合胆红素	2.8 μmol/L
	非结合胆红素	5.0 μmol/L
	肌酐	84 μmol/L
	尿素氮	5.5 mmol/L
	钾	3.94 mmol/L
	钠	136.5 mmol/L
血气分析	pH	7.41
	氧分压	71.1 mmHg
	二氧化碳分压	33.1 mmHg
	实际碱剩余	−3.3 mmol/L
	实际碳酸氢根	20.3 mmol/L

【初步诊断】

发热伴双肺弥漫性磨玻璃影待查：肺孢子菌肺炎（PCP）？ EB病毒阳性淋巴组织增殖性疾病？

【病情变化】

2017年4月12日因再次发热，体温38.8℃，血常规中淋巴细胞明显升高，肺部病变相对稳定，联系转往血液科进一步专科治疗。转入血液科后考虑前期治疗CMV肺炎未覆盖，调整治疗方案如下：左氧氟沙星针0.5 g q.d.（4月14日～4月24日）、更昔洛韦针0.5 g q8h（4月14日～4月23日）、甲强龙40 mg q.d.（4月12日～4月16日）。2017年4月16日复查胸部CT示双肺弥漫性磨玻璃影较2017年4月10日增多并部分密度变实，左上肺胸膜下新增结节影，周围有晕征（图15-6）。

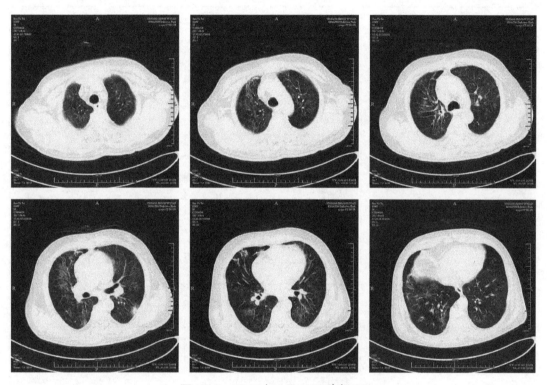

图15-6　2017年4月16日胸部CT

【实验室检查】

2017年4月12日。

项　目		数　值
血常规	白细胞计数	4.99×10^9/L
	中性粒细胞百分比	33.14%
	淋巴细胞计数	3.13×10^9/L
	淋巴细胞百分比	62.74%
	红细胞计数	2.34×10^{12}/L
	血红蛋白	75 g/L
	红细胞计数压积	51×10^9/L
凝血功能	凝血酶原时间	10.6 s
	活化部分凝血活酶时间	33.4 s

（续表）

项　　目		数　　值
凝血功能	凝血酶原时间国际标准化比值	0.91
	纤维蛋白原	3.62 g/L
	D-二聚体	0.86 μg/mL
生化	丙氨酸氨基转移酶	37.1 U/L
	天门冬氨酸氨基转移酶	76.4 U/L
	总胆红素	70.4 μmol/L
	结合胆红素	26.4 μmol/L
	非结合胆红素	9.5 μmol/L
	肌酐	53.8 μmol/L
	尿素氮	6.1 mmol/L
	肌酸激酶	20 U/L
	肌酸激酶同工酶	8.07 U/L
	乳酸脱氢酶	657.3 U/L
	钾	4.06 mmol/L
	钠	140.3 mmol/L
肌钙蛋白		0.014 ng/mL
N端脑钠肽前体		438.9 pg/mL
C反应蛋白		9.6 mg/L
降钙素原		0.09 ng/L
血气分析	pH	7.43
	氧分压	84.9 mmHg
	二氧化碳分压	40 mmHg
	实际碳酸氢根	26.4 mmol/L

【治疗】

血液科调整治疗方案：甲强龙冲击治疗500 mg q.d.（4月17日～4月20日）；420 mg q.d.（4月21日）；400 mg q.d.（4月22日）；360 mg q.d.（4月23日～4月24日）；320 mg q.d.（4月25日～4月26日）；280 mg q.d.（4月27日～4月28日）；240 mg q.d.（4月29日～4月30日）；200 mg q.d.（5月1日）；160 mg q.d.（5月2日～5月3日）；120 mg q.d.（5月4日～5月5日）；80 mg q.d.（5月6日～5月8日）；60 mg（片）q.d.（5月9日～5月11日）；头孢哌酮/舒巴坦（舒普深）3 g q8h.（4月17日～4月27日）。

2017年4月20日复查胸部CT示双肺弥漫性磨玻璃影较2017年4月16部分吸收；左上肺胸膜下结节影，周围有晕征，较前变化不明显；右上肺新增结节影，边界模糊（图15-7）。血液科再次调整治疗方案：加用卡泊芬净50 mg q.d.（4月21日～5月11日）。2017年5月11日复查胸部CT示双肺弥漫性磨玻璃影较前有所吸收；左上肺胸膜下结节影，周围有晕征，较前变化不明显；右上肺结节影较前明显吸收（图15-8）。

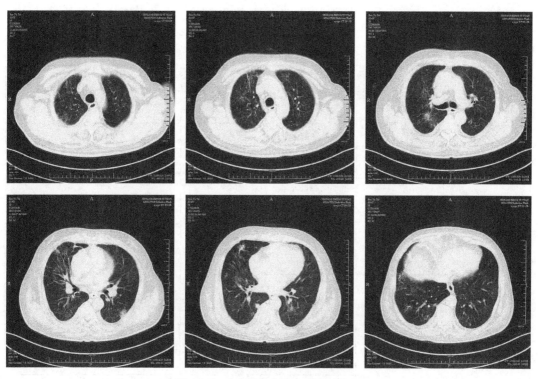

图 15-7 2017年4月20日胸部CT

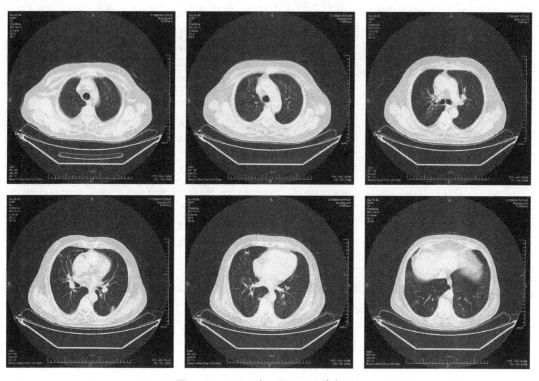

图 15-8 2017年5月11日胸部CT

【实验室检查】

2018年5月12日。

项 目		数 值
血常规	白细胞计数	$8.48 \times 10^9/L$
	中性粒细胞百分比	55.3%
	淋巴细胞计数	$3.53 \times 10^9/L$
	淋巴细胞百分比	41.6%
	红细胞计数	$2.98 \times 10^{12}/L$
	血红蛋白	114 g/L
	红细胞计数压积	0.383 L/L
降钙素原		$124 \times 10^9/L$
C反应蛋白		4.53 mg/L
血涂片	中性杆状核粒细胞	4.0%
	中性分叶核粒细胞	54.0%
	成熟淋巴细胞	34.0%
	成熟单核细胞	8.0%
生化	丙氨酸氨基转移酶	149 U/L
	天门冬氨酸氨基转移酶	84 U/L
	总胆红素	34.4 μmol/L
	结合胆红素	0.5 μmol/L
	非结合胆红素	4.4 μmol/L
	肌酐	51.9 μmol/L
	尿素氮	8.29 mmol/L
	肌酸激酶	20 U/L
	肌酸激酶同工酶	19 U/L
	乳酸脱氢酶	687 U/L
	钾	4.97 mmol/L
	钠	140 mmol/L

2018年5月12日出院，出院带药：甲强龙片60 mg q.d. p.o.；伏立康唑片（国产）200 mg q.d. p.o.。

2017年5月22日为减激素用量，复查血常规、胸部CT再次入住血液科。2017年5月22日胸部CT示双肺弥漫性磨玻璃影较前略进展，右下肺新增渗出影，边界不光整（图15-9）。

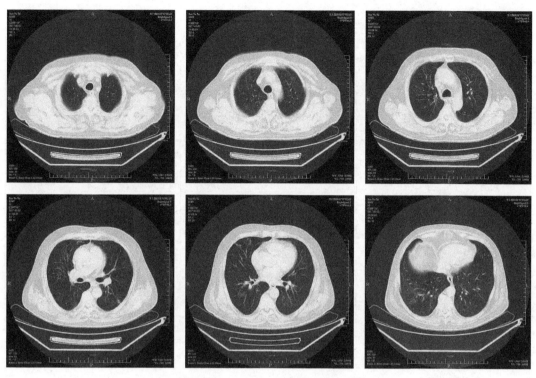

图 15-9　2017 年 5 月 22 日胸部 CT

【实验室检查】

2017 年 5 月 23 日。

项　　　目		数　　　值
血常规	白细胞计数	$12.77 \times 10^9/L$
	中性粒细胞百分比	86%
	淋巴细胞计数	$1.44 \times 10^9/L$
	淋巴细胞百分比	11.3%
	红细胞计数	$3.16 \times 10^{12}/L$
	血红蛋白	119 g/L
	红细胞计数压积	0.392 L/L
凝血功能	凝血酶原时间	10.2 s
	活化部分凝血活酶时间	29.2 s
	纤维蛋白原	4.18 g/L
	D-二聚体	0.22 μg/mL
生化	丙氨酸氨基转移酶	154.56 U/L

（续表）

项 目		数 值
生化	天门冬氨酸氨基转移酶	58.83 U/L
	总胆红素	31.92 μmol/L
	结合胆红素	13.96 μmol/L
	非结合胆红素	17.96 μmol/L
	肌酐	66.67 μmol/L
	尿素氮	8.35 mmol/L
	肌酸激酶	15.49 U/L
	肌酸激酶同工酶	21.2 U/L
	乳酸脱氢酶	292.31 U/L
	钾	4.28 mmol/L
	钠	138.8 mmol/L
乙肝DNA		测定低于检测下限
降钙素原		4.85 mg/L
病毒五项	巨细胞病毒IgM抗体	弱阳性
	EB病毒	阴性
血涂片	中性杆状核粒细胞	3.0%
	中性分叶核粒细胞	82.0%
	成熟淋巴细胞	7.0%
	成熟单核细胞	8.0%

【治疗】

抗感染治疗：美罗培南1 g q8h.（5月27日～6月5日）；卡泊芬净50 mg q.d.（5月24日～6月5日）；继续口服甲强龙片52 mg q.d.。经治疗2017年6月2日复查胸部CT：双肺散在磨玻璃渗出影，与2017年5月22日CT片比较双下肺渗出较前明显吸收（图15-10）。

2017年6月5日出院，出院医嘱：伏立康唑片（国产）200 mg q.d.甲强龙片40 mg q.d.。

【明确诊断】

发热伴双肺弥漫性磨玻璃影待查：肺孢子菌肺炎（PCP）？EB病毒相关慢性淋巴细胞增殖性疾病？

【病例特点】

① 男性，54岁。肺部急性起病，病情进展迅速；② 有血液系统疾病，血液病专科

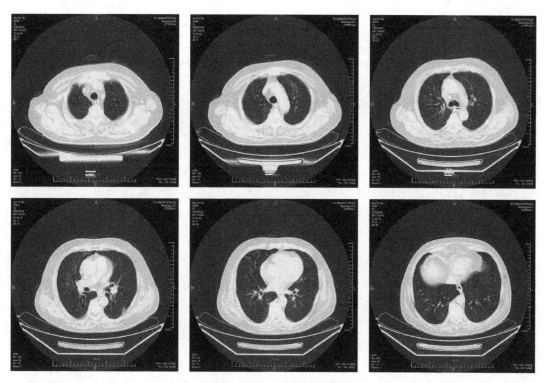

图 15-10　2017年6月2日胸部CT

拟诊EB病毒阳性的慢性淋巴增殖性疾病；③ 长期全身使用大剂量的糖皮质激素；④ 肺部影像学表现：双肺弥漫性磨玻璃影；双上肺重，双下肺轻；有弓月征；无空洞性病变。

【诊断依据】

该患者具有血液系统疾病，且长期全身使用大剂量的糖皮质激素存在严重的免疫抑制；咳嗽、咳痰等呼吸系统症状轻微；急性起病，病情进展迅速；胸部CT呈双肺弥漫性磨玻璃影，有弓月征，无空洞性病变等典型的肺孢子菌肺炎的肺部影像学改变。

【鉴别诊断】

病毒性肺炎（包括CMV）；肺水肿；特发性肺间质纤维化；肺泡蛋白沉着症（在PCP相关章节，包括HIV阳性的PCP以及非HIV的PCP中已有详细论述，可以参阅，此处不再赘述）。

二、疾病概述——EB 病毒阳性淋巴细胞增殖性疾病

EB病毒阳性淋巴细胞增殖性疾病（EBV+LPD）既往被归于慢性活动性EB病毒感染（chronic active Epstein-Barr virus infection, CAEBV）范畴，是一组介于肿瘤和非肿瘤疾病之间的疾病[1]。成年人系统性EB病毒阳性T细胞淋巴组织增殖性疾病是一种系统性病变，主要表现为长期反复发热及多器官受累，形态学上以轻、中度异型的淋巴细胞浸润为主，EB病毒感染的细胞毒性T细胞构成病变主体。诊断上要综合临床、病

理、免疫表型及EB病毒感染情况。其临床表现、病变细胞组成、病理形态和细胞克隆性方面，存在明显异质性。其中T/NK细胞型仅见于东亚和南美部分国家，成人发病尤其罕见，在国际上仅有零星报道，值得关注。EB病毒属疱疹病毒γ亚科，为一种嗜淋巴细胞的DNA病毒。90%以上成年人曾感染EB病毒。原发EB病毒感染多数无症状，少数表现为传染性单核细胞增多症。随着机体特异性免疫监视作用的建立，病毒颗粒增殖受限，进入潜伏感染阶段。受感染者终生携带病毒而不发病。EB病毒潜伏感染的主要靶细胞为B细胞，也可以是T细胞，少数情况下还可以是NK细胞[2, 3]。少数情况下，免疫系统与病毒之间的平衡被打破，可出现慢性或复发传单样症状，出现淋巴细胞异常增殖，称为CAEBV。该病实质上为一组临床表现和病理学异质性很强的疾病谱，部分患者仅有局限性的皮肤损害，临床表现为种痘样水疱病和蚊叮超敏综合征，预后较好；部分患者可表现为系统性的淋巴组织增殖性疾病，甚至出现EB病毒相关噬血细胞淋巴组织细胞增生症（hemophagocytic lymphohistiocytosis, HLH）或进展为高度侵袭性淋巴瘤，预后极差。CAEBV目前被认为是一种主要发生在儿童时期的疾病，成人发病极其罕见，但往往进展更快，预后极差。目前对ASEBV+T/NK-LPD的治疗认识尚少，多数经验来自儿童病例[4]。抗病毒治疗（阿昔洛韦、IFN、IL-2等）和免疫抑制剂（如环孢素、激素、静脉注射免疫球蛋）仅有对部分患者有效，但维持缓解时间较短且血清病毒载量并无明显减少，长期缓解仅见于部分合并HLH患者[5]。目前仅Allo-HSCT有望治愈本病，移植后总体生存率为50% ~ 60%[6]。近期学者研究显示，采用减低剂量预处理方案的Allo-HSCT在CAEBV患者中取得满意疗效，3年生存率超过90%。考虑成人患者病情进展迅速，早期即可发展为高度侵袭性淋巴瘤，若化疗无效，需尽早考虑Allo-HSCT[7]。

三、病 例 解 析

本病例我们根据早期（2017年3月18日）的胸部CT已经考虑到了肺孢子菌肺炎（PCP），并采取了TMP-SMZ（4片q6h.）联合卡泊芬净（首剂70 mg后50 mg q.d.）、甲强龙（40 mg q.d.）的治疗方案4天，患者病情进行性加重，胸部CT快速进展，氧合进行性下降，已经到了需要气管插管的严重程度，此时迫使我们反思甚至质疑PCP的诊断，并采取了杆菌、球菌、真菌、肺孢子菌、非典型病原体、非结核分枝杆菌、结核分枝杆菌全覆盖的策略，为治疗争取时机。同时结合血液科针对原发病拟诊EB病毒阳性的慢性淋巴增殖性疾病，需要激素冲击的治疗建议，冒险采用了大剂量激素治疗方案，患者肺部影像学逐渐吸收，疾病开始出现转机。因此，在临床诊疗过程中，一定要综合考虑患者原发病（基础病）的诊断及诊疗，以及合并症的处理，包括常见的在免疫抑制剂基础上继发各种机会感染的诊断及处理。本病例临床拟诊LPD基于采用推荐的诊疗方法及激素剂量治疗PCP效果极差，明显加大激素的剂量后效果非常显著，不能用PCP解释。本病例再次提醒我们需要密切关注和重视患者原发病和基础疾病的诊断和治疗，在病情允许的情况下，尽可能通过经皮肺活检、气管镜肺活检等手段取得组织学标本及病原学依据，以促进对特殊少见疾病的精准诊断及治疗。

参 考 文 献

[1] Kim H J, Ko Y H, Kim J E, et al. Epstein-Barr virus-associated lymphoproliferative disorders: review and update on 2016 WHO classification [J]. J Pathol Transl Med, 2017, 51(4): 352−358.

[2] Crombie J L, LaCasce A S. Epstein Barr virus associated B-cell lymphomas and iatrogenic lymphoproliferative disorders [J]. Front Oncol. 2019, 9: 109.

[3] Cai Q, Chen K, Young K H. Epstein-Barr virus-positive T/NK-cell lymphoproliferative disorders. Exp Mol Med, 2015, 47(1): e133.

[4] Ali A S, Al-Shraim M, Al-Hakami A M, et al. Epstein-Barr virus: clinical and epidemiological revisits and genetic basis of oncogenesis [J]. Open Virol J, 2015, 9: 7−28.

[5] Tokuhira M, Tamaru J I, Kizaki M. Clinical management for other iatrogenic immunodeficiency-associated lymphoproliferative disorders [J]. J Clin Exp Hematop, 2019, 59(2): 72−92.

[6] Saburi M, Ogata M, Satou T, et al. Successful cord blood stem cell transplantation for an adult case of chronic active Epstein-Barr virus infection [J]. Intern Med, 2016, 55(23): 3499−3504.

[7] Kakinoki Y, Matsuoka S, Hashiguchi J, et al. Successful treatment of immediate allogeneic myeloablative hematopoietic stem cell transplantation from a HLA-mismatched sibling donor for active systemic epstein-barr virus-positive T-cell lymphoproliferative disease of childhood following primary acute epstein-barr virus infection [J]. Clin Case Rep, 2015, 3(4): 231−236.

（江道斌　刘慧芳　廖春燕　张　建）

16 咽痛、吞咽困难，逐渐出现气喘气憋半月
——多学科协助诊疗的重要性

一、病 例 回 顾

【病史简介】

患者，男性，60岁。以"咽痛伴呼吸困难14天"为主诉于2017年8月11日收入院。患者于2017年7月26日无明显诱因出现咽痛、吞咽困难，自行至药店购买药物服用3天（具体用药不详）后，症状未见缓解，并出现气喘气憋、呼吸困难、心慌、胸闷，上述症状呈进行性加重趋势，先后于当地乡镇医院、县人民医院就诊，均诊断为"化脓性扁桃体炎"，予抗感染治疗4天后（具体用药不详），症状无缓解，出现端坐呼吸，转至上级医院重症监护室治疗，查胸部CT示双肺散在渗出实变影。考虑感染，经10天对症治疗后（具体用药不详），自觉喘憋症状加重，为求进一步诊治由120送至我院，以"重症肺炎"收入呼吸ICU。病程中患者神志清，精神不振，反复咳嗽、咳黄色泡沫痰、黏痰，呈拉丝状，偶有血痰，呼吸急促，端坐呼吸，无发热、寒战，偶有头晕，无头痛、恶心、呕吐，全身乏力，纳差，夜寐欠安，二便正常，近一年内体重减轻8 kg。

【既往史】

有高血压病史10余年，间断监测血压，控制尚可；有脑梗死病史10余年，伴有舌、肢体麻木；长期口服阿司匹林肠溶片1片/天，间断服养血清脑颗粒。否认慢性支气管炎、冠心病、糖尿病等慢性病病史。

【查体】

体温36.9℃，心率92次/min，呼吸37次/min，血压98/64 mmHg。咽部未见红肿，口腔黏膜未见白斑，口唇爪甲未见发绀，双肺呼吸音稍粗，两肺底呼吸音低，双肺可闻及散在湿啰音，心律齐，各瓣膜听诊区未闻及明显病理性杂音，腹软，全腹无压痛、反跳痛，双下肢无浮肿。

【实验室检查】

项　　　　目		数　　　值
血常规	白细胞计数	22.38×10^9/L

（续表）

项　　目		数　　值
血常规	血小板计数	464.00 × 10⁹/L
	中性粒细胞百分比	85.10%
	淋巴细胞百分比	5.90%
	嗜酸性粒细胞百分比	0.20%
	中性粒细胞绝对值	19.03 × 10⁹/L
	单核细胞绝对值	1.91 × 10⁹/L
血沉	19.00 mm/h	
C反应蛋白	243.90 mg/L	
降钙素原	0.27 ng/mL	
血气分析	pH	7.48
	二氧化碳分压	25.50 mmHg
	氧分压	69.80 mmHg
	标准碱剩余	−4.10 mmol/L
	实际碱剩余	−2.30 mmol/L
	标准碳酸氢根	22.30 mmol/L
	实际碳酸氢根	18.80 mmol/L
	阴离子间隙	−16.40 mmol/L
生化	总胆红素	24.80 μmol/L
	脂肪酶	363.00 U/L
	L-114-谷氨酰基转移酶	97.40 U/L
	胆碱酯酶	3 883.00 U/L
	尿酸	189.30 μmol/L
	肌酐	51.90 μmol/L
	肌酸激酶	20.00 U/L
	乳酸脱氢酶	718.30 U/L
	钠	132.10 mmol/L
	氯	97.60 mmol/L
	钾	4.23 mmol/L
	葡萄糖	12.70 mmol/L
	白蛋白	25.40 g/L

（续表）

项　　　　　目		数　　　　　值
生化	总蛋白	57.60 g/L
	乳酸	2.86 mmol/L
凝血功能	凝血酶原时间	15.10 s
	纤维蛋白原	5.76 g/L
	凝血酶原时间活动度	75.00%
	D-二聚体	2.29 μg/mL
	肌钙蛋白	0.005 0 ng/mL
风湿五项		IgG 8.60 RU/mL
糖化血红蛋白		7.00%
肌钙蛋白		0.005 0 ng/mL
N端脑钠肽前体		220.00 pg/mL

【辅助检查】

（1）心脏彩超　　主动脉硬化心包积液（少量）。床旁腹部彩超示：餐后胆囊，胆囊增大，胆泥形成，肝胰脾肾未见异常。

（2）2017年8月11日胸部CT　　右肺中上叶纵隔旁、内纵隔包裹性积液并多发积气，右肺中叶、下叶多发渗出实变，心包及左侧胸腔少量积液，左肺下叶少许渗出（图16-1）。

【初步诊断】

1）重症肺炎。

2）纵隔脓肿。

3）2型糖尿病。

【诊疗经过】

2017年8月11日患者入科病情危重，根据《中国成人社区获得性肺炎诊断和治疗指南》（2016年版）指南，患者重症肺炎诊断明确，纵隔脓肿及诱因尚待进一步明确，结合患者呼吸浅快，血压偏低，一般状况差，给予经验性、抢先治疗：予亚胺培南/西司他丁500 mg q6h.抗感染；其余对症治疗：维持电解质平衡，补充白蛋白，面罩吸氧、控制血糖。

2017年8月12日请心胸外科会诊协助，彩超引导下顺利行纵隔脓肿穿刺引流术，引出淡灰色脓液，有恶臭，进一步送检脓液培养。复查胸部CT示咽壁增厚伴多发积气，左侧颈跟部及右侧中、后纵隔包裹性积液并多发积气；右肺炎症伴右下肺膨胀不全，右肺渗出实变较前进展；心包及两侧胸腔积液，右侧胸腔积液较前增多；右前上胸壁引流术后改变（图16-2）。脓液培养结果回报前，结合患者系糖尿病患者，血糖未控制，软

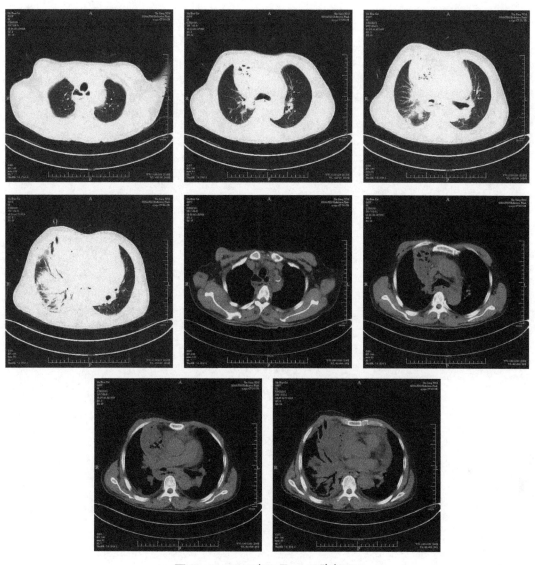

图16-1　2017年8月11日胸部CT

组织化脓性感染的临床特点，经验性调整抗感染治疗方案：亚胺培南/西司他丁500 mg q6h.，联合万古霉素500 mg q12h.。此后患者呼吸逐渐恢复正常，生命体征趋于平稳。支气管镜检查，（纤维支气管镜？电子支气管镜）可见声门右侧梨状窝旁见一窦道形成，大量脓性分泌物排出，由纵隔引流管注入美兰溶液100 mL后，声门右侧窦道处大量蓝色分泌物涌出（图16-3）。返回病房后留置胃管，禁止经口进饮食。

　　2017年8月13日消化科行床旁胃镜检查：食道开口至十二指肠未见瘘口，由纵隔引流管注入美兰溶液100 mL后，镜下查见右侧梨状窝旁瘘口，并有大量蓝色脓液流出。结合患者病史以及多学科会诊结果，明确该患者发病过程：急性化脓性扁桃体炎失治后，感染下移，累及右侧梨状窝，引起右侧梨状窝处化脓性感染，梨状窝处化脓性感染继续下移，累及颈深筋膜间隙，蔓延至纵隔形成，行程纵隔内弥漫性感染，并形成梨状窝-纵隔窦道，脓性分泌物自瘘道反复溢出，堆积于声门周围后，反复误吸至肺部，引起肺部

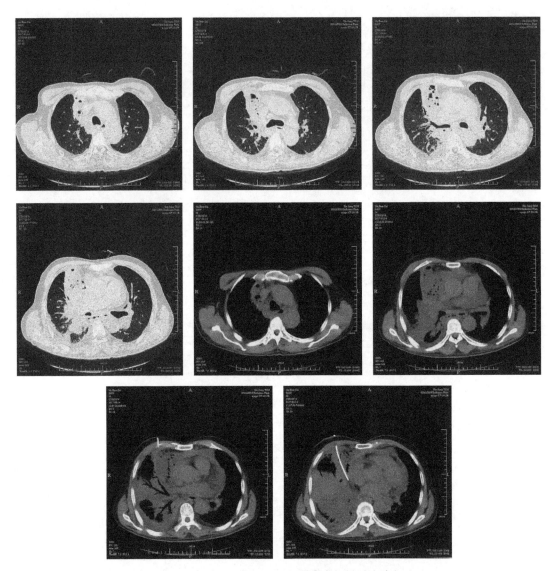

图 16-2　2017 年 8 月 12 日纵隔脓肿穿刺引流胸部 CT

感染。

2017 年 8 月 18 日经抗感染及对症处理后，患者生命体征平稳后，因患者为颈源性纵隔脓肿，转至心胸外科，由心胸外科、耳鼻喉科联合手术，顺利行纵隔脓肿开胸清洁根治手术，术后病情平稳。2 周后患者临床症状明显缓解，复查胸部 CT 示纵隔脓肿及肺部感染较入院时明显吸收好转（图 16-4）。

【明确诊断】

1）重症肺炎。

2）纵隔脓肿。

3）梨状窝-纵隔窦道形成。

4）糖尿病。

5）高血压病。

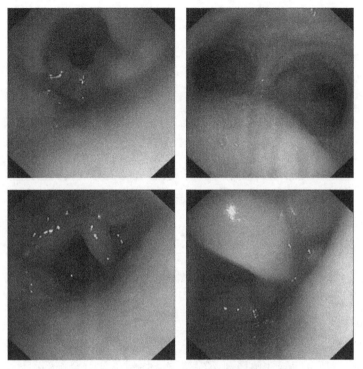

图 16-3　2017年8月12日气管镜下所见

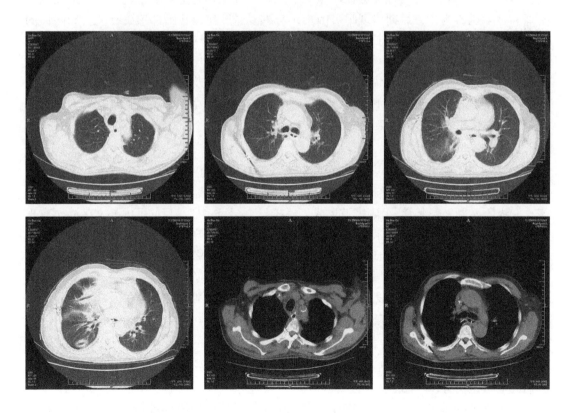

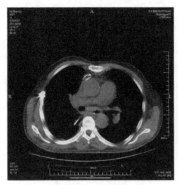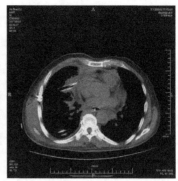

图16-4 2017年9月2日胸部CT（出院前复查）

二、疾病概述——纵隔脓肿

纵隔脓肿是指由金黄色葡萄球菌侵入纵隔的组织或血管内，使组织坏死、液化，形成脓液积聚的急性结缔组织化脓性感染。

【临床表现】

纵隔脓肿患者出现寒战、高热、烦躁不安等症状，主诉胸骨后剧烈疼痛，深呼吸或咳嗽时疼痛加重，甚至麻醉性镇痛药不能缓解。疼痛可放射至颈部、耳后、整个胸部和两侧肩胛之间，有的可出现神经根疼痛。本例患者以发热为主要临床表现，早期以咽部疼痛和吞咽困难为主，后期出现呼吸困难，与纵隔脓肿压迫、肺部感染有关。局限性的纵隔脓肿可出现肿物对周围脏器的压迫症状，如声音嘶哑（喉返神经受压）、膈肌收缩无力或麻痹（膈神经受压）、霍纳综合征（交感神经星状神经节受压）、迷走神经受压可出现心跳加。纵隔脓肿形成脓液后可破入胸膜腔形成脓胸及脓气胸，气体可沿疏松结缔组织到达全身皮下，形成皮下气肿，出现呼吸困难甚至休克。纵隔脓肿常并发右肺上叶感染，但本例患者的肺部感染发生在右肺中、下叶。

【诊断要点】

① 有急性化脓性感染病史。② 局部红肿疼痛且有波动感，有脓液抽出。③ 有发热、乏力等全身症状。④ 白细胞计数升高。⑤ 经B超检查可发现深部液性暗区[1]。重症肺炎合并纵隔脓肿，梨状窝-纵隔窦道形成，属少见、罕见病症，目前国内外文献尚罕有报道。纵隔脓肿常因外伤、手术或纵隔感染造成气管或食管穿孔时，气体及炎性物质进入纵隔疏松结缔组织内，蔓延到整个纵隔，最后形成脓肿，影像学检查是诊断纵隔脓肿的主要方法，可见颈部软组织增厚、纵隔增宽、胸腔气液平面和气管移位等。纵隔脓肿的诊断除根据临床表现外，X线示胸腔积液，CT影像更能明确病变的位置及病变范围，并为早期诊断及治疗提供更准确的依据。

【鉴别诊断】

纵隔脓肿需要与纵隔肿瘤相鉴别。特别是肿瘤全合并感染时，更要注意鉴别。纵隔肿瘤的症状主要有以下几点：

（1）**呼吸道症状**　胸闷、胸痛一般发生于胸骨后或病侧胸部。大多数恶性肿瘤侵入骨骼或神经时，则疼痛剧烈。咳嗽常为气管或肺组织受压所致，咯血较少见。

（2）神经系统症状　　由于肿瘤压迫或侵蚀神经产生各种症状：如肿瘤侵及可引起声音嘶哑，可产生胸痛或感觉异常，引起肢体瘫痪。

（3）感染症状　　如囊肿破溃或肿瘤感染影响到支气管或肺组织时，则出现一系列感染症状。

（4）压迫症状　　食管，气管受压，可出现气急或下咽梗阻等症状。

（5）特殊症状　　患者咳出皮脂物及毛发。

【治疗和预后】

本病主要针对原发病及病因治疗。纵隔外伤致气管破裂者，可行气管修补术。食管破裂或术后吻合口瘘者，可行食管修补术，禁食补液及胃肠减压，可行纵隔引流。脓液培养，选择敏感抗生素治疗。对症治疗主要有以下措施：① 早期炎症或可采取局部热敷，外敷消炎散等中药；② 全身应用抗生素；③ 脓肿形成后切开引流。纵隔脓肿起病急，发展快、病情危重，治疗不及时可导致窒息、败血症及脓肿侵蚀大血管引起大出血等严重的并发症。对颈深部脓肿伴严重并发症者，尽管经过积极抢救，病死率仍然很高。故应提高对本病的认识，做到早诊断，早治疗，并提高对严重并发症的认识、预防和处理。

三、病 例 解 析

本例患者以化脓性扁桃体炎起病，化脓性扁桃体炎病原体多数为溶血性链球菌，其次为流感嗜血杆菌、肺炎链球菌、葡萄球菌等。

影像学检查颈椎侧位X线片显示咽后间隙的病变，咽后壁软组织广泛增宽，脓肿内有液平或气体，气道被受压推移。颈部CT扫描显示咽后壁软组织肿胀、增厚，低密度脓腔影，内可见气影，还可显示脓肿与血管的关系。胸部X线或CT显示纵隔增宽、胸腔积液、心包积液等表现。颈胸部CT对软组织有更好的分辨率，增强扫描脓肿壁显示均匀的明显强化，可有效鉴别蜂窝组织炎和脓肿，还有助于与颈部肿瘤、纵隔肿瘤的鉴别[2]。

纵隔脓肿的病因复杂，主要来源包括颈部来源、腹部来源等，多由颈深部间隙感染向下迁徙所致，本例患者有明确化脓性扁桃体炎病史，考虑为颈部来源。颈部来源常见原因[3]有咽后脓肿、咽旁脓肿、扁桃体周围脓肿、牙源性脓肿、会厌炎、颈深淋巴结炎、腮腺炎、甲状腺炎、外伤、创伤性咽部或食管异物及感染、内镜检查及其他医源性原因。其主要临床表现是起病急，常有畏寒、高热、咳嗽、咽痛、吞咽困难，言语含糊，似口中含物，颈胸部肿胀、疼痛，颈部活动受限，吸入性呼吸困难。该病早期症状不典型，病情危重，严重者可引发多种并发症及死亡，该病病死率为17%～36%[4, 5]。咽后间隙是位于颊咽筋膜和椎前筋膜之间的潜在腔隙，向上起自颅底，向下在第一或第二胸椎水平与纵隔相延续。咽后间隙侧壁通过动脉鞘筋膜与咽旁间隙相隔，因筋膜不完整，咽后与咽旁间隙之间炎症可相互扩散。

本例患者瘘道开口于梨状窝，经口饮食极易导致食物沿瘘道误入纵隔，引起更加复杂的感染，因此尽早禁止经口饮食护理极其重要[6]。患者有2型糖尿病病史多年，由于糖尿病是一种慢性代谢紊乱性疾病，随着病程的延长，体内T细胞功能下降，中性粒细胞的趋化功能及吞噬功能降低，使机体的防御机制减弱，免疫力逐渐下降，易出现多种并发症，导致血管、神经营养不良，局部组织缺血缺氧，血管脆性增加，以上因素使得糖尿病患者常并发感染，而且容易快速发展至形成脓肿。糖尿病患者伴发感染时，多较严重不易控制，同时血糖浓度升高又为细菌生长繁殖提供了有利条件，严重时可酿成败血症及脓毒血症等并发症。因此，积极控制高血糖，对控制感染、纠正代谢紊乱极其重要。控制感染来源、使用全身抗生素、引流脓液，多管齐下，该患者获得较好临床疗效。

通过回顾该患者的诊疗过程，增加了临床工作者对纵隔脓肿的认知，同时还提示我们，在临床工作中内外学科合作尤为重要。本例患者在呼吸科、消化科、耳鼻喉科、胸外科多个学科的协作和联合治疗下，取得了较好的诊疗效果，多学科联合诊疗不但增加医生的临床诊断思路，还可提供更多的治疗手段，使患者获益更多。

参 考 文 献

［1］瞿介明，曹彬.中国成人社区获得性肺炎诊断和治疗指南（2016年版）修订要点[J].中华结核和呼吸杂志，2016，39（4）：241-242.

［2］吕杨.内镜超声引导穿刺冲洗治疗纵隔脓肿的初步应用[J].中华消化内镜杂志，2014，（9）：531-533.

［3］吴彬.经胸腔镜治疗咽后脓肿合并纵隔脓肿一例[J].中华耳鼻咽喉头颈外科杂志，2015，50（6）：517.

［4］Guan Xin, Zhang Wei Jie, Liang Xi, et al. Optimal surgical options for descending necrotizing mediastinitis of the anterior mediastinum [J]. Cell Biochem. Biophys, 2014, 70: 109-114.

［5］Staffieri Claudia, Fasanaro Elena, Favaretto Niccolo, et al. Multivariate approach to investigating prognostic factors in deep neck infections [J]. Eur Arch Otorhinolaryngol, 2014, 271: 2061-2067.

［6］Schuler Patrick J, Cohnen Mathias, Greve Jens, et al. Surgical management of retropharyngeal abscesses [J]. Acta Otolaryngol, 2009, 129: 1274-1279.

（都爱博　王　凡　廖春燕　张　建）

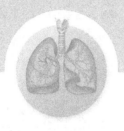

第四部分

间质性肺疾病

17 反复发热，双肺弥漫磨玻璃影
——易忽视的并发症

一、病 例 回 顾

【病史简介】

患者，男性，41岁。因"气喘、气憋1月余，加重伴发热3小时"于2016年11月7日由急诊以"呼吸困难查因"收治入院。

患者及家属诉：患者2016年10月5日因天气变化，受凉感冒后出现气喘、气憋，呼吸困难，活动后喘憋加重，偶有咳嗽，痰白黏量多，可咳出，当时无发热、恶寒，无胸闷、胸痛，无心悸、咯血、盗汗，无黑矇、晕厥，夜间可平卧，未行相关检查，药店自购"红霉素颗粒、氨茶碱片、孟鲁斯特钠片"口服10天，自觉上述症状缓解后停药，但抬举重物、快速运动时仍感呼吸困难。10月21日晨10时无诱因感喘憋、呼吸困难加重，纳少，门诊查大生化、肌钙蛋白、肌红蛋白结果正常，心电图提示窦性心律、房性期前收缩（也称房性早搏），心彩超提示静息状态下心内结构未见明显异常。10月23日在呼吸科门诊查胸部CT示：两肺弥漫性间质性改变，右肺胸膜下散在小结节（图17-1），拒绝治疗，自购"沙丁胺醇气雾剂"吸入后喘憋、呼吸困难症状缓解，患者再次自行停药，劳累后仍有呼吸困难，未行相关诊治。11月7日20时进食晚餐后喘憋、呼吸困难再次加重，伴发热，自测体温39.9℃，咳嗽，咳少量白色黏痰，可咳出，口干，家属急送至急诊科就诊。急诊测体温38.0℃，心彩超：静息状态下心内结构未见明显异常，胸部CT示：两肺广泛间质性炎症、伴部分间质纤维化改变（图17-2），由急诊收入院。病程中无恶寒、寒战，无咯血、盗汗，无胸闷、胸痛。近期患者一般情况差，食欲下降，睡眠欠佳，大小便正常。近1月体重下降7 kg。

【既往史】

否认慢性病史；否认肝炎、结核、伤寒等传染病史；否认手术、外伤史；长期居住市区，无疫水疫区接触史；否认冶游史；无不良嗜好；否认家族遗传性疾病史。

【查体】

体温39.9℃，心率137次/min，呼吸31次/min，血压133/73 mmHg，轮椅推入病室。神志清楚，精神差，急性病容，营养良好。周身皮肤无黄染、无瘀斑、无皮疹。浅表淋巴结未触及肿大。口唇、双手爪甲轻度发绀，咽部无充血，口腔内可见白斑，擦之不去。胸廓对称，触觉语颤对称，叩诊呈清音，双肺呼吸音粗，未闻及干、湿啰音。心界正常，心律齐，各瓣膜听诊区未闻及病理性杂音。腹平软，无压痛及反跳痛，肝脾肋下未触及，双肾区无叩击痛。双下肢无水肿。四肢关节无畸形，病理征阴性。

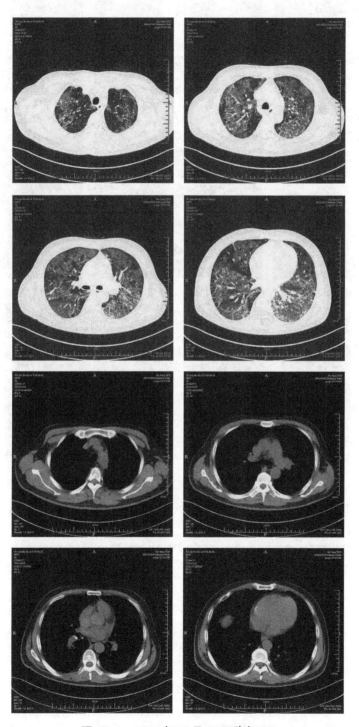

图 17-1　2016年10月23日胸部CT

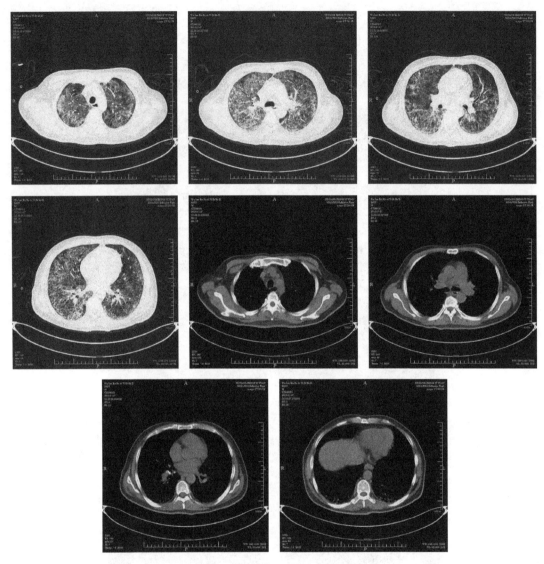

图17-2　2016年11月7日胸部CT

【实验室检查】

项　　目		数　　值
血常规	白细胞计数	4.70×10^9/L
	中性粒细胞百分比	80.54%
	血红蛋白	104.00 g/L
	血小板计数	236.00×10^9/L
血气分析	pH	7.55
	氧分压	54.10 mmHg
	二氧化碳分压	24.40 mmHg

（续表）

项　　目		数　　值
肝功能、肾功能、电解质	总胆红素	24.80 μmol/L
	脂肪酶	363.00 U/L
	L-121-谷氨酰基转移酶	97.40 U/L
	胆碱酯酶	3 883.00 U/L
	尿酸	189.30 μmol/L
	肌酐	51.90 μmol/L
	肌酸激酶	20.00 U/L
	乳酸脱氢酶	718.30 U/L
	钠	132.10 mmol/L
	氯	97.60 mmol/L
	钙	2.02 mmol/L
	钾	4.23 mmol/L
	葡萄糖	12.70 mmol/L
	白蛋白	25.40 g/L
	总蛋白	57.60 g/L
	乳酸	2.86 mmol/L
N端脑钠肽前体		106.30 pg/mL
肌钙蛋白		0.008 0 ng/mL
C反应蛋白		65.90 mg/L
降钙素原		0.12 ng/mL
凝血功能	纤维蛋白原	5.67 g/L
	D-二聚体	1.12 μg/mL
	凝血酶原时间	15.40 s
	活化部分凝血活酶时间	36.10 s
	凝血酶原时间国际标准化比值	1.23
	凝血酶原活动度	62.60%
血沉		72.00 mm/h
空腹血糖		15.71 mmol/L
糖化血红蛋白		9.5%
G试验		26.52 pg/mL

（续表）

项　　　　　目		数　　　　值
GM试验		阴性（－）
肺炎三项、病毒五项		正常
肿瘤标志物	癌胚抗原	3.48 ng/mL
	甲胎蛋白	1.49 ng/mL
	前列腺特异抗原	0.19 ng/mL
	糖类抗原	153 32.51 U/mL
	糖类抗原	724 1.15 U/mL
	糖类抗原	125 55.92 U/mL
	游离前列腺特异抗原	0.06 ng/mL
	糖类抗原	CA50 3.12 U/mL
总IgE		2 444.69 IU/mL
风湿五项、抗核抗体谱、血管炎抗体谱		均正常
痰培养、血培养、PPD		阴性（－）

【初步诊断】

1）双肺弥漫性病变性质待定：细菌性肺炎？病毒性肺炎？侵袭性肺真菌病？耶氏肺孢子菌肺炎？过敏性肺炎？肺泡蛋白沉积症？

2）Ⅰ型呼吸衰竭。

3）低蛋白血症。

4）2型糖尿病？

【治疗】

2016年11月7日（入院第1天），结合患者症状、体征、辅助检查及肺部影像学表现，考虑重症肺炎，属社区获得性肺炎，细菌、病毒、真菌感染均不能除外，予经验性抗感染治疗：阿莫西林克拉维酸钾针1.2 g q8h.联合莫西沙星针0.4静点，奥司他韦胶囊75 mg q12h.口服，卡泊芬净第一天70 mg负荷剂量，随后每天50 mg静点，甲泼尼龙针40 mg q12h.静点；无创呼吸机辅助通气；对症退热；胰岛素控制血糖；营养支持等治疗。

2016年11月8日（入院第2天），患者症状较前略减轻，但仍有气喘、气憋、呼吸困难症状，延续治疗方案。

2016年11月9日（入院第3天），患者查甲型肝炎抗体IgM（－），乙肝表面抗原（－），乙肝表面抗体（＋），丙型肝炎抗体测定（－），梅毒颗粒凝集试验（－），艾滋病毒抗体检测待确定；CD3/CD4/CD8检测：T细胞CD3（CD3+%）54%，T细胞CD4（CD3+CD4+%）7%，T细胞CD8（CD3+CD8+%）45%，T细胞CD4/CD8 0.14；高度怀疑AIDS，详细追问病史，患者既往有"HIV"病史。总结病例特点：① 既往有HIV感染史；② 急性起病，临床表现为咳嗽、咳痰，发热，进行性呼吸困难；③ 血气分析提示 I 型呼吸衰竭，血清乳酸脱氢酶结果正常，痰液检测阴性；④ 胸部CT示双肺弥漫性、斑片状磨玻璃样渗出影，呈现云雾状样改变。故而结合上述病例特点，考虑耶氏肺孢子菌肺炎（PCP）可能，但因患者呼吸衰竭，无法行电子支气管镜检查，无法获取支气管肺泡灌洗液行耶氏肺孢子菌（PC）检测。高危患者如出现上述典型临床症状时极有可能并发PCP，应及时开始相应抗微生物治疗，以避免增加机械通气的需要和病死率[1]。依据PCP[2]严重程度分级（表17-1），本例患者属重度PCP患者，选取临床诊断性治疗：复方磺胺甲噁唑片1.92 g q6h. 口服，卡泊芬净50 mg q.d.静点，甲泼尼龙针40 mg q12h.静点辅助治疗[3]。

表17-1 耶氏肺孢子菌肺炎严重程度分级

参考指标	严重程度分级		
	轻　度	中　度	重　度
症状和体征	活动后呼吸困难加重，伴或不伴咳嗽和发汗	轻微活动即出现呼吸困难，偶尔发生休息时呼吸困难，发热，伴或不伴发汗	静息时有呼吸困难、呼吸急促，持续发热，咳嗽
休息时的动脉血氧分压（PaO_2）	＞82.5 mmHg	60.75～82.5 mmHg	＜60.75 mmHg
休息时的动脉血氧饱和度（SaO_2）	＞96%	91%～96%	＜91%
胸片	正常或轻微的肺门阴影	弥漫性肺间质阴影	广泛的肺间质阴影，伴有或不伴有弥漫性肺泡阴影（"双肺野泛白"），而肋膈角和肺尖不受累

2016年11月10日（入院第4天）：复检艾滋病毒抗体检测结果阳性，确诊艾滋病，转至定点医院继续治疗。

【随访】

患者依从性差，出院后未继续住院治疗，自行口服复方磺胺甲噁唑片、泼尼松片治疗1月（具体剂量不详），无发热，自觉喘息、呼吸困难症状消失后自行停药，未复查胸部CT，之后失访。

【最后诊断】

1）获得性免疫缺陷综合征（艾滋病）。

2）耶氏肺孢子菌肺炎？

3）I 型呼吸衰竭。

4）2型糖尿病？

5）低蛋白血症。

二、疾病概述——耶氏肺孢子菌肺炎

耶氏肺孢子菌肺炎（pneumocystis pneumonia, PCP）是耶氏肺孢子菌（pneumocystis

Jiroveci, PC）引起的肺部机会性感染之一，其所导致的肺炎命名为耶氏肺孢子菌肺炎[4]。先天性免疫机能缺陷及获得性免疫机能抑制的患者是PCP的高危人群，尤其是HIV感染晚期艾滋病（AIDS）的"标志病"。随着我国HIV感染者和AIDS患者的增多，PCP患者逐渐增多。通过分子生物测检证实人与人之间传染[5]，传染源是带菌者[6]及患者，通过空气飞沫经呼吸道传播。

【PCP的诊断标准】[7]

① 起病隐匿或亚急性，咳嗽、常为刺激性干咳，后期有少量黏液痰；发热、多为持续性高热；呼吸困难进行性加重，急骤者4～5天出现严重的呼吸衰竭；咳嗽、发热及呼吸困难称为PCP"三联征"，是典型临床症状。② 肺部阳性体征少，或可闻及少量散在的干湿啰音。体征与疾病症状的严重程度往往不成比例。③ 胸部影像学表现[8-10]肺弥漫性网状、小结节间质性浸润征象，双肺弥漫性斑片状磨玻璃样影，始于肺门向外弥漫呈蝶形磨玻璃样影。胸部CT的典型表现为：间质性病变影，小叶间隔增厚；磨玻璃样影，片状模糊状影，不掩盖血管纹理；马赛克样影，斑片状磨玻璃样影及网络状影混合形成的"碎石路征"，可见含气支气管通过；常累及双肺，呈弥漫性及对称性分布，肺尖及肺底少有病变累及。④ 血气分析提示低氧血症，严重病例动脉血氧分压（PaO_2）明显降低，常在60 mmHg以下。⑤ 白细胞计数正常或减少，血乳酸脱氢酶常升高。⑥ 确诊依靠病原学检查如痰液、支气管肺泡灌洗或肺组织活检等发现肺孢子虫的包囊或滋养体。此患者未行电子支气管镜及肺泡灌洗液检查，虽未确诊，结合病史、检验、影像学表现及治疗后反应，考虑临床诊断成立。

PC[11]属真菌类，对肺组织有较高亲和力，黏附聚居于Ⅰ型肺泡上皮。主要通过呼吸道传染，在免疫功能正常的宿主中依靠巨噬细胞吞噬作用和T细胞的免疫反应将其成功清除，而在免疫功能严重受损的宿主特别是AIDS患者，由于$CD4^+T$细胞明显减少，免疫功能低下，对其清除能力下降，使其在肺泡内大量繁殖，造成肺泡内炎性渗出，肺泡间隔淋巴细胞、浆细胞及巨噬细胞浸润，肺泡内及细支气管内充满坏死菌体和免疫球蛋白的混合物，造成肺泡实变、肺泡间隔增厚。随着病变进展，可出现肺毛细血管阻塞、肺间质纤维化等。实验室[12]通过涂片银染色镜检见PC主要在肺泡内繁殖，滋养体附着肺泡上皮细胞，进入支气管多为包囊。通过诱导痰、BALF联合检查。但临床上受限于患者痰液排出菌量少、加之少痰或无痰，诱导痰操作规范不一，痰的PC检出率低，痰液检查达不到诊断要求；而BALF、经支气管镜肺活检术（TBLB）阳性率高，却受限于患者及家属的意愿、患者病情严重程度等因素，临床上可操作性低。故PCP的诊断则基于高危患者的临床症状和体征、典型放射学表现及实验室检查。治疗原则是以抗PC治疗为基础的综合处理。

【影像学鉴别诊断】

（1）肺炎早期实变的CT特征　灶性或肺段肺叶性分布，体积正常或稍大，边缘清楚或部分模糊，密度均匀或不均匀，可伴有空洞或空腔形成，支气管充气征阳性。

（2）肺泡出血　CT表现为广泛的磨玻璃影或实变阴影，其中可见支气管气影，病变向心性分布，而肺外周相对较少；或见广泛分布的均匀一致的直径为1～3 mm腺泡状小结节影，小结节影融合形成斑片状实变影及磨玻璃影，沿支气管血管束散在分布。

（3）肺炎型肺泡癌　　CT表现为斑片状浸润影，密度增高均匀一致，纵隔窗可见由多个结节聚集而成，在实变边缘区或邻近肺内有散在或成簇的小结节；累及水平裂和斜裂，表现出边缘的局限性和波浪状外凸或凹陷；沿肺泡壁及细支气管壁生长，构成支气管充气征；肺泡上皮被癌细胞置换和填充引起癌性肺泡炎，呈磨玻璃阴影。

（4）特发性肺纤维化　　典型表现为双侧和下肺基底部为主，胸膜下分布的网状影、蜂窝影、牵拉性支气管和细支气管扩张，肺结构变形，无或少量的磨玻璃影；如影像学表现以下任一条则不考虑此病：中上肺叶为主、支气管血管周围为主、磨玻璃样改变多于网状影、弥漫性微小结节、多发远离蜂窝区囊性病变、气体陷闭、支气管肺段实变。

（5）肺淋巴瘤　　可见不均一的支气管血管束结节状增厚，从肺门向外周呈放射状，部分分支末梢直达胸膜，纵隔窗可见肺门、纵隔淋巴结肿大。

（6）肺泡蛋白沉积症　　双侧可见片状分布的磨玻璃样高密度改变，内可见网状间隔增厚，片状磨玻璃高密度影伴相关间隙光滑增厚（碎石路征），肺泡实质与正常的肺泡实质之间出现很明显的分界线，形成地图样分布。

（7）肺水肿　　间质性肺水肿主要表现为肺血管纹理增多、模糊，磨玻璃样改变及小叶间隔增厚；肺泡性肺水肿表现为小叶中央型腺泡状阴影，呈不规则相互融合的模糊实变阴影，双肺内中带分布，典型者从肺门两侧向外扩展逐渐变淡成典型的蝴蝶状阴影。

（8）急性呼吸窘迫综合征　　其HRCT示肺内弥漫性分布斑片状磨玻璃样密度增高影表现；肺叶、段实变影，可见支气管气相；有时可见小叶中心密度增高影；病变影可呈重力依赖区、非重力依赖区分布或密度特征；后期CT影像多样化，典型是粗糙的网格结构及非重力依赖区的磨玻璃影，提示有可能存在肺纤维化可能。

三、病 例 解 析

本病例特点：① 患者中年男性，农民，已婚；② 急性起病，咳嗽、咳痰，发热，呼吸困难进行性加重1月余；③ 既往健康状况良好；否认糖尿病，但入院时空腹血糖15.7 mmol/L，糖化血红蛋白9.5%；④ 查体急性病容，营养良好，呼吸快，口唇、双手、甲床轻度发绀，口腔内可见白斑，擦之不去，双肺呼吸音粗，未闻及干湿啰音；⑤ 实验室检查中性粒细胞百分比、CRP稍偏高，血气分析提示Ⅰ型呼吸衰竭、低蛋白，ESR、总IgE升高，白细胞计数、PCT、肺炎三项、病毒五项、G试验、GM试验、风湿免疫相关均正常；⑥ 胸部CT示两肺广泛间质性改变部分间质纤维化改变。

【诊断分析】

本例患者病程短，起病急，发热伴进行性呼吸困难，肺部影像学表现以两肺间质性改变。结合患者发病特点，考虑重症社区获得性肺炎，院外患者已口服抗生素治疗，但据患者病情反复，且复查肺部影像学表现，综合评估抗感染疗效欠佳。由此考虑以下因素：① 抗生素级别低，抗感染力度不足，疗程短；② 非敏感菌或耐药菌感染；③ 除细菌感染外合并病毒或真菌感染；④ 除外肺水肿、过敏性肺炎、肺泡蛋白沉积症、结核、肿瘤、结缔组织疾病；⑤ 免疫功能缺陷，完善艾滋病毒抗体检测待确定，阳性可能性大，详细询问患者既往曾有HIV病史，免疫力低下，此患者高度考虑耶氏肺孢子菌肺炎。

【思考】

PCP是一种严重的机会感染性疾病，多出现于免疫功能低下的高危患者。目前国内外均缺乏理想的诊断技术和方法。该病临床症状重，无特异性表现，进展迅速，病死率高。因此，详细询问既往病史、生活冶游史、吸毒史、输血史等，及时行血液HIV抗体检测，加强对PCP影像学、病理学的认识，及时诊断，尽早治疗，有助于改善预后、降低病死率。

参 考 文 献

［1］ Roux A, Gonzalez F, Roux M, et al. Update on pulmonary Pneumocystis jirovecii infection in non-HIV patients [J]. Médecine et maladies infectieuses, 2014, 44(5): 185−198.

［2］ Miller R F, Le Noury J, Corbett E L, et al. Pneumocystis carinii infection: current treatment and prevention [J]. Journal of Antimicrobial Chemotherapy, 1996, 37(suppl B): 33−53.

［3］ Limper A H, Knox K S, Sarosi G A, et al. An official American Thoracic Society statement: treatment of fungal infections in adult pulmonary and critical care patients [J]. American journal of respiratory and critical care medicine, 2011, 183(1): 96−128.

［4］ Eddens T, Kolls J K. Pathological and protective immunity to Pneumocystis infection [J]. Semin Immunopathol, 2015, 37(2): 153−162.

［5］ Hocker B, Wendt C, Nahimana A, et al. Molecular evidence of Penumocystis transmission in pediatric transplant unit [J]. Emerg Infet Dis, 2005, 11: 330.

［6］ Takahashi T, Goto M, End T, et al. Pneumocystis carinii carrage in immunocompromised patients with and without human immunodeficiency virus infection [J]. J Med Microbiol, 2002, 51: 611.

［7］ Peacock M E, Arce R M, Cutler C W. Periodontal and other oral manifestations of immunodeficiency diseases [J]. Oral Dis, 2017, 23(7): 866−888.

［8］ Da Silva Filho F P, Marchiori E, Valiante P M, et al. AIDS-related Kaposi sarcoma of the lung presenting with a "crazy-paving" pattern on high-resolution CT: imaging and pathologic findings [J]. J Thorac Imaging, 2008, 23(2): 135−137.

［9］ Mu X D, Jia P, Gao L, et al. Relationship between radiological stages and prognoses of pneumocystis pneumonia in non-AIDS immunocompromised patients [J]. Chinese medical journal, 2016, 129(17): 2020−2025.

［10］ Mu X D, Jia P, Gao L, et al. Relationship between radiological stages and prognoses of Pneumocystis Pneumonia in non-AIDS immunocompromised patients [J]. Chin Med J (Engl), 2016, 129(17): 2020−2025.

［11］ Calderon E J, Gutirrez-Rivero S, Durand-Joly I, et al. Pneumocystis infection in humans: diagnosis and treatment [J]. Expert Rew Anti Infect Ther, 2010, 8(6): 683−701.

［12］ Huang L, Crothers K, A tzori C, et al. Dihydropteroate synthase gene Mutatione in Pneumocystis and sulfa resistanc [J]. Emerg Infect Dis, 2004, 10: 1721.

（翟豫疆　刘慧芳　张　建）

18 中年女性，双肺弥漫性囊性病变
——同影异病

一、病 例 回 顾

病例1

【病史简介】

患者，女性，47岁。汉族，以"反复胸闷、气短10年，活动后加重5天"为主诉，于2016年7月入院。患者自诉5天前劳累后出现胸闷、气短、心慌，活动后气短明显，伴咳嗽咳黄痰，痰量少，不易咳出，无发热，无恶心、呕吐，无腹痛、腹胀，无晕厥。患者病程中神志清，精神可，间断胸闷、心慌，气短，活动后症状明显加重，饮食可，二便正常，夜间入睡困难。

【既往史】

否认乙肝、结核、伤寒等传染病史；否认药物及食物过敏史；预防接种史不详；否认外伤、输血。2016年2月25日在外院因胆结石行手术治疗2016年3月14日因气胸行胸腔闭式引流术。

【专科检查】

体温36.3℃，心率120次/min，呼吸20次/min，血压120/95 mmHg，双肺呼吸音粗，未闻及干、湿啰音，右肺底呼吸音减弱，心音律齐，各瓣膜区未闻及病理性杂音，双下肢未见明显浮肿。

【实验室检查】

项　　　　目		数　　　　值
血常规	白细胞计数	8.65×10^9/L
	红细胞计数	5.43×10^{12}/L
	血红蛋白	134.00 g/L
	淋巴细胞绝对值	2.42×10^9/L
	血小板计数	355.00×10^9/L
凝血功能	D-二聚体	2.28 μg/mL

（续表）

项　　　　目		数　　　值
凝血功能	凝血酶原时间	14.60 s
风湿五项、抗核抗体谱、血管炎抗体谱		均正常

【辅助检查】

（1）心脏彩超　　右心正常，左室壁运动不协调，三尖瓣反流（中-大量）提示肺动脉压增高。

（2）影像学检查　　2016年6月26日胸部CT（图18-1）：双肺间质性改变，肺内分散多个囊状透光影，呈双肺弥散分布，类圆形，囊周无结节，囊内无积液。右侧液气胸。

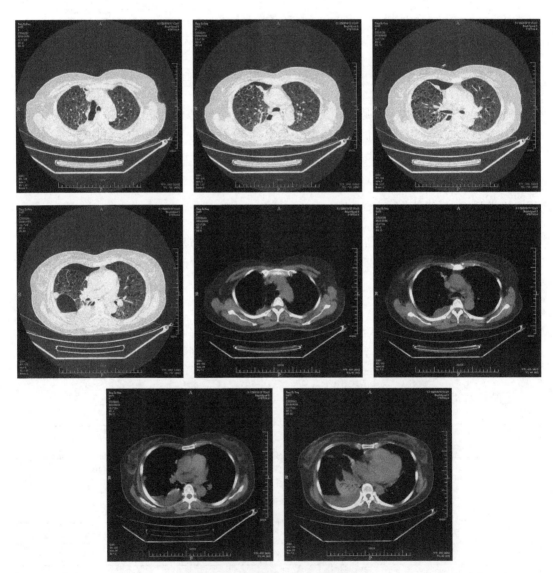

图18-1　2016年6月26日胸部CT

【入院诊断】

1）弥漫性肺部囊性病变：双肺淋巴管平滑肌瘤？

2）右侧液气胸。

3）双侧肺气肿。

4）肺动脉高压。

5）心脏瓣膜：三尖瓣关闭不全。

6）心律失常：阵发性心房扑动。

【治疗】

吸氧，胸腔闭式引流术；积极治疗后，患者症状好转，故出院。

2016年7月15日胸部CT示双肺间质性改变，肺内分散多个囊状透光影，呈双肺弥散分布，类圆形，囊周无结节，囊内无积液。右侧液气胸（图18-2）。

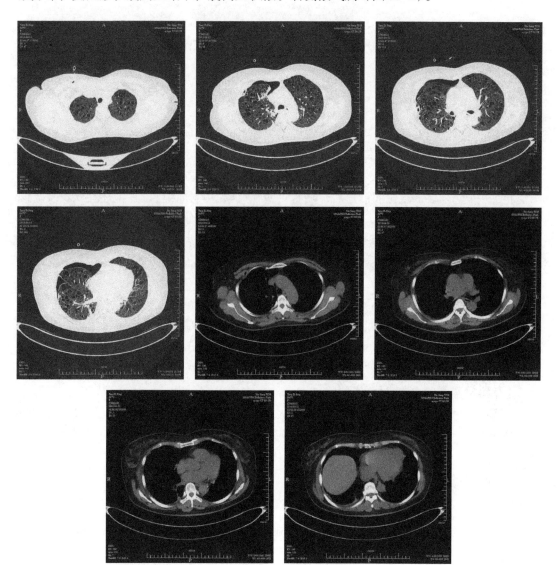

图18-2　2016年7月15日胸部CT

2016年7月20日，复查胸部正位片：双肺间质性改变（图18-3）。

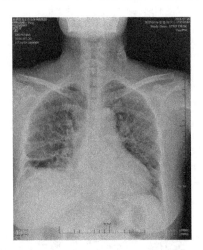

图18-3　2016年7月20日复查胸部正位片

病例2

【病史简介】

患者，女性，44岁。以"咳嗽、咳痰反复发作6年，加重伴胸闷1周"为主诉，于2016年9月收入院。患者及家属诉反复咳嗽、咳痰，伴或不伴喘息6年余，每逢冬春交替或外感而发，每年发作2～3次，持续发作半月余，曾在外院住院治疗，诊断为"支气管扩张并感染"，予以对症治疗后，症状可明显好转。本次因受凉后上述症状反复，咳嗽、咳痰加重，伴胸闷气短，病程中咳嗽、咳痰，痰为黄色，量不多，胸闷，活动后气短，间断心慌、胸痛，无发热、恶寒，无潮热，无头晕、头痛，无恶心、呕吐，无明显口干、眼干症状，饮食可，睡眠欠安，二便调。

【既往史】

类风湿关节炎、干燥综合征病史5年，规律口服羟氯喹、白芍总苷、复合维生素B；2014年因大咯血在外院行肺动脉栓塞术；否认冠心病、高血压、糖尿病等慢性病史；否认伤寒、结核、肝炎等传染病史；否认外伤史，否认中毒、输血史；否认职业病、地方病史；阿奇霉素过敏，表现为休克；否认其他药物食物过敏；预防接种史不详。

【专科检查】

体温36.0℃，心率97次/min，呼吸21次/min，血压138/84 mmHg。专科检查：口唇爪甲无发绀，咽部无充血，扁桃体不大，胸廓对称，双肺呼吸音粗，可闻及湿啰音，双下肢无浮肿。

【实验室检查】

项　　　　　目		数　　　值
风湿五项、抗核抗体谱	类风湿因子	24.40 IU/mL
	抗核抗体	（荧光核型）均质型+颗粒型

（续表）

项 目		数 值
风湿五项、抗核抗体谱	可溶性物质A（免疫印迹法）	阳性（+）
	Ro-52抗原（免疫印迹法）	阳性（+）
凝血功能	D-二聚体	2.28 μg/mL
	凝血酶原时间	14.60 s
痰培养、特殊细菌涂片		草绿色链球菌+灰白奈瑟菌，革兰阴性杆菌2+
肺炎衣原体抗体IgM		阳性（+）

2016年9月，胸部高分辨CT示较弥漫分布薄壁空腔影（图18-4）。考虑慢性支气管炎、肺气肿，淋巴管平滑肌瘤病不除外，建议结合临床进一步检查；右肺下叶背段支气管扩张伴少许感染，请治疗后复查。

【入院后诊断】

1）弥漫性肺部囊性病变：风湿免疫疾病相关性疾病？

2）干燥综合征。

3）类风湿关节炎。

4）肺动脉栓塞术后。

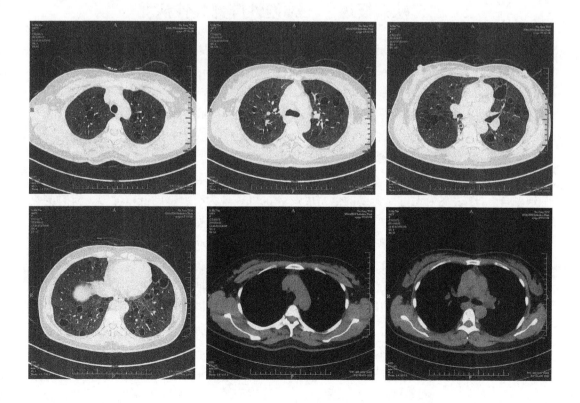

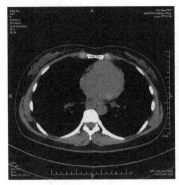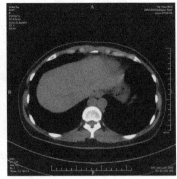

图18-4　2016年9月胸部CT

5）腰椎骨质增生症。

6）右膝关节骨质增生症。

【治疗方案】

（1）抗感染　哌拉西林他唑巴坦针4.5 g静点，q8h.；左氧氟沙星片500 mg，q.d. p.o.，共3天。

（2）抗炎解痉，化痰止咳　丙酸倍氯米松混悬液＋乙酰半胱氨酸溶液超声治疗雾化吸入。

（3）其他　基础疾病予对症治疗，指导患者及家属呼吸训练及体位引流排痰。

二、疾病概述——弥漫性肺部囊性病变

弥漫性肺部囊性病变（diffuse cystic lung disease, DCLD）指多发囊壁小于2 mm的含气空腔病变，与正常肺组织界限清晰。肺部囊性病变在胸片上显示不清，高分辨CT可以很好地显示肺部病灶的细节特征，随着HRCT的广泛应用，囊性病变及类似的空腔病变成为医生经常面对的临床问题。囊性病变需和其他含气空腔病变鉴别，如肺空洞、肺气肿、支气管扩张症、蜂窝肺等。空洞是肺凝固坏死、肿块或结节中出现含气部分，壁较厚，通常是由凝固坏死物质通过支气管排出形成，偶有液平出现[1]。肺气肿多由支气管阻塞，呼气时气体流出受阻，肺内残气量增多，肺组织过度膨胀、肺泡扩张、间隔断裂、肺泡融合，CT表现为无可见囊壁的低密度影，也可表现为有囊壁的低密度影，有时与囊性病变较难鉴别[2]。支气管扩张症分为柱状支气管扩张、囊状支气管扩张、曲张型支气管扩张，柱状支气管扩张表现为支气管的内径大于伴随肺动脉的直径，支气管从近端向远端不是逐渐变细，近胸膜1 cm处仍可见支气管，垂直扫描时，与伴行的肺动脉形成印戒征，平行扫描时呈轨道征[3]。蜂窝肺是多种肺疾病终末期的一种表现，为多发具有纤维囊壁的囊腔，正常肺泡结构消失，囊腔直径从数毫米到数厘米不等，囊壁厚度不一，多位于胸膜下，形似蜂窝[4]，可结合索条影等其他终末期肺部病变判断。上述特征有助于区分不同的肺部病变，但有时病变表现仍不易区分。多种疾病可表现为DCLD，根据疾病的发病机制可分为肿瘤性、先天性、遗传性、淋巴增殖性、感染、炎症或者吸烟相

关肺部囊性病变等[5]。一般认为DCLD的主要病因为肺淋巴管肌瘤病（LAM）、肺朗格汉斯组织细胞增生症（PLCH）、淋巴细胞性间质性肺炎（LIP）、Birt-Hogg-Dubé综合征（BHD）、先天性肺气道畸形又称先天性肺囊性腺瘤样畸形等[6]。

DCLD是常遇到的临床问题，可根据人口学特征、实验室检查、基因检测、影像学表现、病理学检查等进行诊断，但仍有一部分肺部囊性病变病因不清。全面合理的临床评估有助于疾病的诊断。近期已有数篇文献系统介绍了肺部囊性病变的病因、各疾病的特点、鉴别诊断方法，并各自提出了诊断流程，对于DCLD的诊治具有重要的指导意义，参照国内学者崔晗结合国内外经验，总结出DCLD的诊断流程[2]，为以后的临床诊断提供思路，具体步骤见图18-5。

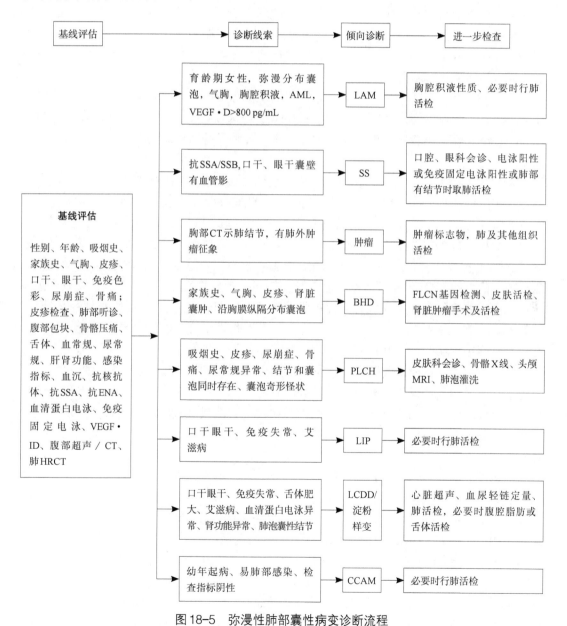

图18-5 弥漫性肺部囊性病变诊断流程

三、病例分析

DCLD的病因多为少见病，病种丰富，临床认识不足，诊治有一定困难，而且各疾病流行病学、发病机制、临床表现、血清学、影像学、病理学各有特点，任何疾病的确诊，都需要得到病理学的印证。本次两例患者，均未做肺活检，临床中根据不同的证据等级，把诊断的级别分为疑诊、拟诊、确诊3个层次。第1例患者为47岁的中年女性，气胸，影像学提示为弥漫性肺部囊泡样改变，风湿免疫相关性检查未见明显异常，既往未提供有肾血管肌脂瘤病史，故根据流行病学及临床经验，疑诊为弥漫性肺部囊性病变肺淋巴管平滑肌瘤？第2例患者为44岁的中年女性，影像学提示为弥漫性囊泡样改变，既往有干燥综合征病史，类风湿因子24.40 IU/mL，抗核抗体谱：抗核抗体（荧光核型）均质型+颗粒型，可溶性物质A（免疫印迹法）（+），Ro-52抗原（免疫印迹法）（+）。拟诊为弥漫性肺部囊性病变风湿免疫相关性疾病？干燥综合征。若要明确诊断，两位患者均需行肺活检获病理学支持。

第1例患者疑诊为"弥漫性肺部囊性病变肺淋巴管肌瘤病"可与干燥综合征和Birt-Hogg-Dubé综合征鉴别。患者抗核抗体谱检查均为阴性，故排除干燥综合征。Birt-Hogg-Dubé综合征患者有家族史、气胸、皮疹、肾脏囊肿、沿胸膜纵隔分布囊泡，故排除诊断。

第2例患者拟诊为"弥漫性肺部囊性病变风湿免疫相关性疾病？干燥综合征"可与淋巴细胞性间质性肺炎（LIP）、轻链沉积病（LCDD）及先天性肺囊肿（CCAM）。LIP患者有口干眼干、免疫失常、艾滋病，第2例患者有口干、眼干及免疫失常，若鉴别，需行肺活检；LCDD患者常有口干眼干、免疫失常、舌体肥大、艾滋病、血清蛋白电泳异常、肾功能异常、肺泡囊性结节，第2例患者也有口干、眼干及免疫失常，若鉴别，需行肺活检；胸部CT诊断报告示：右下肺支气管扩张合并感染，有弥漫性肺囊泡，在临床诊治中需明确肺囊肿与支气管囊性扩张的诊断与鉴别，先天性肺囊肿由于胚胎时期支气管发育异常，在胚胎第26～40日内发生，因为此段支气管的发育最为活跃。支气管在发育过程中由实心的索状演变为中空的管状。如果支气管发育障碍，某一部位仍保持实心状况，则管腔不通，远端支气管分泌的黏液潴留而形成先天性支气管囊肿，病理上，囊肿壁薄，其内充满黏液。囊壁有黏液腺、软骨、弹力纤维和平滑肌。囊肿不与支气管相通。感染后囊肿可与支气管连通，使囊肿含气、含液或气囊肿。支气管扩张是支气管内径的异常增宽。少数为先天性，多数患者为后天获得性。先天性支气管扩张见于支气管软骨发育不全[7]。

国内学者临床研究报道，DCLD患者前五位病因为LAM、SS、BHD、PLCH和肿瘤，占DCLD病因83.6%，如LAM不计入，其他四种疾病占DCLD病因41.4%，未明确诊断的占48.6%[8]。国外文献报道DCLD的主要病因包括LAM、PLCH、LIP、BHD6[9]，通过国内外的文献报道，LAM为DCLD最常见的病因之一。20世纪90年代大量研究报道高分辨率CT对本病的诊断和预后判断非常重要，有研究者甚至认为具有典型高分辨率CT表现的患者不需肺活检即可诊断为PLAM[10]，由于临床上肺组织活检等侵入性操作存在风险，可能受当时实验室诊断技术的限制，大部分的DCLD患者均未行病理活检。随着科学技术的进步，人们逐渐发现弥漫性肺部囊性病变不都是LAM。

LAM患者包括散发确诊LAM、结节性硬化症（tuberous sclerosis complex, TSC）相关LAM和拟诊LAM，多为育龄期女性，家族史主要和TSC有关，与文献报道类似。LAM可根据特征性的胸部HRCT表现、肾血管肌脂瘤、乳糜胸、乳糜腹、TSC诊断，部分患者需要病理活检确诊。具有LAM典型CT表现的散发女性LAM患者中，血清血管内皮生长因子D（VEGF-D）>800 pg/mL可诊断为LAM，但是VEGF-D<800 pg/mL不能除外LAM。LAM特征性的肺部HRCT表现为多发边界清楚的薄壁囊泡，病变严重时囊壁可不明显，与肺气肿难以鉴别。

第1例患者仅有弥漫性肺部囊性病变，伴反复气胸，未完善腹部CT，未发现肾血管肌脂瘤、乳糜胸、乳糜腹、TSC，只能为疑诊，若要确诊，需获得病理学支持。

第2例患者高分辨CT示弥漫性肺部囊性病变，但患者既往有干燥综合征及类风湿关节炎病史，故其诊断级别为"拟诊"SS也为DCLD的病因之一，SS肺部受累的疾病类型包括滤泡性细支气管炎、非特异性间质性肺炎、LIP、淋巴瘤、淀粉样变、轻链沉积病、胸膜受累、肺高压等，最常见的为非特异性间质性肺炎，占60%左右。SS患者胸部CT表现各异，6%～69%患者可无肺受累，7%～54%有支气管异常，6%～70%有网格影、磨玻璃影、索条影、蜂窝肺等肺间质受累表现，24%～38%有结节，7%～46%有囊性病变[11]，在此仅描述SS肺部囊性病变的特点。囊泡大小不一，多为圆形，也有扁豆形、不规则形，中下肺分布为主，邻近纵隔胸膜、叶间裂、脏层胸膜者多见，这些特征在BHD患者中也可出现，可能干燥综合征肺囊泡数量更多，可有肺间质受累的磨玻璃影索条影等表现，可结合家族史、临床症状及自身抗体等鉴别。SS胸部CT比较突出的表现是囊泡靠近血管多见，囊壁可见血管，甚至有血管穿过囊壁表现，可能的原因分析如下，SS是一种主要累及外分泌腺的上皮炎，也可出现血管炎，部分患者合并肺动脉高压，可能导致血管影较明显。另外，SS患者患非霍奇金淋巴瘤的危险性增加约9倍[12]，也提示SS肺活检的重要性。时至终稿日期，电话随访两位患者，生活质量尚可，未因胸闷、气憋等症状反复住院。

参 考 文 献

[1] Hansell D M, Bankier A A, MacMahon H, et al. Fleischner Society: glossary of terms forthoracic imaging [J]. Radiology, 2008, 246(3): 697-722.

[2] Takahashi M, Yamada G, Koba H, et al. Classification of centrilobular emphysema based on CT-pathologic correlations [J]. Open Respir Med J, 2012, 6: 155-159.

[3] Naidich D P, Mc Cauley D I, Khouri N F, et al. Computed tomography of bronchiectasis [J]. JComputAssist Tomogr, 1982, 6(3): 437-444.

[4] Genereux G E. The end-stage lung: pathogenesis, pathology, and radiology [J]. Radiology, 1975, 116(2): 279-289.

[5] Primack S L, Hartman T E, Hansell D M, et al. End-stage lung disease: CT findings in 61 patients [J]. Radiology, 1993, 189(3): 681-686.

[6] Gupta N, Vassallo R, Wikenheiser-Brokamp K A, et al. Diffuse cystic lung disease: Part I [J]. Am J Respir Crit Care Med, 2015,191(12): 1354-1366.

［ 7 ］ Khan M A, Ali Z S, Sweezey N, et al. Progression of cystic fibrosis lung disease from childhood to adulthood: neutrophils, neutrophil extracellular trap (NET) formation, and NET degradation [J]. Genes,2019, 10(3): 183.

［ 8 ］ 崔晗.弥漫性肺部囊性病变病因分布及鉴别诊断［D］.北京：北京协和医学院，2015.

［ 9 ］ Ryu J H, Tian X, Baqir M, et al. Diffuse cystic lung diseases [J].Front Med, 2013, 7(3): 316-327.

［10］ Johnson S. Lymphangioleiomyomatosis: clinical features,management and basic mechanisms [J]. Thorax, 1999, 54(3): 254-264.

［11］ Odev K, Guler I, Altinok T, et al. Cystic and cavitary lung lesions in children: radiologic findings with pathologic correlation [J]. J Clin Imaging Sci, 2013, 3: 60.

［12］ Dal Sasso A A, Belem L C, Zanetti G, et al. Birt-Hogg-Dube syndrome.State-of-the-art review with emphasis on pulmonary involvement [J]. Respir Med, 2015, 109(3): 289-296.

（陶思冥　廖春燕　张　建）

19 老年女性，渐进性咳嗽、气喘为特征
——饲鸽者与间质性肺疾病

一、病 例 回 顾

【病史简介】

患者，女性，64岁。以"咳嗽、咳痰、气喘3月，加重2天"为主诉，于2016年2月22日收入。患者3月前无明显诱因出现咳嗽、咳痰，不易咳出，伴有气喘，闻及刺激性气味及冷空气、粉尘时加重，活动耐力明显下降，夜间咳嗽明显，刺激性干咳为主，自服"左氧氟沙星片"无明显改善。2天前上述症状无明显诱因加重，查胸部CT"两肺多发渗出影"故收治入院。病程中神志清，精神欠振，纳差，夜寐欠安，大便干结，小便正常。近期体重无明显变化。

【既往史】

既往体健，无特殊。退休职工，曾在皮革厂工作5年余，家中长期饲养鸽子。

【查体】

体温36.0℃，心率94次/min，呼吸21次/min，血压123/78 mmHg。口唇甲床无发绀，无杵状指，咽部无充血，胸廓对称，呼吸运动减弱，呼吸节律均匀整齐，呼吸正常，肋间隙正常，双侧语颤减弱，无胸膜摩擦感，双肺叩诊呈过清音，双肺呼吸音粗，两肺底可闻及湿啰音，心、腹部（－），双下肢无浮肿。

【实验室检查】

项　　目		数　　值
血常规、C反应蛋白		正常
血沉		65 mm/h
凝血功能	纤维蛋白原定量	4.55 g/L
	D-二聚体	18.96 mg/L
血气分析	pH	7.42
	二氧化碳分压	38.7 mmHg
	氧分压	44.9 mmHg

（续表）

项　　目		数　　值
血气分析	血氧饱和度	79.40%
心肌标志物	肌酸激酶同工酶	31.12 U/L
	乳酸脱氢酶	484.34 U/L
	α-羟丁酸脱氢酶	323.32 U/L
肿瘤标志物	细胞角蛋白19片段	3.59 ng/mL
	神经角质烯醇化酶	87.33 ng/mL
	糖类抗原153	80.92 U/mL
	糖类抗原125	41.85 U/mL
	癌胚抗原	3.70 ng/mL
	糖类抗原724	7.61 U/mL
	鳞状上皮细胞癌相关抗原	2.10 ng/mL
风湿免疫疾病相关抗体		未见异常
T-SPOT、PPD		阴性（－）
支原体抗体、衣原体抗体、军团菌抗体，G试验、GM试验		阴性（－）

【辅助检查】

（1）心脏彩超　　主动脉硬化。心电图示：窦性心动过速。

（2）肺功能　　混合性肺通气功能障碍，气道阻力增高、以中心气道阻力增加为主，气体分布不均匀、弥散功能重度减退，残气、肺总量降低、残/总比增加，支气管扩张试验阴性（FEV_1 69.9%，FEV_1/FVC 80.22%）。

2016年2月22日（入院第一天），胸部CT示两肺磨玻璃样渗出影（图19-1）。

【初步诊断】

1）弥漫性间质性肺病性质待定：过敏性肺炎？感染相关？结缔组织病相关？

2）Ⅰ型呼吸衰竭。

【诊疗经过】

2016年2月24日～3月3日甲强龙针40 mg q.d.。2016年3月3日改为强的松片30 mg q.d.，乙酰半胱氨酸0.6 g b.i.d.。2016年4月6日（治疗1个月后）胸部CT示两肺磨玻璃样渗出影较前好转（图19-2）。

2016年5月25日（治疗3个月后）胸部CT示两肺磨玻璃样渗出影较前明显好转（图19-3）。

【明确诊断】

过敏性肺炎。

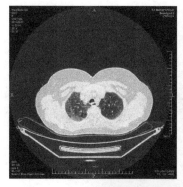
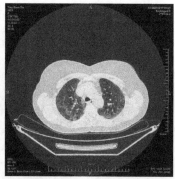
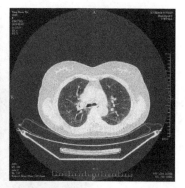
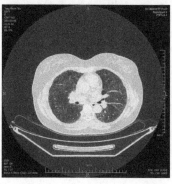
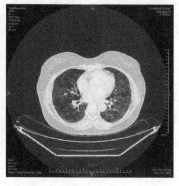

图 19-1　2016 年 2 月 22 日胸部 CT

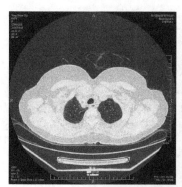
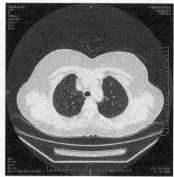
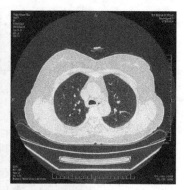
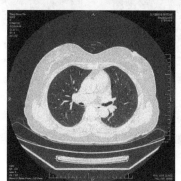
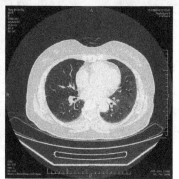

图 19-2　2016 年 4 月 6 日胸部 CT

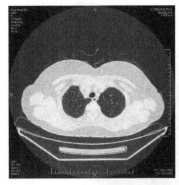 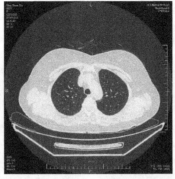 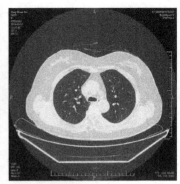

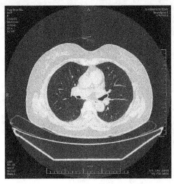 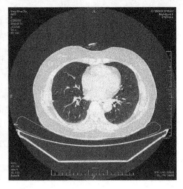

图 19-3　2016 年 5 月 25 日胸部 CT

二、疾病概述——过敏性肺炎

过敏性肺炎（hypersensitivity pneumonitis, HP）也称外源性过敏性肺泡炎（EAA），是易感人群反复吸入各种具有抗原性的有机气雾微粒、低分子量化学物质等所引起的一组弥漫性间质性肺部疾病[1]。从定义就可以清楚看出，过敏性肺炎的发病机制有过敏原、接触史和易感人群 3 个必需环节。国内报道的过敏性肺炎主要有农民肺、蔗渣肺、蘑菇工肺、饲鹦鹉工肺和湿化器肺等。饲鸽者（PBD）是其中最常见形式之一，是鸽子的分泌物及皮毛等动物蛋白性抗原被易感者吸入，反复刺激其免疫系统而产生的一种超敏反应性肺疾病。接触抗原是否发病以及病情的轻重缓急与吸入抗原的浓度、时间和频率，抗原的可溶性、颗粒的体积，以及它们刺激肺部非特异性和特异性炎症反应的能力相关[2]。其发生依赖于吸入 Z 抗原和个体免疫系统之间的相互作用，在接触抗原的人群中，仅有 5% ~ 15% 的人发病。

【临床表现】

吸入抗原的类型、吸入量、暴露持续时间、抗原浓度及溶解性、颗粒大小和宿主免疫反应等因素都可以影响过敏性肺炎的临床表现[3]。根据初始临床表现及病程分为急性、亚急性和慢性。急性和亚急性之间存在着一定重叠。急性 HP 常常有短期吸入高浓度抗原病史。起病急骤，在接触抗原物质 4 ~ 6 h 起病。先有干咳、胸闷，继而发热、寒战、气急、发绀，两肺可闻及细湿啰音，症状持续 8 ~ 12 h，一般脱离过敏原 48 h 症状缓解。因病史特点和临床表现相对比较典型，诊断比较容易。亚急性型多由急性型发展而来，表现为持续性咳嗽、咳少量白痰、呼吸困难及发绀。慢性HP起病隐匿，病程长，常因反复少量或持续吸入抗原引起，表现为劳力性呼吸困难，呈进行性加重，严重者静息时有呼吸困难，伴有消瘦。晚期会有弥漫性肺间质纤维化的不可逆组织学改变，双肺可闻及弥漫性细湿啰音，常合并呼吸衰竭或肺源性心脏病，而慢性过敏性肺炎是临床上相对比较罕见的疾病。肺功能多为限制性肺通气功能障碍，弥散功能下降。胸部CT在急性期表现为两肺弥漫的磨玻璃密度影或广泛的实变影，主要分布在中下肺。亚急性期主要表现为两肺散在的边缘模糊的小结节影。慢性期表现为两肺内不规则的线样、网状、蜂窝状阴影[3]。

【诊断标准】

目前PBD的诊断主要参考过敏性肺炎的诊断标准，目前广为采用的是参照由Lacasse[4]提出的HP的诊断标准，具体如下。

主要标准：① PBD相应的症状（发热、咳嗽、呼吸困难）；② 特异性抗原暴露（病史或血清沉淀抗体）；③ 相应的胸片或HRCT改变（细支气管中心结节，斑片磨玻璃影间或伴实变，气体陷闭形成的马赛克征象等）；④ BALF淋巴细胞增加通常>40%；⑤ 组织病理学变化（淋巴细胞渗出为主的间质性肺炎，细支气管炎，肉芽肿）；⑥ 自然暴露刺激阳性反应（暴露于可疑环境后产生相应症状和实验室检查异常）或脱离抗原接触后病情改善。

次要标准：① 两肺底吸气末爆裂音；② Dlco降低；③ 低氧血症。如果满足4个主要标准和2个次要标准并除外结节病、特发性纤维化肺病（idiopathic pulmonary fibrosis, IPF）等，诊断可以确定。

【治疗及预后】

PBD治疗最有效的方法是去除特殊的环境因素、脱离抗原。对于急性PBD，是可做的唯一的治疗手段，并可使疾病达到完全治愈；但是对于亚急性和慢性PBD，除脱离过敏原外，还需行系统规范的激素治疗，但其剂量和剂型因人而异。重症患者则需要氧疗及激素治疗，急性期泼尼松30～60 mg/d，1～2周或直到临床、影像和肺功能明显改善后减量，疗程4～6周。亚急性期经验性使用泼尼松30～60 mg/d，2周后逐步减量，疗程3～6个月。如果是慢性，维持治疗时间可能需要更长。对激素治疗无效的患者可使用免疫抑制剂如环磷酰胺、硫唑嘌呤等。对于对普通治疗反应不佳的慢性及进展性PBD可以选择进行肺移植。PBD预后涉及多种因素，通常情况下与接触过敏原时间越短、强度越低，组织病变越轻，临床症状出现越早，机体免疫反应的强度越小，提升预后越好，否则预后越差。在亚急性和慢性PBD，肺间质纤维化是一种判断预后的重要参考因素，如出现，提示疾病预后越差，但是仍然会比其他原因引起的肺间质纤维化疾病预后好。

综上所述，饲鸽者肺的发病机制复杂，过敏性肺炎的纤维化是不可逆转的，且常难与其他ILD相鉴别，尤其是IPF。PBD若发生肺间质纤维化，其治疗效果及患者预后均较差。故研究相关因子的作用机制及遗传易感性，将有助于开发能够抑制促炎性因子或促进抗炎性因子的作用的药物，对于延缓或阻止肺纤维化的产生、改善预后有着重要意义。

三、病 例 分 析

本例患者为老年女性，慢性病程，症状为咳嗽、咳嗽、气喘，呈进行性加重。既往体健，无吸烟史，否认慢阻肺、哮喘、糖尿病及免疫系统等基础疾病。

根据本病例特点：① 从感染性疾病分析，患者病程长，外院已长期使用抗生素，但症状仍呈进行性加重，无发热、咳吐黄脓痰等，入院后查炎症指标均正常，急性感染性疾病不支持。因病程长，发病后始终无发热，无病毒感染症状，不支持病毒感染。外院曾使用左氧氟沙星片，已覆盖不典型菌，故支原体及衣原体感染依据亦不足。从慢性感染性疾病分析，需与肺结核鉴别，此患者虽血沉快、T-SPOT 阳性，但无结核感染中毒症状，PPD 阴性，CT 影像以双肺弥漫性间质性病变、磨玻璃影为主，密度较淡，上肺、下肺均有受累，无典型结核多形态、密度不均一等影像学特征，故肺结核依据不足。再者反复追问病史，既往体健，HIV 阴性，无任何基础疾病，无免疫功能低下，真菌、卡氏肺孢子菌等特殊感染依据亦不足。② 从非感染性疾病分析：需与癌性淋巴管炎相鉴别，此病是肺转移瘤的一种，CT 影像多呈网状结节影，支气管束增粗、小叶间隔增厚等表现。本例患者予以激素治疗有效，故不支持本病可能。其次与结缔组织病继发肺间质疾病鉴别，本病例无风湿免疫疾病症状，相关实验室检查均阴性，未搜寻到此类疾病证据。还应与结节病鉴别，本病 CT 典型表现沿支气管血管、胸膜下广泛分布小结节，小叶间隔增厚，最常侵犯双侧肺门和纵隔淋巴结肿大，其次是肺部、皮肤、眼睛、浅表淋巴结、肝脏、脾脏、肾脏、骨骼、神经系统、心脏等部位，此病对激素治疗亦有效。本例患者 CT 为弥漫性磨玻璃影像，不符合结节病表现。还应与放射性疾病，如放疗后引起放射性肺炎，化学药品如博来霉素、白消安、环磷酰胺等也可引起间质性肺炎，但此患者无相关接触史，故可排除。最终经仔细询问病史，患者家中饲养鸽子，有明确鸽子排泄物接触史。结合肺部 HRCT 两肺磨玻璃样渗出影。血气：Ⅰ型呼吸衰竭。肺功能提示重度弥散功能异常。经脱离过敏原，激素治疗后症状明显改善，病灶吸收好转。参照 Lacasse 标准，符合主要标准①②③和次要标准②③，诊断考虑"过敏性肺炎"。

饲鸽者肺是一种少见的间质性肺病，是 HP 其中最常见形式之一，是鸽子的分泌物及皮毛等动物蛋白性抗原被易感者吸入，反复刺激其免疫系统而产生的一种超敏反应性肺疾病。作为一种过敏性疾病，本病的诊断详细询问病史，特别是环境和职业暴露史，过敏原暴露史和时间上相关的呼吸道症状是诊断此病的重要依据，有助于避免漏诊和误诊。本例患者病程 3 个月，本次因咳嗽、咳痰、气喘、气憋为主要表现，患者家中饲养鸽子，有明确鸽子排泄物接触史。本病例胸部 CT 显示有双肺弥漫性片状磨玻璃影以双上肺明显，纤维化、蜂窝肺病变不明显。予以脱离过敏原及激素治疗，病情逐渐缓解，肺部渗出影吸收好转。本例患者胸部影像、症状相对较轻，在同一环境下生活的其他家庭成员未出现类似症状，考虑与吸入抗原的浓度、时间和频率，抗原的可溶性、颗粒的体积，以及它们刺激肺部非特异性和特异性炎症反应的能力相关。本病只要及时诊断，在急性期患者多可取得较好的临床疗效，因此加强对此病的认识显得非常重要。在诊断 HP 的时候，接触史、影像学及肺泡灌洗液检查结果显得重要而且易得，病理标本通常不易获得，对于急性期患者病理组织学并不是必需的，但对于亚急性及慢性患者则容易与弥漫性泛支气管炎、结节病、血源播散性肺结核、原发性肺纤维化等难以鉴别，此时取得适当的病理标本则对此病的诊断和鉴别诊断提供很好的依据。

本病治疗的关键在于去除特殊的环境因素、脱离抗原。急性 HP 去除致病因素后，通常几天内症状可完全缓解，而慢性 HP 则需数月，预后较差。在患者出现永久性影像和生理改变以前，如停止暴露预后极佳，如持续暴露，10% ～ 30%患者可进展为弥漫性间质纤维化。长期低水平暴露预后差，短期间歇暴露预后好。

参 考 文 献

［1］ Spagnolo P, Rossi G, Cavazza A, et al. Hypersensitivity pneumonitis: a comprehensive review [J]. J Investig Allergol Clin Immunol, 2015, 25(4): 237–250.

［2］ Selman M, Pardo A, King TE Jr. Hypersensitivity pneumonitis: insights in diagnosis and pathobiology [J]. Am J Respir Crit Care Med, 2012, 186(4): 314–324.

［3］ Tateishi T M, Ohtani Y M, Takemura T M, et al. Serial high-resolution computed tomography findings of acute and chronic hypersensitivity pneumonitis induced by avian antigen [J]. Journal of Computer Assisted Tomography 2011; 35: 272–279.

［4］ Glazer C S. Chronic hypersensitivity pneumonitis: important considerations in the work-up of this fibrotic lung disease [J]. Curr Opin Pulm Med, 2015, 21(2): 171–177.

（张　茜　刘慧芳　张　建）

20 进行性活动后气喘，双肺弥漫性磨玻璃影
——用药史与间质性肺疾病

一、病 例 回 顾

【病史简介】

患者，男性，78岁。以"进行性活动后气喘1余"为主诉，于2016年9月6日由门诊收入。患者诉近1年余无明显诱因出现活动后气喘，症状进行性加重，期间偶有咳嗽、咳痰，自服"氨茶碱片、止咳糖浆"等药物症状改善不明显，活动后气喘进行性明显，由门诊收治入院。入院时神志清，精神欠振，活动后胸闷、气喘，偶有咳嗽、咳痰，纳可，寐欠安，二便调。病程中无发热、寒战，无胸痛，无头晕、头痛，无腹痛、腹泻，无头晕、黑矇、晕厥。

【既往史】

既往高血压病史10余年，血压最高165/90 mmHg，长期口服氯沙坦钾-氢氯噻嗪片治疗，后自行改为牛黄降压丸治疗，冠心病史10余年，目前口服阿司匹林肠溶片、丹参胶囊、血塞通、瑞舒伐他汀钙片治疗，心律失常病史5年，自2013年起长期间断口服胺碘酮片治疗；否认糖尿病等其他慢性病病史；否认肝炎、伤寒、结核等传染病病史；1990年在新疆医科大学第五附属医院行阑尾炎手术；既往腓骨骨折病史；否认中毒、输血等病史；否认药物及食物过敏史；预防接种史不详；否认地方病及职业病接触史；否认禽类接触史及饲鸽史．

【查体】

体温36.4℃，脉搏91次/min，呼吸20次/min，血压163/88 mmHg。咽部充血，两侧胸廓对称，双肺呼吸音粗，双肺底可闻及爆裂音及湿啰音，双下肢无浮肿，余查体未见明显异常。

【实验室检查】

项 目		数 值
血常规	白细胞计数	5.3×10^9/L
降钙素原		正常

项　　　　目		数　　　值
IL-6		13.69 pg/mL
血沉		41.00 mm/h
血气分析	二氧化碳分压	32.70 mmHg
	氧分压	68.80 mmHg
生化	肌酸激酶	192.85 U/L
	乳酸脱氢酶	309.89 U/L
	白蛋白	33.25 g/L
	碱性磷酸酶	118.62 U/L
	β_2-微球蛋白	2.98 mg/L
	钙	2.03 mmol/L
	总蛋白	33.25 g/L
抗核抗体、血管炎抗体、风湿五项		阴性
超敏C反应蛋白		41.20 mg/L
肺炎三项、病毒五项		阴性
T-SPOT		阴性
痰培养、血培养、痰找抗酸杆菌		阴性

【辅助检查】

（1）心电图　　窦性心动过速。

（2）肺功能　　混合性肺通气功能障碍（FEV_1 78%，FEV_1/FVC 81%），气道阻力、传导力正常，气体分布不均匀，肺弥散功能降低，残气、肺总量、残/总比降低5. FEV_1改善率小于12%，FEV_1增加值小于200 mL，支气管舒张试验阴性

（3）肺部高分辨CT　　双肺散在磨玻璃影及双下肺胸膜下小叶间隔增厚，局部蜂窝样改变，提示两肺间质性肺炎，部分间质纤维化改变，脂肪肝，肝囊肿（图20-1）。

（4）心脏彩超提示　　主动脉硬化，窦部及升主动脉增宽，EF 66%。

（5）电子支气管镜检查　　据CT定位在右肺下叶基底段进行支气管肺泡灌洗，在右肺下叶基底段行TBLB，标本送检。

（6）病理结果　　右肺下叶病理检查回示：黏膜慢性炎症。

【初步诊断】

1）弥漫性间质性肺病。

2）冠状动脉性心脏病。

3）心律失常：心房颤动。

4）高血压病2级（很高危）。

【诊断依据】

患者无明显诱因出现活动后气喘，症状进行性加重，期间偶有咳嗽、咳痰，自服

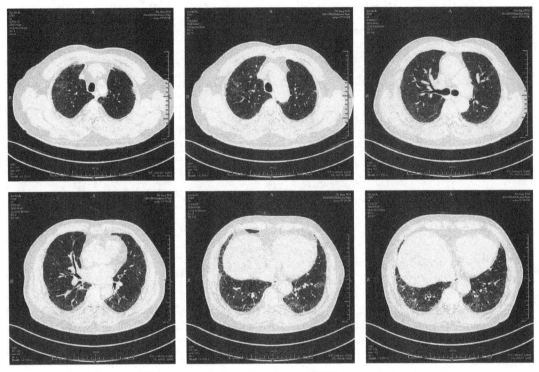

治疗前：双肺弥漫性磨玻璃影，双下肺胸膜下小叶间隔增厚，局部蜂窝样改变

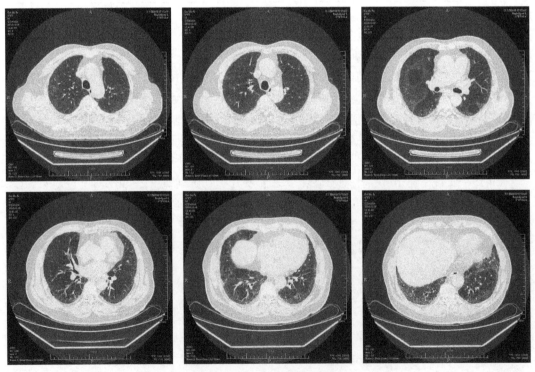

糖皮质激素治疗1月后，复查胸部CT双肺病灶吸收好转

图20-1　治疗前后胸部CT

"氨茶碱片、止咳糖浆"等药物症状改善不明显，活动后气喘进行性明显，查体：双肺底可闻及爆裂音及湿啰音，肺功能示气体分布不均匀，肺弥散功能降低，胸部CT示双肺散在磨玻璃影及双下肺胸膜下小叶间隔增厚，局部蜂窝样改变，部分间质纤维化改变。

【治疗】

住院期间完善相关检查，请心内科会诊调整抗心律失常药物，停用胺碘酮，改为地尔硫䓬片口服抗心律失常，同时给予甲强龙针40 mg静点q.d.，乙酰半胱氨酸片0.6 t.i.d. p.o.，治疗5天后患者气喘症状逐渐改善，停用甲强龙针，泼尼松片0.5 mg/（kg·d），给予泼尼松片30 mg/d p.o.，4周后患者症状明显改善，泼尼松片逐渐减量，每两周减1片，直至停药，随访患者1年患者症状改善，病情稳定。

患者既往因房颤病史长期口服胺碘酮治疗，停用胺碘酮，并使用激素治疗后患者肺部影像学吸收，临床症状消失，可明确诊断。

【明确诊断】

药物导致的间质性肺疾病。

二、疾病概述——药物导致的肺损伤

药物导致的肺损伤（drug-induced lung injury, DLI）是药物不良反应的一种[1]，是指因使用药物直接或间接引起的肺损伤，这些药物不仅包括处方药，还包括非处方药、中草药、保健品以及毒麻药。药物导致肺损伤的部位包括气道、肺实质、纵隔、胸膜、肺血管和（或）神经肌肉系统，而药物导致的间质性肺疾病（drug induced interstitial lung disease, DILD）是药物性肺损伤最主要的一种表现形式。药物的肺毒性可能是由于患者的特应体质、也可能是因为药物的毒副作用或者是由于药物作用机体的某个代谢位点而引发；有些化学物质并不能直接引起细胞毒性，通常需要通过生物转化作用以增加药物的毒性或者产生反应性代谢产物，如果这些代谢产物不能被清除，那么它们可引起细胞的损伤和死亡。

【流行病学】

目前已知的能够诱导肺损伤的药物超过380种，目前世界上2.5%～3%的间质性肺疾病是由于药物诱导引发的[2]，因此临床医师应熟悉造成肺损伤的常见药物及其临床和影像学表现，避免延误诊断。

【常见药物】

引起DILD的药物主要包括细胞毒性药物、心血管药物、抗炎药物、抗微生物药物、生物制剂及一些混杂药物。

（1）化疗药物　抗肿瘤药包括博莱霉素、紫杉醇、白消安、卡莫司汀及环磷酰胺等，其中发生率最高的是博莱霉素，患者出现症状的时间可在4周以内也可在10周以后，该药物的主要毒副作用是致纤维化作用。分子靶向药物（EGFR-TKIs）导致的ILD在用药后的4周内发生率更高[3]。

（2）抗风湿药　氨甲蝶呤（methotrexate，MTX）诱导的ILD呈现剂量依赖性：男性、吸烟、ILD病史是其高危因素。使用生物制剂治疗RA引发ILD或使患者本身ILD急性加重的发生率为0.1%～1%，但区分是DILD、PCP还RA相关的肺疾病是十分复杂的。

（3）IFN　　IFN诱导的间质性肺炎较为常见，个别可表现为结节病灶[4]。

（4）免疫抑制剂　　一方面可诱发机会性感染（尤其是PCP），另一方面可诱导ILD的发生，临床治疗时也需引起高度重视。如环磷酰胺相关的ILD包括DAD、OP、PF和非心源性肺水肿，胸腔积液、支气管痉挛和过敏等。环孢素可诱导DAD、急性间质性肺炎、非心源性肺水肿、DAH和肺动脉高压等[5]。

（5）抗菌药物　　主要是通过过敏反应引起肺损伤。呋喃妥英、两性霉素B、磺胺类和柳氮磺胺吡啶等较为常见。呋喃妥英引起肺损伤的急性期表现为过敏反应，慢性期表现为肺纤维化和机化性肺炎，其治疗主要为停药，皮质类固醇对于病变的吸收效果甚微，且胸部影像学表现存在时间持久，甚至在症状消失后仍然可见。

（6）心血管药物　　心血管药物中引起ILD的最常见药物是胺碘酮，它的发病率能达到6%，且胺碘酮肺炎患者的病死率能达到10%～20%[6]。目前认为胺碘酮诱发肺损伤的机制如下：对肺泡上皮细胞、血管内皮细胞和成纤维细胞的毒性作用；Th1和Th2的平衡失调；肺泡巨噬细胞产生的TNF-α和TGF-β；血管紧张素Ⅱ诱导的肺泡上皮细胞的凋亡。

（7）其他　　中草药也可诱发，1996年日本卫生福利部发布了由小柴胡汤引发的致死性间质性肺炎的报道，但是中草药引起DILD的发病机制目前尚不清楚。选择性5-HT再摄取抑制剂对肺部的损伤主要表现为肺出血，Antonello等报道了1例由帕罗西汀（抗抑郁药）引起反复发生弥漫性肺泡出血的病例[7]。引起间质性肺疾病的药物多种多样，随着新药的不断上市，引起肺损伤的药物也会不断增加。

【发病机制】

药物诱导肺损伤的发病机制尚未明确、目前较为推崇的两种基本发病机制如下：

1）细胞毒性药物可能对Ⅰ型肺泡上皮细胞、气道上皮细胞或者血管内皮细胞起直接的毒性作用。化疗药物是细胞毒性药物导致肺损伤最具代表性的药物，在用药期间或用药后的短期内便可出现药物的肺毒性。对于某些药物特异性的肺毒性，目前有以下解释：①相比于其他器官，呼吸道和肺泡表面积大，毒性物质到达肺组织的浓度更高；②肺组织中特殊类型或更为广泛的生物活性作用；③肺组织特异性生物活性作用的结果。另外，某些药物成分可能更容易在肺组织沉积。

2）药物可能作为抗原或者模拟抗原激活免疫细胞，引起免疫介导的肺毒性。胺碘酮是免疫介导DILD最常见的药物之一，对于胺碘酮的肺毒性认为有3种作用机制：直接的毒性作用、免疫介导机制和血管紧张素酶系统的激活[8]。就免疫介导机制而言，Kuruma等认为Th1/Th2的平衡失调引起胺碘酮代谢的紊乱进而诱导肺损伤[9]。

以上两种作用机制受宿主和环境因素的影响，包括基因易感性、免疫相关的基因、年龄、肺组织的基本病理情况（尤其是肺纤维化或慢性炎症性肺疾病的患者）及与其他药物的相互作用等。

【病理改变】

药物导致的间质性肺疾病其病理表现几乎包括所有类型的特发性间质性肺炎病理类

型[10]：弥漫性肺泡损伤（DAD）、非特异性间质性肺炎（NSIP）、普通型间质性肺炎（UIP）、脱屑性间质性肺炎（DIP）、机化性肺炎（OP）、嗜酸性粒细胞性肺炎（EP）、过敏性肺炎（HP）及肉芽肿性肺疾病等。DILD的病理表现不具有特异性，同一种药物可以引起多种不同的病理表现，即使在同一个患者体内，某种药物也可引起不同的病理学表现，不同药物亦可引起相同的病理表现。但也有一小部分药物能够诱发特征性的病理学表现，例如氨甲蝶呤可以导致一种急性肉芽肿性ILD，这有助于对氨甲蝶呤诱导间质性肺疾病的诊断。

【临床表现】

DILD并无特征性临床表现，用药史的重要性首当其冲[11]，当患者应用某种药物后出现发热和呼吸道症状时应引起注意，但对于许多慢性疾病、应用多种药物、隐匿起病者，用药史往往容易忽略.对于临床医师来说，必须重视患者的临床症状和体征。基本的呼吸系统症状包括咳嗽、气短、呼吸困难、胸痛（胸膜炎或胸腔积液）、喘息和痰中带血。体格检查重要体征包括皮疹、淋巴结肿大、爆裂音等。ILD的鉴别诊断中，必须重视用药史的询问。

【影像学表现】

HRCT是当前诊断DILD最好的无创检查方法，早在1979年Douglass等就将DILD的影像学表现分为5类：① 弥漫性间质性（网结节影）表现；② 弥漫性气腔实变的表现；③ 胸腔积液或纤维化；④ 肺门增大或纵隔增宽；⑤ 局灶性实变。在影像学上，DILD的早期表现为线状阴影，小叶间或小叶内间隔增厚影及磨玻璃影或粟粒样改变。

HRCT在DILD的诊断中的作用：① 对于无症状患者的早期诊断；② 对于是否发生DILD提供重要的客观证据，例如在服药前患者的影像学表现就已经存在异常的阴影，此时便可除外DILD的诊断；③ 可以为危险因素的评估提供重要的信息，慢性纤维化性间质性肺炎和肺气肿是DILD重要的危险因素，慢性纤维化性间质性肺炎的严重程度也是DILD的危险因素，对具有危险因素患者，需定期行影像学检查以尽早发现DLI的发生；④ 为鉴别诊断提供帮助；⑤ 显示肺部异常阴影的进展情况，协助评估疾病的危险程度；⑥ 区分是DAD型的还是非DAD型的DILD；⑦ 对可能的病理学类型具有一定的提示作用；⑧ 可以评估的治疗效果及疾病的转归[12]。

【支气管肺泡灌洗检查】

用诊断性支气管肺泡灌洗（BAL）检查，可以为肺活检组织病理学提供更多的补充信息，其优点在于安全、几乎不会导致死亡，因此可反复操作以观察支气管肺泡灌洗液（BALF）中细胞学的动态变化；而且，灌洗得到的样本比经支气管肺活检的小块标本覆盖的范围更大，更能代表病变部位的炎症和免疫学改变。

Costabel[13]等将BALF结果与药物导致肺损伤分为以下凡种类型：① 过敏性肺炎，是DILD中最常见的类型，BALF中淋巴细胞显著增加，甚至可高达50%，有时可伴有中性粒细胞或其他细胞的中度升高，通常情况下CD4、CD8比例降低；② 嗜酸性粒细胞性肺炎或者肺损伤伴有嗜酸性粒细胞增多；③ 机化性肺炎，许多药物都可引起OP，通常表现为淋巴细胞、中性粒细胞、嗜酸性粒细胞和肥大细胞的混合增加。有时也可见泡沫样肺泡巨噬细胞和少量的浆细胞；④ 细胞毒性反应，化疗药物相关的肺毒性组织病理学改变可见到透明膜、异形和增生 II 型肺泡上皮细胞以及弥漫性成纤维细胞增生（与DAD相似），BALF可显示成簇的非典型的 II 型肺泡上皮细胞和明显增多的中性粒细胞；⑤弥漫性肺泡出血，BALF中可见含铁血黄素巨噬细胞，另外可出现一些游离红细胞计数。虽然BALF对于DILD的诊断不具有特异性，但是能够缩小鉴别诊断的范围，如氨甲蝶呤、免疫抑制剂等既可诱发DILD，也可引起细菌、真菌、寄生虫（包括肺孢子菌）等机会性感染，而BALF对于肺孢子菌肺炎诊断的敏感性和特异性都很高，对于细菌、真菌感染等也有一定的敏感性，因此有助于鉴别诊断。有时，心血管药物诱导的间质性肺炎与患者本身的急性左心衰竭很难区别，此时BALE中弥漫的红细胞计数可为鉴别诊断提供重要的线索，因为除抗凝药物外，目前尚未有心血管药物引起肺泡出血的报道。

【诊断】

拟定药物不良反应的诊断标准[3]：①首先明确患者是否使用药物，药物的疗程及剂量；②除外其他原发或继发性肺部疾病，如感染、结缔组织病等；③明确用药到发病的时间，即潜伏期；④停用药物后症状是否可缓解，理论上应再次给药，看是否出现相同症状，但再次给药实施起来较为困难，且危险性很大，所以临床上基本不这样做；⑤患者是否只使用一种药物？如果患者同时使用多种药物，那么很难明确是哪一种药物引起的肺毒性，除非当中的某种药物已被证实可导致肺部病变，而同时服用的其他药物目前没有这种不良反应；⑥某些药物可导致特殊类型的肺损伤，如果在使用某种药物过程中出现该药物引起的特征性肺部病变，那么会支持该药肺毒性的诊断，而如果肺损伤的类型不典型，那么药物肺毒性的判断就不准确了；⑦某些药物的用量，尤其当药物过量时可引起肺毒性。

根据以上标准可将药物导致的肺损伤分为3个等级：明确、可能性很大、可能。对于DILD的诊断、用药史的重要性无可争议，也要重视患者的临床症状和体征，特别不容忽视皮疹、淋巴结肿大、肺部爆裂音等。当然，血液检查、血气分析及肺功能、支气管镜、影像学检查、肺活检等的辅助检查也为DILD的诊断和鉴别诊断提供一定的价值。

【治疗】

治疗DILD的目的是抑制炎症和胶原纤维的沉积。一旦怀疑是DILD，需立即停止使用可疑药物，并进行对症处理，且在肺部损害缓解前，不宜再次使用该可疑药物.对于严重的或处于进展期的DILD可进行经验性激素治疗。对于OP、EP和HP，糖皮质激素可以加快症状的好转。中度以上的DILD，起始剂量可给予泼尼松龙0.5～1.0 mg/（kg·d），持续2～4周后逐渐减量：对于严重的患者，可给予甲泼尼龙500～1 000 mg/d冲击治疗，3天后给予泼尼松龙0.5～1.0 mg/（kg·d），持续2～4周后逐渐减量，如果肺损伤和低氧血症迅速改善，激素治疗可于1～2个月停止。对于需要继续治疗的化疗药物引起的DILD，应根据病情需要选择未报道有肺毒性的药物进行继续治疗。在没有可替代治疗药物时，可考虑在继续使用该药的同时，联合使用糖皮质激素治疗，当然，药物的治疗剂量需斟酌。DILD是一种排除性诊断，与药物史及用药时间密切相关，临床医师在排除其他可能性后需考虑到药物的肺毒性。病理学表现、HRCT和支气管肺泡灌洗等辅助检查对于DILD的诊断虽不具有特异性，但可为其提供重要的信息，使用药物前的影像学表现可作为用药后影像学表现的参照，评估患者的肺部基础疾病，评估治疗的效果及疾病的转归。对于DILD的治疗，需做到及时停用可疑药物，并对症处理，必要时行糖皮质激素治疗，对于必须继续使用的肺毒性药物，如分子靶向药物，可根据病情，评估利弊后，尝试在继续用药的同时联合使用糖皮质激素辅助治疗。

三、病 例 解 析

本例患者高分辨胸部CT表现为以双肺散在磨玻璃影及双下肺胸膜下小叶间隔增厚，局部蜂窝样改变为特征，初步拟诊为弥漫性间质性肺病（interstitial lung disease, ILD），以此为诊断线索展开相关检查，按照以下弥漫性间质性肺病诊断思路进行ILD筛查：患者结合本病例患者的影像学特征及相关病史，尤其是对患者用药史进行梳理，发现患者既往有"心律失常"病史，自2013年起长达3年口服胺碘酮用药史，这是引发肺损伤可能性最大的诱因之一。有明确的胺碘酮药物使用史，停药并治疗后症状明显改善，影像学明显吸收，考虑药物继发的ILD，按照ILD的原因筛查患者无职业暴露、粉尘接触史，病原学相关检查除外肺感染相关的ILD，影像学特征不符合慢性心脏疾病、肾脏疾病相关的肺部表现，ARDS恢复期，治疗后病情变化及影像学吸收不符合癌性淋巴管炎表现，结合病史亦不考虑移植物排宿主反应相关的ILD。心血管药物中引起DLLD的最常见药物是胺碘酮，它的发病率能达到6%，且胺碘酮肺炎患者的病死率能达到10%～20%。目前认为胺碘酮的肺毒性作用与使用剂量和持续时间有关，当服用胺碘酮400 mg/d或更大剂量持续2个月或2个月以上，或服用胺碘酮200 mg/d持续2年或2年以上时胺碘酮的肺毒性会增加[14]，胺碘酮及其代谢物去乙基胺碘酮主要蓄积于肺脏细胞溶酶体中，阻断内源性磷脂循环，导致磷脂在肺泡巨噬细胞、Ⅱ型上皮细胞血管内皮细胞以及其他间质性细胞内的沉积，最终导致的间质性肺疾病。

DILD的诊断，需结合用药史、临床表现、影像学和实验室及肺活检病理。糖皮质激素治疗对胺碘酮所致肺损伤可起到部分逆转作用，建议对服用胺碘酮的患者需要有完善的用药前评估及用药过程中的监测、定期随访，争取早期发现，及时诊治。同时还要重视患者的临床症状和体征，特别不容忽视皮疹、淋巴结肿大、肺部爆裂音等。当然，血液检查、血气分析及肺功能、支气管镜、影像学检查、肺活检等的辅助检查也为DILD的诊断和鉴别诊断提供一定的价值。

参 考 文 献

[1] Schwaiblmair M, Behr W, Haeckel T, et al. Drug induced interstitial lung disease [J]. Open Respir Med J, 2012, 6: 63-74.

[2] Bressler R. Gapefruit juice and drug interactions. Exploring mechanisms of this interaction and potential toxicity for certain drugs [J]. Geriatrics, 2006, 61: 12-18.

[3] Sakurada T, Kakiuchi S, Tajima S, et al. Characteristics of and risk factors for interstitial lung disease in-duced by chemotherapy for lung cancer [J]. Ann Pharmacother, 2015, 49 : 398-404.

[4] Lindahl Gisela E, Stock Carmel Jw, Shi-Wen Xu, et al. Microarray profiling reveals suppressed

interferon stimulated gene program in fibroblasts from scleroderma-associated interstitial lung disease [J]. Respir Res, 2013, 14: 80.

［ 5 ］ Meyer K C. Immunosuppressive agents and interstitial lung disease: what are the risks? [J]. Expert Rev Respir Med, 2014, 8: 263-266.

［ 6 ］ Schwaiblmair M, Berghaus T, Haeckel T, et al. Amiodarone-induced pulmonary toxicity: an under-recognized and severe adverse effect? [J]. Clin Res Cardiol, 2010, 99 : 693-700.

［ 7 ］ Antonello N, Sergio L, Andrea T, et al. Pulmonary drug toxicity: presentation of a case of recurrent diffuse alveolar damage caused by paroxetine [J]. Am J Ther, 2015, 22: e43-e47.

［ 8 ］ Papiris S A, Triantafillidou C, Kolilekas L, et al. Amiodarone review of pulmonary effects and toxicity [J]. Drug Saf, 2010, 33: 539-558.

［ 9 ］ Kuruma T, Maruyama T, Hiramatsu S, et al. Relationship between amiodarone-induced subclinical lung toxicity and Th1/Th2 balance [J]. Int J Cardiol, 2009, 134: 224-230.

［ 10 ］ Kubo K, Azuma A, Kanazawa M, et al. Consensus statement for the diagnosis and treatment of drug- induced lung injuries [J]. Respir Investig, 2013, 51: 260-277.

［ 11 ］ Beijer H J, de Blaey C J. Hospitalisations caused by adversq drug reactions (ADR) : a Meta-analysis of obser-vational studies [J]. Pharm World Sci, 2002, 24: 46-54.

［ 12 ］ Tamura M, Saraya T, Fujiwara M, et al. High-resolution computed tomography findings for patients withdrug-induced pulmonary toxicity, with special reference to hypersensitivity pneumonitis-like patterns in gem-citabine-induced cases [J]. Oncologist, 2013, 18: 454-459.

［ 13 ］ Costabel U, uzaslan E, and Guzman J. Bronchoalveolar lavage in drug-induced lung disease [J]. Clin Chest Med, 2004, 25: 25-35.

［ 14 ］ 中华医学会心血管病学分会. 胺碘酮抗心律失常治疗应用指南：2008[J]. 中华心血管病杂志，2008，18（9）：769-777.

（杜丽娟　王　凡　廖春燕　张　建）

21 发热咳嗽气喘，迅速发展死亡
——肺部弥漫性病变病因溯源

一、病 例 回 顾

【病史简介】

患者，女性，69岁，汉族，以"四肢关节疼痛僵硬伴活动欠利10天余"为主诉，于2017年1月20日门诊以"骨性关节炎"收入我院骨科。

患者自诉十天前无明显诱因出现四肢关节僵硬疼痛伴活动欠利，自觉双上肢外侧肌肉束紧感，前往当地社区医院就诊，予活血化瘀药物（具体不详）静脉注射效不显，自行外用膏药后疼痛没有得到明显缓解，为求进一步治疗，今来我院，门诊以"双膝骨性关节炎，肩周炎"收治入院。入院时神志清，精神可，夜寐安，大小便正常。

【既往史】

有冠心病史，高血压病史，现口服阿司匹林片、硝苯地平控释片、美托洛尔缓释片、辛伐他汀片、氯沙坦钾片。左侧肩周炎3年病史。否认药物及食物过敏史。家庭及生活环境良好，否认烟酒等不良嗜好。

【查体】

体温36.5℃，脉搏82次/min，呼吸20次/min，血压125/66 mmHg。神志清，精神可，发育正常，营养良好，自动体位，查体合作。全身皮肤黏膜无黄染及皮疹，全身浅表淋巴结未及肿大，头颅圆整，颈软无抵抗，气管居中，甲状腺正常，双肺呼吸音清，未闻及干、湿啰音，心界无扩大，心率82次/min，律齐，各瓣膜听诊区未闻及病理性杂音，腹部平坦，未见肠型及蠕动波，无腹壁静脉曲张，腹软，全腹无压痛，肝脾肋下未触及，各输尿管点无压痛，双肾区无叩击痛，脊柱四肢无畸形，双下肢无浮肿。生理反射正常，病理反射未引出。专科检查：外观右膝关节局部压痛明显，右膝屈膝90°，伸0°，内旋5°，外旋20°，右浮髌试验（－），右抽屉实验（－），右轴移试验（＋），局部皮肤色泽如常，触之皮温如常，双下肢血运感觉尚可。

【实验室检查】

项　　　目		数　　　值
血常规	白细胞计数	5.401×10^9/L
	中性粒细胞百分比	81.90%
	淋巴细胞百分比	10.70%
	淋巴细胞绝对值	0.58×10^9/L
血沉		38.00 mm/h
C反应蛋白		17.10 mg/L
抗"O"测定		<25.00 IU/mL
肝功能	天门冬氨酸氨基转移酶	19.37 U/L
	总蛋白	59.27 g/L
	白蛋白	33.53 g/L
	丙氨酸氨基转移酶	10.91 U/L
心肌标志物	肌酸激酶	48.63 U/L
	乳酸脱氢酶	307.09 U/L
	肌酸激酶同工酶	12.68 U/L
抗核抗体、血管炎抗体、风湿五项测定		阴性（－）
肺炎三项、病毒五项		阴性（－）
T-SPOT		阴性（－）
痰培养、血培养、痰找抗酸杆菌		阴性（－）
肾功能	尿素	4.63 mmol/L
	肌酐	73.78 μmol/L
电解质	钾	4.26 mmol/L
	钠	144.00 mmol/L
	氯	110.30 mmol/L
凝血功能	纤维蛋白原	5.32 g/L
	D-二聚体	0.95 μg/L
尿常规	白细胞计数	17.20个/μL
	潜血	阳性（＋）
	尿胆素原	弱阳性
肿瘤标志物	癌胚抗原	3.54 ng/mL
	细胞角蛋白19片段	7.59 ng/mL

（续表）

项　　　　目		数　　　值
肿瘤标志物	神经角质烯醇化酶	18.44 ng/mL
便常规		未见异常

【辅助检查】

（1）腹部B超　　胆总管增宽双肾囊肿（右肾多发），肝、胰、脾未见异常。

（2）心电图　　窦性心律，T波异常。

（3）2017年1月20日胸片　　右下肺感染；右侧胸腔少量积液（图21-1）。

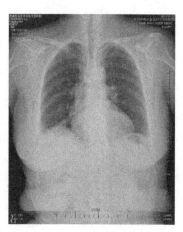

图21-1　2017年1月20日胸片

【入院诊断】

1）双膝骨性关节炎。

2）肩周炎。

3）冠状动脉性心脏病。

4）高血压病3级（高危）。

【治疗经过】

依托考昔片口服以对症止痛，中药封包、推拿、针灸等治疗。患者住院期间间断低热2次，最高体温37.8度，伴轻微胸闷气短，给予吸氧、感冒药口服后症状缓解。2017年2月5日夜间突然出现发热38.5℃，伴呼吸困难，血氧饱和度低80%，次日转RICU，查胸部CT示两肺多发感染，双侧胸腔积液并双肺下叶部分肺组织膨胀不全，肺动脉CTA：未见明显异常（图21-2）。

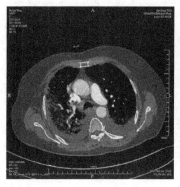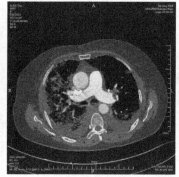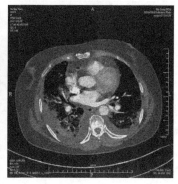

图21-2　2017年2月6日肺动脉CTA

转入RICU时，患者呼吸急促，自觉胸闷，气憋、气喘症状明显。心电监测示：体温37.8℃，脉搏140次/min，呼吸36次/min，血压143/70 mmHg，SPO₂：80%。查体：双肺可闻及细小湿啰音，右膝关节局部压痛，左肩上抬活动受限，双手略肿胀。

【实验室检查】

项　　　目		数　　　值
血常规	白细胞计数	18.56×10^9/L
	红细胞计数	3.92×10^{12}/L
	中性粒细胞百分比	87.34%
	淋巴细胞百分比	7.04%
	血红蛋白	118.00 g/L
	血小板计数	343.00×10^9/L
降钙素原		0.15 ng/mL
肝功能	天门冬氨酸氨基转移酶	56.50 U/L
	丙氨酸氨基转移酶	57.20 U/L
	总蛋白	56.50 g/L
	白蛋白	21.40 g/L
肾功能	尿素	4.30 mmol/L
	肌酐	56.20 μmol/L
	葡萄糖	6.12 mmol/l
电解质	钾	3.43 mmol/L
	钠	140.80 mmol/L
	氯	105.80 mmol/L
	钙	1.92 mmol/L
心肌标志物	肌酸激酶	714.00 U/L
	乳酸脱氢酶	1585.20 U/L
	肌酸激酶同工酶	19.36 U/L
凝血功能	纤维蛋白原	4.90 g/L
	凝血酶原时间	14.70秒
	凝血酶原活动度	68.90%
	活化部分凝血活酶时间	52.30 s
	D-二聚体	6.51 μg/mL
N端脑钠肽前体		1 365.00 pg/mL
血气分析	pH	7.41
	氧分压	45.10 mmHg
	二氧化碳分压	35.00 mmHg

（续表）

项　　　　目		数　　　值
血气分析	实际碱剩余	−2.00 mmol/L
	实际碳酸氢根	21.70 mmol/L
G试验	1，3 β-D 葡聚糖（G实验）	5.20 pg/mL
肺炎三项、病毒五项		未见明显异常

【辅助检查】

（1）心电图　　窦性心律，ST-T异常。

（2）心彩超　　主动脉硬化，轻度肺动脉高压。

【转入诊断】

1）重症肺炎。

2）急性呼吸窘迫综合征。

3）脓毒症。

4）Ⅰ型呼吸衰竭。

5）低蛋白血症。

6）电解质紊乱（低钾血症）。

7）冠状动脉性心脏病。

8）高血压病3级（高危）。

9）双膝骨性关节炎。

10）肩周炎。

11）腕管综合征。

【治疗】

（1）氧疗　　鼻导管高流量（7 L）给氧，间断无创呼吸机治疗，呼吸机设置：PC-BIPAP模式；PEEP 8 mbar；F：20次/min；Pinsp：20 mbar；FiO_2：80%。

（2）抗感染　　亚安培南西司他定钠针、莫西沙星针、利奈唑胺针以抗感染，奥司他韦胶囊抗病毒，卡泊芬净针抗真菌。

（3）对症　　氨溴索粉针以化痰，予复方异丙托溴铵及布地奈德混悬剂雾化吸入；纠正电解质治疗；人血白蛋白针补充蛋白；营养支持、控液、预防间质肺水肿、保持内环境稳定等。

（4）抗凝　　低分子肝素预防血栓；口服高血压、冠心病二级预防药物；

（5）其他　　因患者肺部影像学有间质性疾病特征且发病前有肌肉关节疼痛不适症状，考虑风湿免疫系统性疾病继发肺部损害不能除外，予甲强龙针抗炎，同时完善风湿五项、血管炎抗体谱、抗核抗体谱等相关检验。

经上述治疗方案3天，患者呼吸困难症状较前减轻，氧合指数改善：250，于2017年2月9日复查胸部CT：两肺多发感染性病变，双侧胸腔积液并双肺下叶部分肺组织膨胀不全；原右肺下叶后基底段胸膜下小结节显示不清（图21-3）。

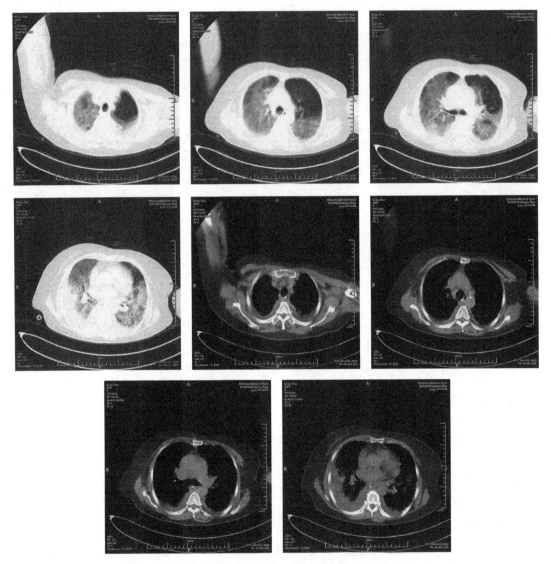

图 21-3　2017 年 2 月 9 日胸部 CT

　　2017 年 2 月 10 日 18 : 55 分，患者突然出现心脏骤停，急予心肺复苏术，气管插管术，予抢救药物治疗无效于 20 : 56 分临床死亡。

　　患者死亡后实验室检查回报：抗核抗体谱：抗核抗体（荧光核型）均质型 + 胞质型，JO 1 抗体（免疫印迹法）+++，Ro-52 抗原（免疫印迹法）+++，抗蛋白酶 3 抗体（印迹法）阴性 RU/mL，抗肾小球基底膜抗体（印迹法）阴性。血管炎抗体谱阴性。血培养结果阴性。

　　死亡讨论概要：患者有"发热伴呼吸困难、四肢关节疼痛僵硬伴活动欠利、双上肢外侧肌肉束紧感、双手略肿胀"的症状，胸部 CT：两肺内见散在大片状渗出影，边缘模糊，呈间质性改变，双侧胸腔积液，双下肺不张。抗核抗体谱：抗核抗体（荧光核型）均质型 + 胞质型，JO 1 抗体（免疫印迹法）+++，Ro-52 抗原（免疫印迹法）+++，肌酸激酶逐渐升高，最高值为 714.00 U/L，患者存在结缔组织病中多发性肌炎的可能，但诊断依据尚不足，故考虑补充诊断：具有自身免疫特征的间质性肺炎？结缔组织病：多发性肌炎？

【死亡诊断】

1）重症肺炎。

2）脓毒症。

3）具有自身免疫特征的间质性肺炎？

4）结缔组织病：多发性肌炎？

5）低蛋白血症。

6）电解质紊乱。

7）营养不良。

8）代谢性酸中毒。

9）双膝骨性关节炎。

10）肩周炎。

11）冠心病。

12）高血压病3级（高危）。

13）双腕管综合征。

14）低T3综合征。

二、疾病概述——具有自身免疫特征的间质性肺炎

具有自身免疫特征的间质性肺炎（interstitial pneumonia with autoimmune features, IPAF）特指具有某些结缔组织病（CTD）特征但尚不能诊断为某一种确切的CTD的特发性间质性肺炎（idiopathic interstitial pneumonia, IIP）患者。一些IIP患者具有潜在的自身免疫性疾病的临床特点，但尚不能被诊断为某一种具体的CTD。针对此类患者，不同的研究者提出了不同的诊断标准及疾病名称，因缺乏针对此类疾病统一的诊断命名及分类标准，难以进行相关的前瞻性队列研究。为了对此类具有自身免疫特征的IIP患者进行诊断命名并制定诊断标准方面的共识，欧洲呼吸学会和美国胸科协会成立了"未分化结缔组织病相关性间质性肺疾病工作组"，工作组建议将其命名为"具有自身免疫特征的间质性肺炎（IPAF）"。IPAF患者具有其自身的特点，不归属于某一特定的CTD，也有别于IIP。

【临床表现】

特征性的临床表现提示患者存在潜在的CTD，不过这些表现又不足以诊断某一确定的CTD，雷诺现象、掌部毛细血管扩张、远端指尖溃疡和手指肿胀均为系统性硬化的常见特异性体征，但是在IIP中罕见。同样，手指裂纹（"技工手"）及手指伸肌表面固定性皮疹（Gottron征）是抗合成酶综合征或系统性硬化-肌炎重叠伴随PM-Scl抗体阳性的特点。建议使用甲襞显微镜评估有雷诺现象的患者，因为毛细血管环的异常可能预示发展为诸如系统性硬化或皮肌炎等CTD。在IPAF的标准中还包括炎性关节病——外周关节滑膜炎的症状或体征，但不包括单纯的关节痛；也不包括其余非特异性的临床表现，如脱发、光过敏、口腔溃疡、体重下降、干燥症状、肌痛或关节痛等。同样，CTD的人口学流行病学特点，年轻女性也因缺乏特异性而未包括在内。

【诊断标准】

关于IPAF的具体的诊断标准[1]见表21-1。该标准获得了工作组内国际化、多学科

专家的一致认同，但仅为专家共识，尚需进一步的前瞻性研究结果验证。诊断IPAF的先决条件包括：所有患者均需经高分辨率CT和（或）手术肺活检证实存在间质性肺疾病；已经过详细地临床评估除外已知病因的ILD和不存在确切的CTD。诊断标准主要围绕以下方面展开：

（1）临床表现　　包括特征性的肺外表现。

（2）血清学　　包括特征性的自身抗体。

（3）形态学　　包括特征性的胸部影像特点、肺组织病理特点或生理特点。

IPAF患者必须满足所有先决条件，并且3个方面诊断标准中应至少具备两个方面的表现（至少1项）。该病例患者临床表现为关节炎、血清学检查抗核抗体谱、胸部HRCT检查均满足具有自身免疫特征的间质性肺炎的诊断。

表21-1　"具有自身免疫特征的间质性肺炎"的诊断标准

1. 存在间质性肺疾病（HRCT或外科肺活检证实），并且除外其他已知病因，并且尚不能够诊断某一确定的CTD
2. 至少有如下特征中的两个表现： 　A. 临床表现 　B. 血清学表现 　C. 形态学表现
A. 临床表现 　（1）远端手指皮肤裂纹（"技工手"） 　（2）远端指尖皮肤溃疡 　（3）炎性关节炎或多关节晨僵≥60 min 　（4）手掌或指腹的毛细血管扩张症 　（5）雷诺现象 　（6）不明原因的手指肿胀 　（7）不明原因的手指伸侧的固定性皮疹（Gottron征）
B. 血清学表现 　（1）ANA滴度≥1∶320，弥漫型、斑点型、均质性或①ANA核仁型（任意滴度）或②ANA着丝点型（任意滴度） 　（2）类风湿因子≥2倍正常上限 　（3）抗-CCP 　（4）抗-ds DNA 　（5）抗-Ro（SS-A） 　（6）抗-La（SS B） 　（7）抗-核糖核蛋白 　（8）抗-Smith 　（9）抗-拓扑异构酶（Scl-70） 　（10）抗-t RNA合成酶（如Jo-1. PL-7、PL-12；其他包括EJ、OJ、卡波西肉瘤、Zo、t RS） 　（11）抗-PM-Scl 　（12）抗-MDA-5
C. 形态学表现 1. HRCT表现提示为如下类型（详见文中所述） 　（1）NSIP 　（2）OP 　（3）NSIP重叠OP 　（4）LIP 2. 外科肺活检提示肺脏病理为如下类型 　（1）NSIP 　（2）OP 　（3）NSIP重叠OP 　（4）LIP 　（5）间质淋巴细胞的浸润伴有生发中心形成

注：HRCT：高分辨率CT；ANA：抗核抗体；NSIP：非特异性间质性肺炎；OP：机化性肺炎；LIP：淋巴细胞性间质性肺炎；PFT：肺功能测定，包括气流受阻，细支气管炎或细支气管扩张。

【治疗】

关于IPAF的治疗目前尚无统一治疗方案，根据患者呼吸困难程度、肺功能损害、胸部影像学累及范围、疾病进展速度综合考虑，需个体化治疗。至于对此病如何使用免疫抑制治疗及对预后的影响，目前相关研究很少。Chartrand等[2]报道的IPAF患者，除1例外，大多数接受了免疫抑制治疗，其中81.81%接受糖皮质激素治疗，76.4%联合使用其他种类的免疫抑制剂，最常用的麦考酚酯，其次为硫唑嘌呤（36.4%）和环磷酰胺（23.6%）等。

三、病 例 解 析

本例患者为老年女性，主要临床表现：发热伴呼吸困难、四肢关节疼痛僵硬伴活动欠利、双上肢外侧肌肉束紧感、双手略肿胀。胸部影像特点为双肺间质性肺炎伴胸腔积液，入院后肺部间质性炎症发展迅速，并出现急性呼吸窘迫，详细询问患者及家属既往病史，无家禽、家畜接触史，无新房装修，无外出，无其他特殊病史，因患者病情危重且诊断疑难，故请全院大会诊协助诊治，筛查是否存在其他系统疾病，尤其是风湿免疫系统、恶性肿瘤等疾病，会诊时抗核抗体谱及血管炎抗体谱等相关检查未回报，故诊断以上疾病依据不足。患者死亡后抗核抗体谱测定回示：抗核抗体（荧光核型）均质型+胞质型，JO 1抗体（免疫印迹法）(+++)，Ro-52抗原（免疫印迹法)(+++)；且肌酸激酶住院治疗期间逐渐升高，最高值为714.00 U/L，病情数周进展迅速，据以上依据考虑患者存在结缔组织病中多发性肌炎的可能[3]，但也不能完全解释及诊断为多发性肌炎，故更符合IPAF的诊断，但是这种具有自身免疫特征的间质性肺炎的预后目前相关研究很少[4]，因此也只能在一定程度上解释患者间质性肺炎及病情进展迅速而致死亡的原因。

【思考】

关于本例患者有几点值得思考：① 具有自身免疫特征的间质性肺炎（IPAF）特指那些具有某些CTD特征的间质性肺炎患者，但凭这些特征又不足以诊断某一明确的CTD。鉴于一直以来都没有对这类患者有统一的诊断标准，极大地限制了对这类患者的认识。尤其是不同的研究采用不同的标准，因而难以确定这些研究结果之间是否具有可比性。随着IPAF这一概念的提出，可以对这类相关但可能有潜在区别的患者（包括UCTD-ILD，以肺受累为主的CTD和有自身免疫特点的ILD）制定了统一的命名及诊断标准[5, 6]。并且，IPAF的概念是国际范围内的多学科讨论后得出的，具很高的权威性。② 本例患者四肢关节僵硬，双上肢外侧肌肉束紧感，双手略肿胀，有发热、间质性肺炎、关节炎，病情加重时肌酸激酶714.00 U/L，抗核抗体（荧光核型）均质型+胞质型，JO-1抗体（免疫印迹法）+++，Ro-52抗原（免疫印迹法）+++，约三周病情迅速进展，需高度怀疑混合性结缔组织病中"多发性肌炎"的可能性大。③ 多发性肌炎（polymyositis, PM）是以四肢近端肌肉受累为主要表现的获得性肌肉疾病，与皮肌炎、散发性包涵体肌炎（sIBM）、免疫介导坏死性肌病（IMNM）等同属特发性炎症性肌病（idiopathic cinflammatory myopathies, IIM）。欧美报道IIMs的年发病率约为1/10万（依据Bohan和Peter标准），其中PM最为少见，但日本的报道则以PM最为多见，我国各类IIM发病率不详，但其中PM并非最少。

对于PM的诊断要点[7, 8]：① 起病年龄大于18岁；亚急性或隐匿起病，数周至数月内进展；临床主要表现为对称的肢体无力和颈肌无力，近端重于远端，颈屈肌重于颈伸肌。② 血清肌酸激酶升高。③ 肌电图提示活动性肌源性损害。④ 肌肉病理提示肌源性损害，肌内膜多发散在和（或）灶性分布的以淋巴细胞为主的炎性细胞浸润，炎性细胞大部分为T细胞，肌纤维膜有MHC Ⅰ异常表达，$CD8^+$细胞围绕在形态正常的表达MHC Ⅰ的肌纤维周围，或侵入和破坏肌纤维。⑤ 无皮肌炎的皮疹；无相关药物及毒物接触史；无甲状腺功能异常等内分泌病史；无肌营养不良等家族史。⑥ 最新的荟萃分析发现PM中抗合成酶抗体阳性率最高，为29%，其中Jo-1抗体阳性率为21%。遗憾的是此患者因病情危重，发展迅速，家属依从性等干扰因素多，未能及时查肌电图及肌肉活检，未取得病理组织确诊。

参 考 文 献

［1］ 黄慧，胡立星，徐作军.具有自身免疫特征的间质性肺炎的命名及诊断标准[J].中华结核和呼吸杂志，2016，39（06）：433-437.

［2］ Collins B F, Spiekerman C F, Shaw M A, et al. Idiopathic interstitial pneumonia associated with autoantibodies: a large case series followed over 1 year [J]. Chest, 2017, 152(1): 103-112.

［3］ Lega J C, Fabien N, Reynaud Q, et al. The clinical phenotype associated with myositis-specific and associated autoantibodies: a meta-analysis reviewing the so ca anti-synthetase syndrome [J]. Autoimmun Rev, 2014, 13(9): 883-891.

［4］ Mahler M, Miller F W, Fritzler M J. Idiopathic inflammatory myopathies and the anti-synthetase syndrome: a comprehensive review [J]. Autoimmun Rev, 2014, 13(4-5): 367-371.

［5］ Milisenda J C, Selva-O'Callaghan A, Grau J M. The diagnosis and classification of polymyositis [J]. J Autoimmun, 2014, 48-49: 118-121.

［6］ Faverio P, De Giacomi F, Sardella L, et al. Management of acute respiratory failure in interstitial lung diseases: overview and clinical insights [J]. BMC Pulm Med, 2018, 18(1): 70.

［7］ Luo Y B, Mastaglia F L. Dermatomyositis, polymyositis and immune-mediated necrotizing myopathies [J]. Biochim Biophys Acta, 2015, 1852(4): 622-632.

［8］ Miranda S S, Alvarenga D, Rodrigues J C, et al. Different aspects of magnetic resonance imaging of muscles between dermatomyositis and polymyositis [J]. Rev Bras Reumatol, 2014, 54(4): 295-300.

（罗建江　廖春燕　李凤森）

22 发热，双肺弥漫磨玻璃影
——免疫受损后肺部疾病的鉴别

一、病 例 回 顾

【病史简介】

患者，女性，54岁。因"右乳癌术后第四周期化疗后3周"为行第5次化疗入院。收入普外科，入院第3天无明显诱因出现发热，体温最高39.8℃，2017年4月7日胸部CT示：① 右侧乳腺癌术后改变；② 双肺弥漫渗出伴胸腔少量积液；③ 右肺下叶后基底段纤维小结节灶（图22-1）。请呼吸科会诊后诊断：双肺炎。给予亚安培南西司他定钠针联合莫西沙星针抗感染，经治疗3天后患者症状未见明显改善，于4月10日晚出现喘

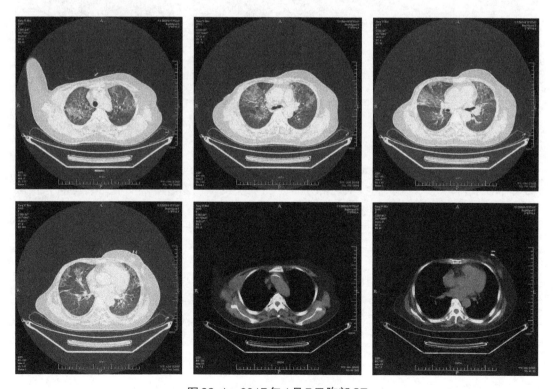

图22-1　2017年4月7日胸部CT

憋。呼吸困难，呼吸急促，口唇甲床发绀，高热39.8℃，急查胸部CT示：① 右侧乳腺癌术后改变；② 双肺弥漫渗出较前明显进展，伴胸腔少量积液；③ 右肺下叶后基底段小结节灶（图22-2）。心脏超声：右房轻大主动脉硬化三尖瓣反流（中-大量）提示肺动脉压增高（中-重度）；立即转入RICU，转入时患者神志清，精神差，呈端坐位，气喘明显，呼吸浅促，张口抬肩，胸闷、气短，心慌，发热，体温37.5℃，头部汗出明显，纳少，小便可，大便稀。

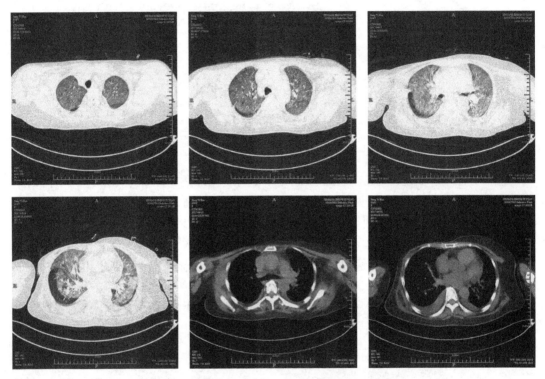

图22-2　2017年4月10日胸部CT

【既往史】

否认高血压、糖尿病、冠心病等慢性病史；否认肝炎、结核、伤寒等传染病史；2016年在我院全麻下行双乳包块切除术＋右乳癌改良根治术，术后行化疗4周期；否认外伤史。长期居住市区，无疫水疫区接触史。否认冶游史。无不良嗜好，否认家族遗传性疾病史。

【查体】

心电监测示：指脉氧（高流量吸氧状态下10 L/min）70%，心率127次/min，呼吸45次/min，血压102/90 mmHg，查：口唇甲床发绀明显，双肺呼吸音粗，可闻及哮鸣音及湿性啰音，心律齐，各瓣膜听诊区未闻及病理性杂音。腹软无压痛及反跳痛，双下肢轻度水肿。

【实验室检查】

项 目		数 值
血常规	白细胞计数	$22.22 \times 10^9/L$
	中性粒细胞绝对值	$19.36 \times 10^9/L$
	中性粒细胞百分比	87.24%
	血红蛋白	107.00 g/L
血沉		19.00 mm/h
C反应蛋白		55.10 mg/L
降钙素原		0.09 ng/mL
血气分析	pH	7.31
	氧分压	50.80 mmHg
	二氧化碳分压	21.50 mmHg
	标准碱剩余	−14.70 mmol/L
	实际碱剩余	−14.50 mmol/L
	标准碳酸氢根	12.90 mmol/L
	实际碳酸氢根	10.40 mmol/L
N端脑钠肽前体		4 852.00 pg/mL
肌钙蛋白		0.030 0 ng/mL
凝血功能	D-二聚体	9.40 μg/mL
	凝血酶原时间	17.00 s
	凝血酶原时间活动度	51.90%
肿瘤标志物	癌胚抗原	16.20 ng/mL
	细胞角蛋白19片段	16.84 ng/mL
	神经角质烯醇化酶	37.17 ng/mL
	糖类抗原153	51.16 U/mL
	糖类抗原125	71.43 U/mL
肺炎支原体、衣原体、军团菌、病毒五项		阴性（−）
心肌酶、肝功能、肾功能、电解质		阴性（−）
T-SPOT		阴性（−）
痰培养、血培养		阴性（−）
抗核抗体谱、血管炎抗体谱、风湿五项		阴性（−）

【辅助检查】

（1）心脏超声　　右房轻大，主动脉硬化三尖瓣反流（中-大量）提示肺动脉压增高（中-重度）；心电图提示：窦性心动过速。

（2）2017年4月7日胸部CT（图22-1）　　右侧乳腺癌术后改变，双肺弥漫渗出伴胸腔少量积液，右肺下叶后基底段纤维小结节灶。2017年4月10日胸部CT（图22-2）示右侧乳腺癌术后改变，双肺弥漫渗出较前明显进展，伴胸腔少量积液，右肺下叶后基底段小结节灶。

【初步诊断】

（1）重症肺炎　　I型呼吸衰竭。

（2）双肺弥漫性间质性肺病性质待定　　耶氏肺孢子菌感染（PCP）？真菌感染？风湿免疫相关性疾病？乳腺癌肺转移？

（3）肺源性心脏病　　肺、心功能失代偿期。

（4）心功能不全　　心功能IV级。

（5）右乳癌术后第四周期化疗后。

【治疗经过】

（1）一般治疗　　吸氧、无创呼吸机辅助通气、保持高卧位、控制出入量。

（2）抗感染　　复方磺胺甲噁唑片（0.48 g/片）1.44 g q6h. p.o.，卡泊芬净针：首剂70 mg ivgtt，后50 mg ivgtt q.d.，亚安培南西司他定钠针500 mg ivgtt q6h.，莫西沙星针400 mg ivgtt q.d.。

（3）抗炎平喘　　甲强龙针40 mg ivgtt q12h.。

（4）预防血栓形成、抗凝　　低分子肝素0.4 mL i.h. q.d.。肢体气压。

经治疗患者气喘症状明显好转，可脱离无创呼吸机，鼻导管吸氧。

心电监测：指脉氧96%～100%，心率61～90次/min，血压100～140/60～90 mmHg之间，呼吸20～30次/min，体温恢复正常。

4月14日痰培养结果：白色念珠菌，未查见菌丝，真菌培养：近平滑假丝酵母菌，G试验、GM试验、T-SPOT均阴性，2017年4月14日复查胸部CT示感染较前明显吸收（图22-3）。

4月14日确定治疗方案：复方磺胺甲噁唑片（0.48 g）1.44 g q6h. p.o.，卡泊芬净针50 mg ivgtt q.d.（10天后停用），甲强龙针40 mg ivgtt q12h.，5天后减量为40 mg ivgtt q.d.，5天后停用。

4月19日和4月24日复查胸部CT见图22-4和图22-5。

随访：患者依从性可，出院后遵医嘱规律口服复方磺胺甲噁唑片足疗程，生活能力恢复，门诊随诊复查胸部CT两肺磨玻璃影完全吸收。

【最后诊断】

（1）重症肺炎　　I型呼吸衰竭。

（2）双肺弥漫性间质性肺病性质待定　　耶氏肺孢子菌感染（PCP）？

（3）肺源性心脏病　　肺、心功能失代偿期、心功能不全、心功能IV级。

（4）右乳癌术后第四周期化疗后。

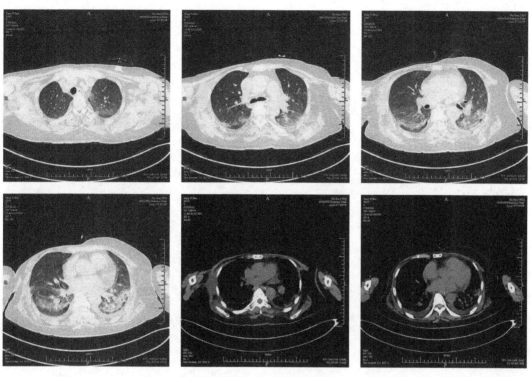

图22-3　2017年4月14日胸部CT

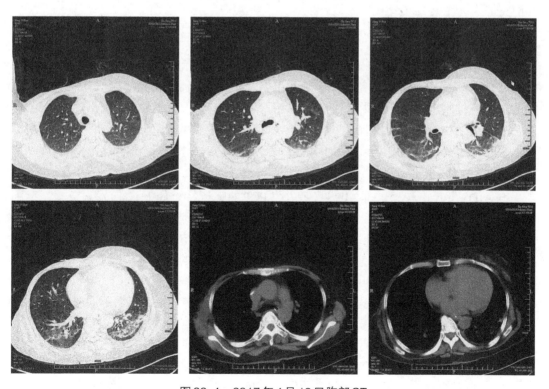

图22-4　2017年4月19日胸部CT

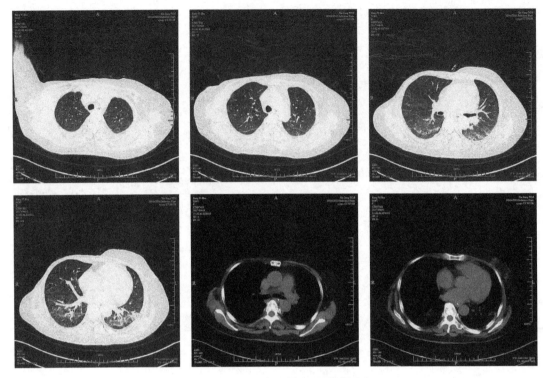

图22-5　2017年4月24日胸部CT

二、疾病概述——耶氏肺孢子菌病

肺孢子菌寄生部位限于肺泡腔，正常人体可通过细胞免疫将其清除，只有在免疫功能低下时发病，如长期应用免疫抑制剂的患者[1-4]。随着器官移植的广泛开展、糖皮质激素和免疫抑制剂的广泛运用以及肿瘤放化疗的施行，卡氏肺囊虫的感染出现在非AIDS患者中。分子生物学研究发现，卡氏肺囊虫线粒体的核苷酸序列与真菌具有较好的同源性，应归类于真菌，其中耶氏肺孢子菌是导致人感染的病原体[5]。

【临床表现】

与AIDS患者比较[6]，非AIDS患者并发PCP的临床特点如下：① 发病急骤、范围弥漫，以肺实变多见；② 常易于迅速进展为低氧血症甚至呼吸衰竭，病死率可高达60%以上，是AIDS患者PCP病死率的2倍，预后较差；③ 肺孢子菌携带量相对较少但肺部中性粒细胞较多，肺部的炎症反应较重[7-10]；④ 肺囊肿的发生率较低（3% vs. 56%）；⑤ 可见条带状实质病变、小叶中心结节和增厚的小叶间隔线[11]。

由于PCP病情发展快，病理表现复杂，因此CT表现多样化，根据不同时期胸部CT的不同表现，将PCP分为早中晚三期：早期为渗出期，典型表现为多发粟粒样小结节，以两中下肺野分布为主，可伴有肺门影增大。中期为浸润期，随着病情进展，粟粒及斑片状阴影融合扩大为密度均匀致密的浸润阴影，呈弥漫性磨玻璃样改变，典型表现为以肺门为中心双侧对称，病灶自肺门向两侧肺间质浸润，由中肺向下肺发展，HRCT病灶显示更清晰，呈地图样或碎石路征，其内可见清晰的含气支气管穿过，肺尖部受累较晚，肺野外带透亮度增加可见典型的"柳叶征"或"月弓征"，为代偿性肺气肿表现。晚期代偿修复期，肺内病变以实变、纤维化为主，可见片状高密度影及索条状、网织状改变。

【诊断依据】

其病原学检查主要靠痰、支气管肺泡灌洗液，经纤维支气管镜肺活检做特异性的染色如吉姆萨染色、亚甲胺蓝染色、Gomori大亚甲基四胺银染色，查获含8个囊内小体的包虫为确诊依据。

【鉴别诊断】

早期需要与急性粟粒型肺结核相鉴别，后者肺内病灶呈典型的分布、大小、密度三均匀，而PCP的粟粒状病灶在肺尖部分布稀少，可与后者相鉴别。

浸润期可与肺泡蛋白沉积症、肺水肿、ARDS、病毒感染的影像相鉴别：

（1）肺泡蛋白沉积症　　双侧可见片状分布的磨玻璃样高密度改变，内可见网状间隔增厚，片状磨玻璃高密度影伴相关间隙光滑增厚（碎石路征），肺泡实质与正常的肺泡实质之间出现很明显的分界线，形成地图样分布。

（2）间质性肺水肿　　主要表现为肺血管纹理增多、模糊，磨玻璃样改变及小叶间隔增厚；肺泡性肺水肿表现为小叶中央型腺泡状阴影，呈不规则相互融合的模糊实变阴影，双肺内中带分布，典型者从肺门两侧向外扩展逐渐变淡成典型的蝴蝶状阴影。

（3）ARDS　　其HRCT示肺内弥漫性分布斑片状磨玻璃样密度增高影表现；肺叶、段实变影，可见支气管气相；有时可见小叶中心密度增高影；病变影可呈重力依赖区、非重力依赖区分布或密度特征；后期CT影像多样化，典型是粗糙的网格结构及非重力依赖区的磨玻璃影，提示有可能存在肺纤维化可能；与PCP比较，小结节、树芽征、晕轮征及节段性磨玻璃样病变更常见于巨细胞病毒感染[11]。

【治疗】

治疗原则：早诊断、早治疗，患者应卧床休息，增加营养，纠正水电解质紊乱和缺氧，经鼻或面罩给氧，严重缺氧者则采用辅助通气。药物治疗：首选磺胺甲噁唑/甲氧苄啶（复方磺胺甲异噁唑），按体重计算，磺胺甲噁唑75～100 mg/（kg·d），甲氧苄啶15～20 mg/（kg·d），每6～8份次，对磺胺甲噁唑/甲氧苄啶有禁忌的患者，替代治疗方案包括静脉用喷他脒[4 mg/（kg·d）]、伯氨喹（30 mg q.d. p.o.）加克林霉素（600 mg q8h. ivgtt.）[4, 12, 13]，特异性抗肺孢子菌病治疗开始后72小时内，应用肾上腺皮质激素可改善预后，降低病死率；在合并有明显呼吸衰竭和两肺弥漫性病变者，需加用糖皮质激素以减轻炎症反应，改善血氧交换功能[1, 4, 14]，添加糖皮质激素的治疗决定需建立在个体基础上进行。

三、病例分析

此病例患者为54岁女性，为乳腺癌确诊患者，已行化疗治疗4周期，入院后3天出现发热，完善胸部CT，按院内细菌感染给予强有力的抗感染治疗（亚安培南西司他定钠针联合莫西沙星），后病情无明显改善，症状明显加重，复查胸部CT示双肺弥漫性渗出及磨玻璃样改变较前明显进展，入RICU时氧合指数120，心率127次/min，呼吸45次/

min，血压102/90 mmHg，查体：口唇爪甲发绀明显，双肺呼吸音粗，可闻及哮鸣音及湿啰音，心律齐，腹软无压痛及反跳痛，双下肢轻度水肿，诊断考虑：重症肺炎Ⅰ型呼吸衰竭，但经验性抗感染治疗后症状未见缓解，复查胸部CT示两肺弥漫性间质性炎症进展，抗生素治疗效果差，复查胸部CT双肺渗出较前明显进展，分析双肺部弥漫性磨玻璃影致病菌，除细菌性肺炎、病毒性肺炎外，还需考虑肺水肿、过敏性肺炎、肺泡出血、肺部肿瘤、结缔组织疾病、ARDS以及免疫功能缺陷引起耶氏肺孢子菌病；但肺水肿主要表现为肺血管纹理增多、模糊，磨玻璃样改变及小叶间隔增厚；肺泡性肺水肿表现为小叶中央型腺泡状阴影，呈不规则相互融合的模糊实变阴影，双肺内中带分布，典型者从肺门两侧向外扩展逐渐变淡成典型的蝴蝶状阴影，给予积极强心利尿改善心功能、控制出入量水平后症状可明显缓解，与此患者不符，故排除肺水肿可能；过敏性肺炎患者胸部CT表现也可出现双肺弥漫的磨玻璃影，其特点是双肺磨玻璃影广泛分布，无明显区域分别，但多有粉尘接触史、吸入抗原病史，而此患者无特殊接触史，故暂排除过敏性肺炎；肺泡出血患者胸部CT亦可表现出广泛的磨玻璃影，其中可见支气管气影，病变向心性分布，而肺外周相对较少，斑片状实变影及磨玻璃影沿支气管血管束散在分布，并且常伴有咯血症状，血象表现为贫血，与该患者不相符合；肺炎型肺癌胸部CT也可表现出肺部磨玻璃阴影，但与该患者胸部CT进展迅速不相符合；风湿免疫相关性检查均阴性，无关节肿痛等临床表现，无相关疾病病史，无皮疹，暂不考虑结缔组织疾病相关性肺损伤；患者乳腺癌术后及四周期化疗病史、免疫力低下、前期强有力的抗细菌治疗无效，胸部CT表现为斑片状阴影融合扩大为密度均匀致密的浸润阴影，呈弥漫性磨玻璃样改变，以肺门为中心双侧对称，病灶自肺门向两侧肺间质浸润，由中肺向下肺发展，其内可见清晰的含气支气管穿过，前期经过强有力抗感染治疗效果欠佳，病毒检测阴性，病情进展迅速，临床高度怀疑条件致病菌（耶氏肺孢子菌）感染，在经过口服复方磺胺甲噁唑及联合使用卡泊芬净针、甲强龙静点5天后复查胸部CT示渗出影较前明显吸收，患者临床症状明显改善，治疗有效，临床诊断为PCP。后期继续口服复方磺胺甲噁唑并停用其他药物后症状继续好转，1个月复查胸部CT双肺渗出完全吸收，生活质量恢复如常。

参 考 文 献

［1］ Sanchez J L, Cooper M J, Myers C A, et al. Respiratory infections in the U.S. military: recent experience and control [J]. Clinical microbiology reviews, 2015, 28(3): 743-800.

［2］ Huang L, Cattamanchi A, Davis J L, et al. HIV-associated pneumocystis pneumonia [J]. Proc Am Thorac Soc, 2011, 8(3): 294-300.

［3］ Goto N, Oka S. Pneumocystis jirovecii pneumonia in kidney transplantation [J]. Transpl Infect Dis, 2011, 13(6): 551-558.

［4］ Thmoas C F Jr, Limper A H. Pneumocystis pneumonia [J]. N Engl J Med, 2004, 350(24): 2487-2498.

［5］ Stringer J R, Beard C B, Miller R F, et al. A new name (Pneumocystis jiroveci) for Pneumocystis from humans [J]. Emerg Infect Dis, 2002, 8(9): 891-896.

[6] Roblot F, Godet C, Le Moal G, et al. Analysis of underlying diseases and prognosis factors associated with Pneumocystis carinii pneumonia in immunocompromised HIV-negative patients [J]. European journal of clinical microbiology and infectious diseases, 2002, 21(7): 523−531.

[7] Carmona E M, Limper A H. Update on the diagnosis and treatment of Pneumocystis pneumonia [J]. Ther Adv Respir Dis, 2011, 5(1): 41−59.

[8] Tokuda H, Sakai F, Yamada H, et al. Clinical and radiological features of Pneumocystis pneumonia in patients with rheumatoid arthritis, in comparison with methotrexate pneumonitis and Pneumocystis pneumonia in acquired immunodeficiency syndrome: a multicenter study [J]. Intern Med, 2008, 47(10): 915−923.

[9] Hardak E, Brook O, Yigla M. Radiological features of Pneumocystis jirovecii pneumonia in immunocompromised patients with and without AIDS [J]. Lung, 2010, 188(2): 159−163.

[10] Limper A H, Offord K P, Smith T F, et al. Pneumocystis carinii pneumonia. Differences in lung parasite number and inflammation in patients with and without AIDS [J]. Am Rev Respir Dis, 1989,140(5): 1204−1209.

[11] Kunihiro Y, Tanaka N, Matsumoto T, et al. The usefulness of a diagnostic method combining high-resolution CT findings and serum markers for cytomegalovirus pneumonia and pneumocystis pneumonia in non-AIDS patients [J]. Acta Radiol, 2015, 56(7): 806−815.

[12] Matsumura Y, Shindo Y, Iinuma Y, et al. Clinical characteristics of Pneumocystis pneumonia in non-HIV patients and prognostic factors including microbiological genotypes [J]. BMC infectious diseases, 2011, 11(1): 1.

[13]McKinnell J A, Cannella A P, Kunz D F, et al. Pneumocystis pneumonia in hospitalized patients: a detailed examination of symptoms, management, and outcomes in human immunodeficiency virus (HIV)-infected and HIV-uninfected persons [J]. Transplant Infectious Disease, 2012, 14(5): 510−518.

[14] Iriart X, Bouar M L, Kamar N, et al. Pneumocystis pneumonia in Solid-Organ Transplant Recipients [J]. J Fungi (Basel), 2015, 1(3): 293−331.

（苏　军　廖春燕　王　凡　李风森）

23 咳嗽、喘息进行性加重，双肺多发浸润影
——哮喘样发作疾病的鉴别

一、病例回顾

【病史简介】

患者，男性，29岁。因"间断咳嗽、喘息2年，加重3天"入院。患者于2012年底年无明显诱因出现阵发性咳嗽、咳白色泡沫样痰，无咯血及呼吸困难。咳嗽无明显昼夜差别。于当地医院就诊，按"感冒"给予"头孢菌素类"药物（具体不详）治疗后症状一度好转。后仍有间断咳嗽，无明显季节差异，夜间频繁，未予重视。2013年1月患者工作室搬至新办公楼后再次出现咳嗽症状加重，伴胸闷、气短，就诊于当地医院，查血常规嗜酸性粒细胞百分比增高（8.34%）、嗜酸性粒细胞计数0.9×10^9/L，肺功能：FEV_1/FVC 52.53%、支气管舒张试验阳性。诊断为"支气管哮喘急性发作"，给予"左氧氟沙星、甲泼尼龙、多索茶碱"静点，布地奈德、复方异丙托溴铵雾化吸入治疗7天后病情好转出院。出院后坚持长期吸入"沙美特罗氟替卡松气雾剂（50/250 μg）1吸 b.i.d.，口服复方甲氧那明2粒 t.i.d."治疗，但症状控制欠佳，仍有间断咳嗽、气喘。2013年5月出现痰中带血丝，于当地医院住院治疗，胸部CT示双肺多发可疑支气管扩张，支气管多发树芽征，右肺上叶肺大泡；诊断为"弥漫性泛细支气管炎？"，给予"头孢西丁、多索茶碱、盐酸氨溴索"静点治疗7天后症状缓解出院。出院第二日进食冰激凌后咳嗽、胸闷加重，再次就诊于当地医院住院治疗，查血常规示白细胞计数24.33×10^9/L、中性粒细胞比例89.8%、嗜酸性粒细胞百分比1.5%；给予"拉氧头孢、多索茶碱"静点、孟鲁司特口服、沙美特罗氟替卡松气雾剂（50/250 μg）吸入治疗11天后症状缓解出院。出院后长期口服"红霉素肠溶胶囊0.5 g q.d.，孟鲁司特钠片10 mg q.d.，复方甲氧那明2粒 t.i.d. 及沙美特罗氟替卡松气雾剂（50/250 μg）1吸 b.i.d."治疗，但仍有间断咳嗽，时有胸闷、气短。2013年10月患者咳喘明显加重，查血常规示白细胞计数19.66×10^9/L、中性粒细胞比例91.21%、嗜酸性粒细胞百分比2.3%；根据胸部CT和鼻窦CT诊断为"支气管哮喘急性发作、弥漫性泛细支气管炎、鼻窦炎"，予抗炎、平喘等治疗（具体用药不详）后好转，之后长期口服泼尼松片（初始20 mg/d）治疗，后逐渐减量（5天减1片，逐渐减量至停药），并继续口服"红霉素肠溶胶囊0.5 g q.d.，孟鲁司特钠片10 mg q.d.，复方甲氧那明2粒 t.i.d. 及沙美特罗氟替卡松气雾剂（50/250 μg）1吸 b.i.d."治疗。

2013年12月患者着凉后咳嗽症状再次加重，予"头孢哌酮舒巴坦、硫酸阿米卡星"抗感染及解痉平喘治疗后好转出院，出院后将吸入沙美特罗氟替卡松气雾剂改为（50/500 μg）1吸 b.i.d.，继续口服泼尼松片、红霉素肠溶胶囊、孟鲁司特、复方甲氧那明治疗。入院前3天咳喘明显加重，发热，体温38～39.6℃，痰黏不易咳出，再次入院。病史中神志清，精神欠振，自汗，纳少，寐欠安，二便调。

【既往史】

否认肝炎、疟疾史、结核史；否认高血压史、冠心病史；否认糖尿病史、脑血管病史、精神病史；否认手术史、输血史；否认过敏史；预防接种史不详。

【查体】

体温36.2℃，脉搏87次/min，呼吸18次/min，血压114/63 mmHg。发育正常。全身浅表淋巴结未触及肿大。唇无发绀，咽部无充血，双侧扁桃体无红肿。双肺叩诊呈清音，听诊双肺呼吸音粗，双肺可闻及少许散在干鸣音、未闻及湿啰音，无胸膜摩擦音。心界不大，律齐，未闻及病理性杂音，未闻及心包摩擦音。腹平、软，未见胃肠型及蠕动波，无压痛，无反跳痛，未扪及包块，肝脾肋下未触及，墨菲氏征阴性，肝区及肾区无压痛及叩击痛。移动性浊音阴性。双下肢无浮肿。无皮疹及关节红肿、畸形。

【实验室检查】

项　　　　目		数　　　　值
血常规（2013年2月24日至2014年1月6日）	嗜酸性粒细胞百分比	波动在0～60.8%
	嗜酸性粒细胞计数	波动在0～23.67×10⁹/L
血气分析（2013年2月至2014年1月）	氧分压	波动在60～82 mmHg
	血氧饱和度	波动在88%～97%
	二氧化碳分压	35～48 mmHg
风湿免疫疾病相关抗体	核抗体、抗dsDNA抗体、抗中性粒细胞胞质抗体、抗核抗体	均为阴性（－）
呼吸道巨细胞病毒IgG抗体		阳性（＋）
单纯疱疹病毒1/2型IgG抗体		阳性（＋）
风疹病毒IgG抗体		阳性（＋）
柯萨奇病毒B型IgM抗体		阳性（＋）
N端脑钠肽前体		5 564 pg/mL
肌钙蛋白		0.239 ng/mL

【辅助检查】

（1）胸部CT检查　　2013年至2014年多次复查胸部CT提示：双肺多发小点状结节渗出影，似树芽征改变，右肺上叶肺大泡，诊断为两肺细支气管肺泡炎、右肺尖肺大泡。

（2）鼻窦CT检查　　双侧上颌窦、筛窦及额窦炎症、双侧下鼻甲肥厚。

（3）肺功能检查　　FEV$_1$%49%　FEV$_1$/FVC 69.06%，弥散量正常，支气管扩张试验阳性。

（4）电子支气管镜检查　　支气管炎症改变。左下叶刷检可见柱状上皮细胞、吞噬细胞、淋巴细胞及中性粒细胞。

（5）过敏原特异性IgE抗体筛查：螨的过敏程度为低，艾蒿为过敏程度高，梧桐为过敏程度低。

（6）心脏彩超　　左室壁运动欠协调，肺动脉高压估测值37 mmHg，LVEF为58%。

（7）初诊2013年11月10日胸部CT　　双肺多发小点状结节渗出影，似树芽征改变（图23-1）。诊断为两肺细支气管肺泡炎、右肺尖肺大泡。2014年1月5日胸部CT示右肺

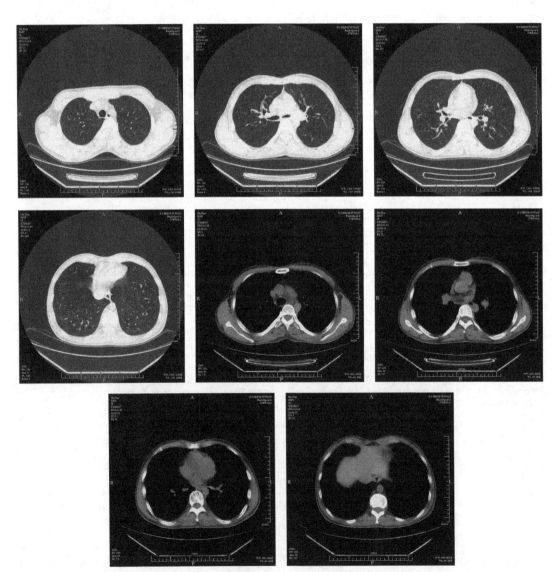

图23-1　2013年11月10日胸部CT

尖见肺大泡影，双肺中上野弥漫斑片状、片絮状，边界模糊影，周围小点状结节渗出影、其中左肺上叶舌段及右肺中叶实变，内可见支气管征。心包双侧胸腔积液；纵隔及肺门淋巴结肿大（图23-2）。

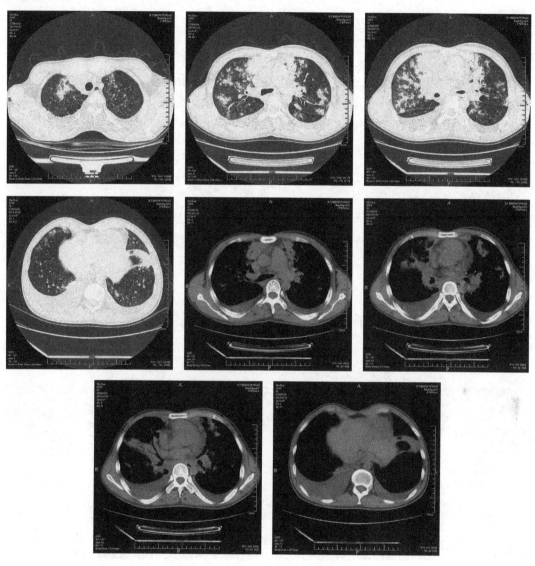

图23-2　2014年1月5日胸部CT

【初步诊断】

1）支气管哮喘急性发作。

2）双肺阴影待查。

【诊治经过】

入院后经验性抗感染治疗，疗效不佳。仔细查阅患者前后胸部CT，双肺弥漫细小结节病灶较前增大增多，沿着支气管走行分布为主，有长期反复使用糖皮质激素史，新疆为肺结核患病率较高的地区，T-SPOT提示阳性，肺结核不除外，患者呼吸困难明显，经与患者沟通病情，拒绝行电子支气管镜检查，同意诊断性抗结核治疗，故予"异烟肼、利福平，乙胺丁醇、吡嗪酰胺"治疗7天，但患者症状仍未缓解，病情进行性加重。再次对患者的病情进行分析，围绕患者反复喘息及肺部浸润影为线索分析病情及治疗思路，患者嗜酸性粒细胞百分比60.8%；血总IgE 1 688.6 IU/mL，符合变应性支气管肺曲霉病（allergic bronchopulmonary aspergillosis, ABPA），进一步完善血GM试验阳性，痰培养：曲霉菌。综合分析后，根据患者的临床表现以及相关检查结果治疗给予甲泼尼龙40 mg静滴q.d.，伏立康唑针静滴后10 d，患者喘息症状明显改善，体温正常，复查胸部CT肺内阴影较前吸收后出院随访观察，出院后口服泼尼松片30 mg q.d.，伊曲康唑200 mg，2次/d治疗。对患者进行2年余随访，患者在糖皮质激素减量过程中曾出现病情有所反复，胸部CT无明显进展。

【明确诊断】

变应性支气管肺曲霉病。

【随访】

① 2014年1月18日胸部CT示双肺多发散在感染性病变，较前吸收；右侧胸腔少量积液，心包少量积液（图23-3）。② 2014年4月18日复查胸部CT：双肺病变较前吸收（图23-4）。

二、疾病概述——变应性支气管肺曲霉病

变应性支气管肺曲霉病（allergic bronchopulmonary aspergillosis, ABPA）是烟曲霉致敏引

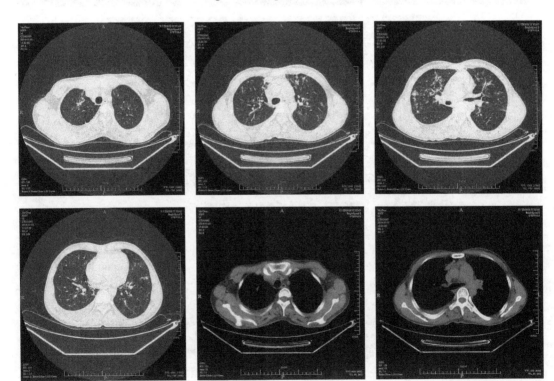

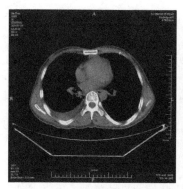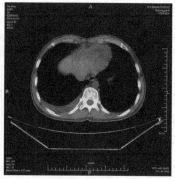

图 23-3　2014 年 1 月 18 日胸部 CT

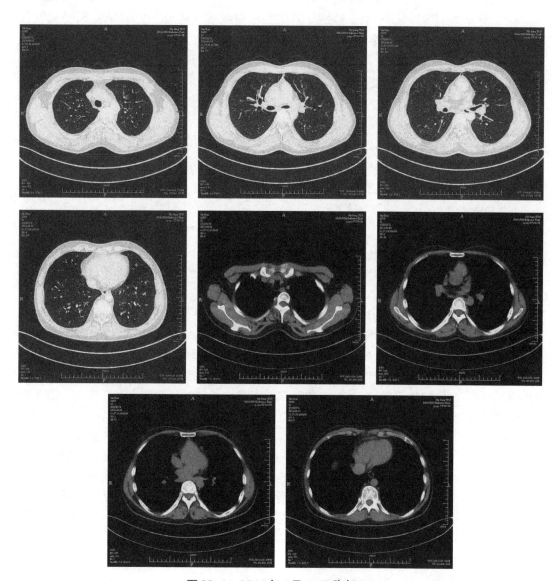

图 23-4　2014 年 4 月 18 日胸部 CT

起的一种变应性肺部疾病，表现为慢性支气管哮喘（简称哮喘）和反复出现的肺部阴影，可伴有支气管扩张。该病相对少见，临床上常被误诊或漏诊[1]；而早期诊断、及时给予全身糖皮质激素（简称激素）治疗，可控制病情，防止不可逆性肺部损害的发生[2, 3]。少见情况下，其他真菌也可引起与ABPA相似的表现，统称变应性支气管肺真菌病（allergic bronchopulmonary mycosis, ABPM）。近年来ABPA逐步引起我国临床医师重视，病例资料不断见诸报道，但由于该病临床表现多样，诊断标准不一，且需要特殊的实验室检查，临床上存在诊断不及时、治疗不规范等情况。

【诊断】

2017年中华医学会呼吸病学分会哮喘学组在2013年国际人类和动物真菌学会（ISHAM）专家组提出的ABPA诊断标准[4]的基础上，结合我国的疾病分布特点和临床实际情况，提出以下诊断标准。诊断ABPA须具备第1项、第2项和第3项中的至少2条：

（1）相关疾病　①哮喘，特别是难治性哮喘或重症哮喘；②其他疾病：支气管扩张症、慢阻肺、肺囊性纤维化等。

（2）必需条件　同时具备①血清烟曲霉slgE水平升高（>0.35 kUA/L）或烟曲霉皮试速发反应阳性；②血清TIgE水平升高（>1 000 U/mL），如果满足其他条件，<1 000 U/mL也可考虑诊断。

（3）其他条件　①外周血嗜酸性粒细胞>0.5×10^9个/L；使用激素者可正常，以往的数据可作为诊断条件；②影像学与ABPA一致的肺部阴影：一过性病变包括实变、结节、牙膏征或手套征、游走性阴影等，持久性病变包括支气管扩张、胸膜肺纤维化等；③血清烟曲霉sIgG抗体或沉淀素阳性。

【鉴别诊断】

①弥漫性泛细支气管炎（DPB）：患者多有慢性鼻旁窦炎或有既往史，部分患者有鼻旁窦炎家族史，可有咳嗽咳痰，活动后气喘的症状，部分患者还有咯血，胸部CT表现为两肺弥漫性分布的粟粒状小结节影，可出现树芽征，病理表现为以呼吸性支气管为主的细支气管的，全壁的炎症，管壁增厚，周围淋巴细胞，浆细胞以及巨噬细胞增生聚集。低剂量红霉素长期应用治疗DPB有效。②变应性肉芽肿性血管炎：本病是一种以哮喘、变应性鼻炎、嗜酸性粒细胞增多和全身性血管炎为特征的疾病。临床表现：呼吸系统主要表现如70%以上患者有变应性鼻炎、鼻息肉、副鼻窦炎和哮喘等，肺外表现即系统性血管炎累及全身各脏器，其中以神经、肌肉及皮肤受损为最常见。有支气管哮喘，白细胞计数分类中血嗜酸性粒细胞>10%，单发性或多发性单神经病变或多神经病变，游走性或一过性肺浸润，鼻窦病变，血管外嗜酸性粒细胞浸润；具备上述4条或4条以上者可考虑本病的诊断。③外源性变应性肺泡炎：又称变应性肺炎，是一组免疫介导的肺疾病。易感者反复吸入致敏物质引起肺组织的过敏反应，形成肉芽肿病变，可发展为肺间质纤维化。诊断过敏性肺炎的重要依据是患者的职业史、家庭史以及环境中变应原接触史。支气管肺泡灌洗液中以CD8+为主的淋巴细胞显著增多是本病的特征性改变。肺活检显示肺间质弥漫性淋巴细胞、巨噬细胞、肥大细胞和浆细胞浸润，可见非坏死性肉芽肿形成。同时结合影像学改变、肺功能及相关实验室检查可明确诊断。

【临床分期】

根据临床表现、血清学和影像学检查，ABPA的自然病程可分为Ⅰ～Ⅴ期[2]，对于评价患者个体的疾病状况和转归有帮助。Ⅰ期：新发的、活动性ABPA；Ⅱ期：临床和血清学缓解期；Ⅲ期：复发性活动性ABPA；Ⅳ期：慢性激素依赖性哮喘；Ⅴ期：进行性炎症和气道扩张引起的纤维-空洞病变，可导致进展性呼吸衰竭和死亡。需要指出的是，ABPA的病程不一定按照上述顺序演变；在患者就诊时，也难以预料是否会进入缓解期，是否会复发，抑或持续进展。一般认为早期诊断和治疗可降低未来疾病进展的风险。

【治疗】

ABPA的治疗目标包括控制症状，预防急性加重，防止或减轻肺功能受损[2]。治疗药物在抑制机体曲霉变态反应的同时，清除气道内曲霉定植，防止支气管及肺组织出现不可逆损伤。

（1）避免变应原接触　　ABPA患者应尽量避免接触曲霉等变应原，脱离过敏环境对于控制患者症状、减少急性发作非常重要。

（2）激素　　口服激素是治疗ABPA的基础治疗，不仅抑制过度免疫反应，同时可减轻曲霉引起的炎症损伤。早期应用口服激素治疗，可防止或减轻支气管扩张及肺纤维化造成的慢性肺损伤。绝大多数ABPA患者对口服激素治疗反应良好，短时间内症状缓解、肺部阴影吸收。口服激素的剂量及疗程取决于临床分期[2]。有研究提示，中等剂量激素与高剂量激素在治疗效果上相当，同时不良反应更少[5]。对于Ⅰ期和Ⅲ期患者，通常使用的泼尼松起始剂量为0.5 mg/kg，1次/d，2周；继以0.25 mg/kg，1次/d，4～6周。然后根据病情试行减量，一般每2周减5～10 mg，建议采用隔日给药方法[2,6]。治疗时间依据疾病严重程度不同而有所差异，总疗程通常在6个月以上。对于Ⅳ期患者，可能需要长期口服小剂量激素维持治疗。吸入激素（ICS）不作为ABPA的首选治疗方案，单独使用ICS并无临床获益[7,8]。但对于全身激素减量至≤10 mg/d（泼尼松当量）的患者，联合使用ICS可能有助于哮喘症状的控制，同时可减少全身激素用量。

（3）抗真菌药物　　抗真菌药物可能通过减少真菌定植、减轻炎症反应而发挥治疗作用。对于激素依赖患者、激素治疗后复发患者，建议使用。研究发现伊曲康唑（itraconazole）可减轻症状，减少口服激素用量，同时降低血清TIgE水平、减少痰嗜酸性粒细胞数目[4,9,10]。成年患者通常的用量为200 mg，口服，2次/d，疗程4～6个月；如需继续用药，亦可考虑减至200 mg，1次/d，4～6个月[9]。伊曲康唑有口服胶囊和口服液两种剂型。服用胶囊制剂需要胃酸以利吸收，可与食物或酸性饮料一起服用，应避免同时服用质子泵抑制剂和抗酸药；而口服液则需空腹时服用。由于口服伊曲康唑生物利用度个体差异大，有条件者建议进行血药浓度监测[11]。伊曲康唑在肝脏代谢，肝功能不全者慎用。总体而言，伊曲康唑不良反应少见，包括皮疹、腹泻、恶心、肝毒性等[11]。建议用药期间监测肝功能。近年研究发现其他唑类如伏立康唑也具有同样的疗效，临床改善可见于68%～78%的患者[12]，不良反应少见，包括肝功能损害、肢端水肿、皮疹、恶心、呕吐。视觉异常相对多见，停药后可很快恢复[11]。对于伊曲康唑治疗无改善的患者，换用伏立康唑仍可见疗效。伏立康唑的用法用量：200 mg q12h. p.o.（体质量≥40 kg），或100 mg q12h. p.o.（体质量≤40 kg），疗程同伊曲康唑。

（4）其他药物　　重组人源化IgE单克隆抗体——奥马珠单抗（omalizumab）治疗可

改善症状，减少急性发作和住院次数，改善肺功能，减少口服激素剂量[13-15]。但报道资料多为个例经验和小样本研究，目前暂不推荐常规使用。

三、病 例 解 析

本病例特点：① 本例患者为年轻男性，"反复咳嗽、喘息2年余"，肺部听诊双肺可闻及呼气末哮鸣音，辗转当地多家医院，诊断"支气管哮喘"，并给哮喘规范治疗疗效不理想。② 我院住院期间曾出现发热、喘息明显加重，影像学出现双肺部多发浸润影，首先考虑到在支气管哮喘基础上合并肺部感染，入院后予不同级别抗生素治疗疗效不佳。③ 患者既往长期反复使用糖皮质激素，发病地点在新疆，当地的流行病学特点是肺结核患病率高，患者经抗感染治疗疗效不理想，T-SPOT检查阳性的临床特点，肺部多发浸润影不能排除肺结核可能，予"异烟肼、利福平静点，乙胺丁醇、吡嗪酰胺口服"诊断性抗结核治疗7天，患者症状仍未缓解，病情进行性加重。④ 患者临床表现为反复喘息，实验室检查结果为：嗜酸性粒细胞百分比60.8%；血总IgE 1 688.6 IU/mL，血GM试验阳性，痰培养：曲霉菌。综合分析该患者的临床表现以及相关检查结果，符合变应性支气管肺曲霉病诊断。治疗给口服泼尼松片30 mg/d，伊曲康唑200 mg b.i.d.，2年余随访中患者胸部CT无明显进展。

ABPA是一种少见病，临床表现不典型，极易漏诊，常被误诊为哮喘、支气管扩张、肺结核、过敏性肺炎及细菌性肺炎等。结合临床，反复哮喘样症状，治疗疗效不理想时，分析回顾诊治经过及进一步完善鉴别诊断尤为关键，应当进行仔细鉴别和分析病情，做到早期确诊。ABPA患者如果能早期诊断和治疗常常预后较好；加重期使用糖皮质激素和抗真菌药物治疗通常可以使ABPA病情得到控制。今后临床工作中积极的筛查、早期诊断和早期治疗可以防止ABPA患者支气管扩张的发生和进展，从而延缓终末期肺病的发生。

参 考 文 献

[1] Mou Y, Ye L, Ye M, et al. A retrospective study of patients with a delayed diagnosis of allergic bronchopulmonary aspergillosis/allergic bronchopulmonary mycosismycosis [J].Allergy Asthma Proc, 2014, 35(2): 21-26.

[2] Patterson K, Strek M E. Allergic bronchopulmonary aspergillosis [J]. Proc Am Thorac Soc, 2010, 7(3): 237-244.

[3] Agarwal R. Allergic bronchopulmonary aspergillosis [J]. Chest, 2009, 35(3): 805-882.

[4] Elphick H E, Southern K W. Antifungal therapies for allergic bronchopulmonary asperg-illosis in people with cystic fibrosis [J]. Cochrane Database Syst Rev, 2016, 11: 220-224.

[5] Agarwal R, Aggarwal A N, Dhooria S, et al. A randomised trial of glucocorticoids in acute-stage allergic bronchopulmonary aspergillosis complicating asthma [J]. Eur Respir J, 2016, 47(2): 490-498.

[6] Agarwal R, Chakrabarti A, Shah A. et al. Allergic bronchopulmonary aspergillosis: review of

literature and proposal of new diagnostic and classification criteria [J]. Clin Exp Allergy, 2013, 43(8): 850−873.

[7] Report to the Research Committee of the British Thoracic Association. Inhaled beclomethasone dipropionate in allergic bronehopulmonary aspergillosis [J]. Br J Dis Chest, 1979, 73(4): 349−356.

[8] Agarwal R, Khan A, Aggarwal A N, et al. Role of inhaled corticoste-roids in the management of serological allergic bronchopulmonary aspergillosis(ABPA) [J]. Intern Med, 2011, 50(8): 855−860.

[9] Stevens D A, Schwartz H J, Lee J Y, et al. A randomized trial of itraconazole in allergic bronchopulmonary aspergillosis [J]. N Engl J Med, 2000, 342(11): 756−762.

[10] Moreira A S, Silva D, Ferreira A R, et al. Antifungal treatment in allergic bronchopulmonary aspergillosis with and without cystic fibrosis: a systematic review [J]. Clin Exp Allergy, 2014,44 (10): 1210−1227.

[11] Limper A H, Knox K S, Sarosi G A, et al. An official American Thoracic Society statement: Treatment of fungal infections in adult pulmonary and critical care patients [J]. Am J Respir Crit Care Med, 2011, 183(1): 96−128.

[12] Chishimba L, Niven R M, Cooley J, et al. Voriconazole and posaconazole improve asthma severity in allergic bronchopulmonary aspergillosis and severe asthma with fungal sensitization [J]. J Asthma, 2012, 49(4): 423−433.

[13] Evans M O, Morris M J, Coop C A, et al. Omalizumab,an additional therapy for allergic bronchopulmonary aspergillosis [J]. Ann Allergy Asthma Immunol, 2015, 115(3): 250−251.

[14] Voskamp A L, Gillman A, Symons K, et al. Clinical efficacy and immunologic effects of omalizumab in allergic bronchopulmonary aspergillosis [J]. J All-ergy Clin Immunol Pract, 2015, 3(2): 192−199.

[15] Lehmann S, Pfannenstiel C, Friedrichs F, et al. Omalizumab: a new treatment option for allergic bronchopulmonary aspergillosis in patients with cystic fibrosis [J]. Ther Adv Respir Dis, 2014, 8 (5): 141−149.

（杜丽娟　廖春燕　李风森）

24 呼吸困难进行性加重伴双肺磨玻璃影
——系统性硬化症合并间质性肺疾病的鉴别

一、病 例 回 顾

【病史简介】

患者，女性，43岁。以"咳嗽、胸闷、气短进行性加重3月余"于2017年2月5日收入院。患者3月前不慎受凉后出现咳嗽，多以干咳为主，偶咳少量白色黏痰，伴活动后胸闷、气短、气憋，且呈进行性加重，活动耐力明显下降，起初上3～4楼喘憋明显，逐渐发展至轻微活动后即感喘憋明显，日常生活严重受限，逐渐出现颜面部及四肢肿胀，夜间不能平卧，尿量少，前胸、背部皮肤呈黑色，无低热、盗汗、咯血，无心前区疼痛，无鼻塞、流涕、咽痛，无畏光、脱发，无皮疹、关节肿痛，在当地某医院行胸部CT示：双肺多发磨玻璃样渗出影。经抗感染治疗（具体不详）无效，遂前往某三甲医院就诊查肺功能提示：肺通气功能基本正常，小气道气流受阻，残气量、残总百分比正常，气道阻力、传导率正常，肺弥散功能重度障碍。心脏彩超提示：心包少量积液。诊断"间质性肺病"，返回当地医院予抗感染、甲强龙针40 mg q.d.治疗8天出院，出院后予以甲泼尼龙片8 mg q.d.，罗红霉素0.3 g q.d.，沙丁胺醇气雾剂吸入b.i.d.，仍感症状持续加重，为求进一步系统诊治入我院呼吸科。病程中，神志清，精神不振，饮食可，夜间睡眠差，尿少，大便正常，近1月体重增加5 kg。

【既往史】

既往体健，否认其他慢性病史、传染病史、手术及外伤史；否认饲养禽类；否认粉尘、毒物接触史。

【查体】

体温36.3℃，心率106次/min，呼吸20次/min，血压125/67 mmHg。前胸、后背部皮肤发黑，口唇爪甲发绀，咽部无充血，双扁桃体无肿大，胸廓对称无畸形，双侧语颤对称无增减，未触及胸膜摩擦感，双肺叩诊呈清音，双肺呼吸音粗，双肺未闻及干、湿啰音，心界无扩大，心率106次/min，律齐，各瓣膜听诊区未闻及病理性杂音，腹部平软，全腹无压痛，肝脾肋下未触及，各输尿管点无压痛，双肾区无叩击痛，脊柱四肢无畸形，颜面部、双手肿胀，双下肢呈非凹陷性浮肿。

【影像学检查】

（1）2017年2月5日胸部CT　　双肺胸膜下多发磨玻璃样渗出影，以双下肺外带显著（图24-1）。

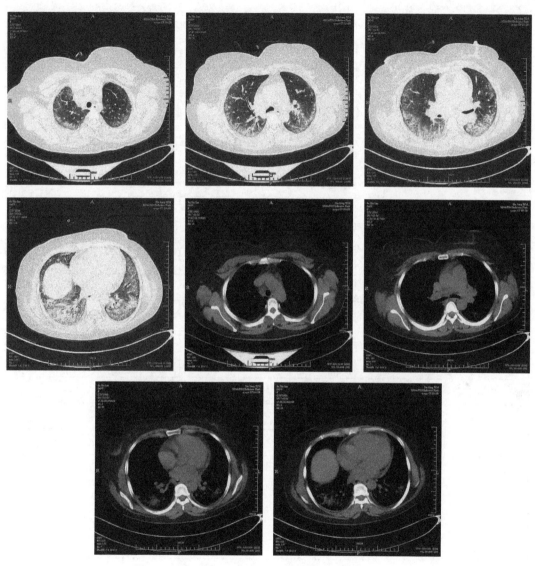

图24-1　2017年2月5日胸部CT

（2）心电图　　正常。

（3）心脏彩超　　心包积液（少量），提示肺动脉压增高。

（4）双下肢股、腘、胫后动静脉彩超　　未见明显阻塞。

（5）腹部彩超　　脂肪肝，胆囊炎，胆囊壁多发胆固醇结晶，胰脾双肾超声检查未见异常。

【实验室检查】

项　　目		数　　值
血气分析	pH	7.38
	二氧化碳分压	39.10 mmHg
	氧分压	63.40 mmHg
	血氧饱和度	89.70%（面罩吸氧 5 L/min）
C反应蛋白		31.10 mg/L
血常规	白细胞计数	15.26×10^9/L
	中性粒细胞百分比	84.54%
	血红蛋白	102.00 g/L
	中性粒细胞绝对值	12.90×10^9/L
肝功能	白蛋白	26.10 g/L
	总蛋白	50.70 g/L
心肌标志物	乳酸脱氢酶	797.00 U/L
	肌钙蛋白	0.021 0 ng/mL
	D-二聚体	2.21 μg/mL
	N端脑钠肽前体	701.80 pg/mL
降钙素原		0.05 ng/mL
电解质	钾	3.75 mmol/L
	钠	138.70 mmol/L
	氯	103.50 mmol/L
	钙	1.95 mmol/L
总IgE		52.54 IU/mL
G实验、GM实验		阴性（-）
血沉		15.00 mm/h
甲状腺功能	总T3	0.71 nmol/L
	总T4	64.26 nmol/L
	游离T3	2.36 pmol/L
肿瘤标志物	癌胚抗原	8.13 ng/mL
	细胞角蛋白19片段	7.46 ng/mL
	糖类抗原153	96.00 U/mL

（续表）

项　目		数　值
肿瘤标志物	糖类抗原199	54.66 U/mL
	糖类抗原724	34.41 U/mL
	糖类抗原CA50	80.22 U/mL
糖化血红蛋白		6.20%
肺炎支原体抗体		阳性（＋）
肾功能、血脂		正常
甲肝、乙肝、丙肝、艾滋、HIV抗体		均阴性
抗核抗体谱	SCL-70抗体（免疫印迹法）	+++
	抗核抗体（荧光核型）	均质型＋核仁型
	抗核抗体（荧光滴度）	1：1 000
	血管炎抗体、风湿五项	均正常

【初步诊断】

1）弥漫性间质性肺病合并感染。

2）系统性硬皮病。

3）低蛋白血症。

【治疗】

入院后予头孢哌酮钠舒巴坦钠联合莫西沙星片抗感染，乙酰半胱氨酸片祛痰，甲强龙针160 mg q.d. ivgtt，联合抑酸护胃、纠正低蛋白、维持水液电解质酸碱平衡及支持对症处理。

2017年2月8日（入院第4天）：患者咳嗽、胸闷、气短减轻，甲泼尼龙针减为120 mg q.d.。

2017年2月9日（入院第5天）：临时加用环磷酰胺0.6 g静点。

2017年2月11日（入院第7天）：甲泼尼龙针减为80 mg q.d.。

2017年2月12日（入院第8天）：患者咳嗽频繁，胸闷、气喘、气憋加重，晨起发热，体温38.9℃，全身乏力，监护心率80次/min，血压121/65 mmHg，指脉氧95%，双肺呼吸音粗，双肺可闻及爆裂音，颜面及双下肢无浮肿。查血气分析（鼻导管吸氧3 L/min）：pH 7.38，氧分压48.90 mmHg，二氧化碳分压43.00 mmHg，血氧饱和度77.90%；C反应蛋白54.30 mg/L；血常规：白细胞计数12.88×10^9/L，中性粒细胞百分比86.51%，中性粒细胞绝对值11.14×10^9/L，血红蛋白106.00 g/L；血清降钙素原测定、肌钙蛋白、肾功能均正常。

2017年2月13日复查胸部CT与2017年2月5日相比无明显变化（图24-2）。

患者胸部CT较前无明显变化，但临床症状加重，并伴有发热，血象增高，考虑在应用激素及免疫抑制剂期间易合并感染，故调整治疗：停头孢哌酮/舒巴坦针及莫西沙星片，予亚安培南西司他定钠针、氟康唑针、奥司他韦胶囊；甲强龙针剂量不变。

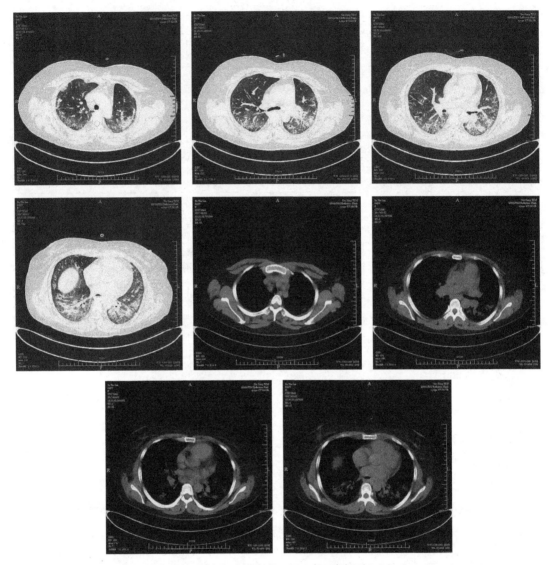

图24-2　2017年2月13日胸部CT

　　2017年2月15日（入院第11天）：患者体温降至正常，咳嗽减少，咳少量白色黏痰，胸闷、气喘、气憋减轻，听诊：双肺呼吸音粗，双肺可闻及爆裂音，颜面及双下肢无浮肿。停甲强龙针，予泼尼松片40 mg q.d. p.o.。

　　2017年2月17日（入院第13天）：患者咳嗽明显减少，咳少量白色黏痰，胸闷、气喘、气憋减轻，听诊双肺呼吸音粗，双肺可闻及爆裂音，颜面及双下肢无浮肿。经治疗好转出院，出院治疗方案：泼尼松片40 mg q.d.,每周减半片；硫唑嘌呤片50 mg q.d.，1周后复查血常规、肝功能、肾功能，如果正常，加为50 mg b.i.d.；乙酰半胱氨酸片0.6 g b.i.d.。

二、疾病概述——系统性硬化症

　　系统性硬化症（systemic sclerosis, SSc）是一种以皮肤变硬和增厚为主要特征的结缔组织病，女性多见，多数发病年龄在30～50岁。肺脏受累普遍存在。间质性肺疾病（ILD）是SSc患者的常见肺部表现，也是近年来造成SSc患者死亡的首要原因。对于初诊的SSc患者常规行胸部HRCT筛查则SSc-ILD的发生率可达55%，若对于有肺功能异常的SSc患者进行HRCT检查，则SSc-ILD的发生率高达96%。不过仅有1/4左右的SSc患者有明显的ILD相关的临床表现。自血管紧张素转化酶抑制剂在SSc肾危象中的成功使用以来，肺部并发症尤其是ILD是SSc患者的主要死亡因素[1]，是造成1/3左右SSc患者死亡的原因。

【临床表现】

SSc-ILD常见并且起病隐匿，临床表现以胸闷、气短、咳嗽为主，以网格影、磨玻璃影、牵拉性支气管扩张和蜂窝样变为主要胸部HRCT表现，双下肺及胸膜下病变多见，肺功能损害的主要特点为弥散功能障碍。

【诊断和分类标准】

2013年11月由美国风湿病学会和欧洲风湿病联盟制定了基于1980年由美国风湿病学会制定的SSc的分类标准（表24-1），并逐渐在各国SSc临床诊疗，尤其是科研工作中推广应用[2]。相比之下，2013年的分类标准突出了"手指皮肤硬化并延伸至掌指关节近端"对于SSc诊断的重要性，该分类标准更利于早期、轻症、局限型SSc的诊断[3]；2013年分类标准不是SSc的诊断标准。SSc患者根据受累组织、器官不同，分为不同的亚组或临床表型，并给予不同的治疗推荐：① 血管病组：包括雷诺现象、肺动脉高压及硬皮病肾危象；② 纤维化病组：包括皮肤硬化和间质性肺疾病；③ 胃肠病组：常见胃食管反流病、胃窦血管扩张、食管狭窄和动力下降、假性梗阻等，小肠细菌过度生长；④ 其他表现：异常钙化、多关节炎或合并肌炎。

表24-1　2013年ACR/EMLAR SSc分类标准

项　　　目	子　项　目	权重/得分
双手指皮肤增厚并延伸至掌指关节	—	9
手指皮肤硬化	手指肿胀 指硬皮病	2 4
指端损伤	指尖溃疡 指尖凹陷性瘢痕	2 3
毛细血管扩张	—	2
甲襞微血管异常	—	2
肺动脉高压和（或）间质性肺病	肺动脉高压 间质性肺病	2 2
雷诺现象	—	3
SSc相关抗体	抗着丝点抗体 抗拓扑异构酶Ⅰ（抗SCL-70） 抗RNA聚合酶Ⅲ	3

注：总得分为各项最高评分的总和，总得分＞9分即可归类为SSc患者。

【鉴别诊断】

间质性肺疾病泛指在影像学上呈两肺弥漫性或多灶性分布的各种形态的病变，病理学以肺实质和（或）肺间质广泛浸润为特征的一大组异质性疾病群。分析高分辨CT病变的特点，在间质性肺疾病的诊断和鉴别诊断中具有重要的意义。磨玻璃影是指病变的密度低于肺内血管的密度，呈雾状棉絮样密度增高，透过磨玻璃影可见到血管树影，常见的疾病有肺泡出血、肺炎早期、急性间质性肺炎、肺孢子菌肺炎、肺水肿等；中央性分布的磨玻璃影常见于肺泡出血、肺水肿等良性病变，预后好，而外周分布的磨玻璃影常见于普通型间质性肺炎（UIP）或急性间质性肺炎等预后不良的疾病。肺泡出血典型表现为咯血、胸片弥漫性肺泡浸润性阴影和贫血三联征，出血多时，胸部HRCT表现为广泛的磨玻璃影或实变阴影，可见支气管气影，病变向心性分布，外周相对少见。急性间质性肺炎（AIP）起病急，最常见的症状是咳嗽、呼吸困难和发热，迅速出现中至重度的低氧血症，氧疗难以纠正，快速进展为呼吸衰竭，需要机械通气治疗，发病早期，HRCT病变阴影的密度从磨玻璃到实变影，呈弥漫或片状分布，常对称出现，肺外周及下叶背部的病变较重，病程短，短期内出现牵拉性支气管和细支气管扩张，病变进行性扩大，是AIP较具特征性的表现。

肺炎：某些免疫功能正常患者的非典型肺炎、病毒性肺炎，尤其是免疫缺陷患者的机会性病原体所致肺炎，如肺孢子菌肺炎，其影像学表现为弥漫性磨玻璃阴影或实变影，影像学鉴别有困难，但临床上多有急性感染征象，如发热等，及时查呼吸道病原体、病毒核酸检测、HIV等有助鉴别。

肺水肿：胸部HRCT表现以肺门为中心的磨玻璃影及实变影，沿支气管血管束分布，由于重力作用有下坠感，肺泡隔和肺间质均匀增厚，两侧胸腔积液，小叶间隔增厚，注意心脏疾病的病史和体征发现，有助于鉴别诊断。本例患者胸部HRCT突出的改变是在肺的基底部和胸膜下，主要病变是磨玻璃影，主要症状是进行性困难、咳嗽，肺部可闻及爆裂音，伴有皮肤损害，肺动脉高压，抗核抗体谱异常，具有结缔组织病特征性改变。

【治疗】

目前没有关于SSc-ILD的治疗指南，但低剂量糖皮质激素（激素）联合免疫抑制剂是SSc-ILD的主要治疗方案。

（1）糖皮质激素　激素是系统性硬化症的主要治疗药物，一般推荐泼尼松（20～30）mg/d作为起始治疗量用于活动期需要治疗的SSc-ILD患者；对于出现呼吸衰竭的急性加重或重症患者，可以考虑短期使用大剂量激素（泼尼松）1 mg/（kg·d）。

（2）免疫抑制剂　环磷酰胺是SSc-ILD治疗中重要的免疫抑制剂；一般建议从小剂量开始，常规用量是口服1～2 mg/（kg·d），连续服用12个月。关于1年环磷酰胺治疗后的后续治疗方案上，专家推荐可以尝试硫唑嘌呤、吗替麦考酚酯（或霉芬酸酯）序贯治疗12个月，但一般不建议把硫唑嘌呤作为SSc-ILD的一线治疗药物。对于不能耐受环磷酰胺的SSc-ILD患者，可以选用吗替麦考酚酯作为一线用药。

（3）抗纤维化制剂　吡非尼酮和尼达尼布是目前国内外专家推荐的用于特发性肺纤维化治疗的新型抗纤维化制剂[4,5]，也有散在的病例报道提示吡非尼酮可能对于SSc-ILD患者有效。

（4）其他药物　　近年来，有文献报道使用松弛素、伊马替尼、CD20单抗、TGF-β抗体等多种新的治疗方法治疗皮肤硬化均取得不错疗效，但是目前尚未得到广泛推广使用，可以考虑用于难治性患者。

（5）预防　　对于雷诺现象患者，尽量避免寒冷、精神应激和吸烟等。对于胃肠道动力学异常患者，注意进食易吸收饮食，避免餐后卧位等。对于合并间质性肺病者，尽量避免感冒，必要时长期低流量吸氧，防止肺纤维化进一步加重。对于合并肺动脉高压者，注意避免剧烈运动，防止猝死。

【预后】

SSc一般是慢性病程，预后与确诊的时间密切相关，出现内脏并发症影响预后，5年生存率为84.1%，10年生存率为74.9%；而SSc-ILD的5年生存率与未合并ILD的SSc之间相差不大，但SSc-ILD的10年生存率则仅在29%～69%。而病死率最高的是合并肾危象，1年生存率低于15%。SSc病变仅限于皮肤，没有内脏受累的预后较好。

三、病例解析

本例患者病史特点：患者青年女性，病程3个月，主要表现为咳嗽，活动后胸闷、气短进行性加重，前胸、后背皮肤发黑；听诊双肺未闻及干湿性啰音，颜面部、双手肿胀，双下肢呈非凹陷性浮肿；胸部CT可见双肺胸膜下多发磨玻璃样渗出影；肺功能提示：肺通气功能基本正常，弥散功能障碍；心脏彩超：心包少量积液，提示肺动脉压增高；SCL-70抗体（免疫印迹法）（+++），抗核抗体（荧光核型）均质型+核仁型，抗核抗体（荧光滴度）1：1 000。参照1980年及2013年11月由美国风湿病学会和欧洲风湿病联盟制定的SSc的分类标准，总评分＞9分，SSc诊断成立，属于纤维化病组，治疗以激素及免疫抑制剂为主。

间质性肺疾病是以肺间质、肺泡壁和肺泡腔具有不同形式和程度炎症和纤维化为主要病理改变的一组异质性疾病，目前已有150～200种疾病囊括在ILD之下，其中不少疾病本身就是罕见病，诊断和鉴别诊断往往很困难，需要通过详细的病史采集、体格检查、胸部HRCT、血液学检查、肺功能检查、支气管镜及肺泡灌洗液、甚至肺活检等综合性评估和分析其在临床、病理改变、自然病程、治疗方法和预后等方面的不同。

本例患者主要是间质性肺病的病因学诊断，间质性肺疾病（ILD）是最常见的肺间质疾病，它是由多种原因引起的以肺间质弥漫性渗出、浸润和纤维化为主要病理特征一组临床综合征，美国胸科协会/欧洲呼吸协会通过共识意见将ILD分为四类：① 已知病因引起的ILD，如结缔组织病并间质性肺疾病（CTD-ILD）。② 特发性间质性肺炎，如特发性肺纤维化（IPF）、普通型间质性肺炎（UIP）、非特异性间质性肺炎（NSIP）等。③ 肉芽肿性ILD，如结节病等。④ 其他ILD，如特发性肺含铁血黄素沉着症等。ILD病因复杂，35%可明确病因，而65%则病因不明，IPF最常见的病因（28%），其次是CTD-ILD（14%），过敏性肺炎（7%）和NSIP（7%）。本例患者胸部CT可见双肺多发的磨玻璃样渗出影，肺功能以弥散功能减退为主，属于间质性肺疾病，血清SCL-70抗体（免疫印迹法）（+++），抗核抗体（荧光核型）均质型+核仁型，抗核抗体（荧光滴度）

1：1 000，考虑为结缔组织病相关的间质性肺病。

结缔组织病（connective tissue disease CTD）是以一类以血管和结缔组织的慢性炎症为病理基础而引起全身各器官损害的自身免疫性疾病。由于肺含有丰富的胶原、血管等结缔组织并具有免疫调节、代谢、内分泌等功能，因而成为CTD常累及的靶器官。CTD中特发性炎症性肌病（IIM）、系统性硬化症（SSc）、类风湿性关节炎（RA）、干燥综合征（SS）、系统性红斑狼疮（SLE）合并ILD较多见。该患者有皮肤损害，SCL-70抗体（免疫印迹法）(+++)，抗核抗体（荧光核型）均质型+核仁型，抗核抗体（荧光滴度）1：1 000，参照1980年及2013年11月由美国风湿病学会和欧洲风湿病联盟制定的SSc的诊断标准，SSc诊断成立。SSc以皮肤、血管和内脏器官纤维化为特征，按病变受累范围可分为局限于皮肤的局限型硬皮病和弥漫性系统性硬化。SSc比其他CTD更容易累及肺脏，是肺脏受累主要的病死原因之一。SSc最常见的肺部表现是ILD，其次为肺动脉高压。该患者胸部CT可见双肺多发的磨玻璃样渗出影，肺功能以弥散功能减退为主，心脏彩超提示肺动脉高压，心脏及肺部均累及。

目前，我国对CTD-ILD的临床和病理分型是参照2002年美国胸科协会和欧洲呼吸学会的特发性间质性肺炎的分型标准，即包括非特异性间质性肺炎（NSIP）、普通型间质性肺炎（UIP）、机化性肺炎（OP）、淋巴细胞性间质性肺炎（LIP）、脱屑性间质性肺炎（DIP）、弥漫性肺泡损伤（DAD）6种类型。多数ILD在CTD诊断的同时或之后发病，但是部分ILD发生在CTD诊断数月甚至数年前，也就是说ILD可以是CTD的首发表现。SSc-ILD放射学特征通常类似于NSIP，其特点是胸膜下磨玻璃影，细网状斑纹与牵拉性支气管扩张，但很少或根本没有蜂窝状影。磨玻璃影往往提示纤维化更进一步进展，它们的存在反映纤维化是不可逆的。该患者胸部CT特征是双下肺磨玻璃影，线性网状纹理，线性结节密度增高影，符合NSIP表现。

肺病是CTD的一个常见的表现，CTD所致ILD的发生率和病死率较高，目前CTD-ILD的发病机制尚不明确，多种细胞因子可作为肺间质纤维化研究和治疗的关键性靶点。CTD诊疗过程中需要注意的几个问题：

（1）SSc-ILD的早期诊断及评价　　SSc-ILD的病情进展一般出现在疾病诊断后的前4年，尤其是前2年内；在对于病程>5年仍处于轻症的SSc-ILD患者，一般很少进展为严重的肺纤维化。所以早期诊断及评价SSc-ILD很重要。对于患SSc-ILD的高危人群（如男性、抗核抗体尤其是抗拓扑异构酶抗体阳性、弥漫皮肤型SSc患者等）推荐以胸部HRCT为筛查项目。

（2）SSc-ILD治疗时机　　SSc-ILD患者有别于特发性肺纤维化等其他间质性肺疾病的特点是，不少SSc-ILD患者可以在很长一段时间内病情稳定不进展，没有明显的临床表现、肺功能指标也在大致正常范围内；对这类患者，专家建议可以"随诊观察"，暂不予以积极的激素、免疫抑制剂等的治疗[6]。多个研究发现，年龄（>60岁）、血清IL-6水平明显升高（>7.67 pg/mL）、肺功能差（FVC<70%预计值、DLCO<55%预计值）、胸部CT的纤维化范围大（>20%）等指标提示SSc-ILD患者预后差。病理表型为UIP或NSIP型，则对SSc-ILD的预后影响不明确[7]。并且SSc-ILD的病情进展一般在诊断后的前4年内，一般很少在病程>5年后出现明显进展。

（3）SSc-ILD病情进展程度及严重程度的评价　　一旦诊断了SSc-ILD，建议进行疾病进展程度及病情严重程度的评价：① 若患者有明确的ILD相关的临床表现，如咳嗽、呼吸困难（注意与SSc其他疾病鉴别，尤其是是否有肺高压）；② 无明确的ILD临床表现，但患者的胸部HRCT示肺内病变明显（>20%）；③ 随诊中出现肺功能进行性下降（FVC占预计值下降>10%，或DLCO占预计值下降>15%），建议予以积极的治疗。对于未达到需要治疗标准的SSc-ILD患者随诊期限及随诊内容：初诊5年内的患者，建议积极随诊观察，定期评价病情；随访建议≥3个月/次，包括临床表现、肺功能检查；若有进展，则需要及时复查胸部HRCT并及时开始治疗。

（4）CTD-ILD诊治注意事项 ① 临床表现缺乏特异性，容易漏诊，预后差，需要临床医师尽量做到早期诊断、早期治疗从而改善预后。② 诊断ILD时需要从症状、体征、实验室检查、影像学和病理学各方面仔细筛查患者是否合并潜在的CTD。③ CTD患者并发ILD提示预后不良，临床上常用激素加免疫抑制剂干预，目前仍没有循证医学证据证实哪些CTD-ILD患者接受糖皮质激素和（或）免疫抑制剂可以获益。

参 考 文 献

［1］ Steen V D, Medsger T A. Changes in causes of death in systemic sclerosis,1972–2002 [J]. Ann Rheum Dis, 2007, 66(7): 940–944.

［2］ Van den Hoogen F, Khanna D, Fransen J, et al. 2013 classification criteria for systemic sclerosis: an American College Rheumatology/European League against Rheumatism collaborative initiative [J]. Arthritis Rheum, 2013, 65(11): 2737–2747.

［3］ Xu D, Hou Y, Zheng Y, et al. The 2013 American College of Rheumatology/European League against rheumatism classification criteria for systemic sclerosis could classify systemic sclerosis patients at earlier stage: data from a Chinese EUSTAR center [J]. Rheumatology (Ox -ford), 2015, 54(8): 1454–1458.

［4］ Leung A N, Bull T M, Jaeschke R, et al. An official American Thoracic Society/Society of Thoracic Radiology clinical practice guideline: evaluation of suspected pulmonary embolism in pregnancy [J]. Am J Respir Crit Care Med, 2011,184(10): 1200–1208.

［5］ 中华医学会呼吸病学分会间质性肺疾病学组.特发性肺纤维化诊断和治疗中国专家共识[J].中华结核和呼吸杂志，2016，39（6）：427–432.

［6］ Cappelli S, Bellando R S, Camiciottoli G, et al. Interstitial lung disease in systemic sclerosis, where do we stand? [J]. Eur Respir Rev, 2015, 24(137): 411–419.

［7］ Bouros D, Wells A U, Nicholson A G, et al. Histopathologic subsets of firbosing alveolitis in patients with systemic sclerosis and their relationship to outcome [J]. Am J Respir Crit Care Med, 2002, 165(12) : 1581–1586.

（王丽霞 刘慧芳 李凤森）

25 双下肺实变、呼吸困难进行性加重
——社区获得性肺炎的鉴别诊断

一、病 例 回 顾

【病史简介】

患者，女性，49岁。以"咳嗽、胸闷、气短20天，加重伴呼吸困难半天"于2018年5月12日住我院呼吸科病房。入院20天前无明显诱因出现阵发性咳嗽，无痰，伴清涕、咽痛，于外院就诊，胸片示肺部感染，予头孢、复方甲氧那明胶囊（具体用药不详），症状无好转，逐渐出现胸闷、气短，伴乏力、口干，双膝关节疼痛，后于当地诊所口服中药1周，自觉气短逐渐加重，呼吸困难明显加重半天入院，病程中，患者无发热，无胸痛，无盗汗，无咯血，无皮疹，饮食睡眠差，二便如常，体重无明显变化。

【既往史】

平素体健，否认慢性病、传染病史；否认手术、外伤史；否认输血、中毒史；否认食物及药物过敏史；无疫区、疫情、疫水接触史；无牧区、矿山、高氟区居住史；无化学性物质、放射性物质、有毒物质接触史；无吸毒史；无吸烟、饮酒史；无冶游史。

【查体】

体温37.2℃，呼吸28次/min，脉搏92次/min，血压108/72 mmHg。神志清楚，查体合作。浅表淋巴结未扪及肿大，胸廓无畸形，呼吸节律增快，肋间隙正常，语颤正常，胸骨无叩痛。双肺叩诊清音，双肺呼吸音粗，双下肺可闻及细小湿啰音。心脏（－），腹部（－）。下肢无浮肿。

【实验室检查】

项　　　　目		数　　　　值
血常规	白细胞计数	8.68×10^9/L
	中性粒细胞百分比	70.8%
	红细胞计数	4.17×10^{12}/L
	血红蛋白	123 g/L
C反应蛋白		33.5 mg/L

（续表）

项　　　目	数　　　值
血沉	95 mm/h
降钙素原	0.03 ng/mL
N端脑钠肽前体	82.93 pg/mL
白蛋白	25.9 g/L
肝功能、肾功能、心肌标志物、电解质、血脂	正常
凝血功能	纤维蛋白原	7.76 g/L
	D-二聚体	1.81 μg/mL
血气分析	pH	7.42
	二氧化碳分压	37 mmHg
	氧分压	68.3 mmHg
	血氧饱和度	95%（吸氧浓度30%）
类风湿因子、ASO	阴性
总IgE	115.7 IU/mL
呼吸道病原体谱	阴性（-）
血管炎抗体谱、抗核抗体谱	阴性（-）
淋巴细胞亚群	大致正常
CD41CD8	2.08
T-SPOT	正常
肿瘤细胞标志物	大致正常

【辅助检查】

1）常规心电图12导：窦性心律，正常心电图。

2）甲状腺功能正常。

3）2018年5月12日胸部CT示双肺多发斑片状渗出实变、可见空气支气管征，左肺明显（图25-1）。

【初步诊断】

1）社区获得性肺炎?

2）Ⅰ型呼吸衰竭。

3）低蛋白血症。

【治疗经过】

入院后给予头孢哌酮/舒巴坦+莫西沙星治疗3天后，患者仍间断发热，体温最高

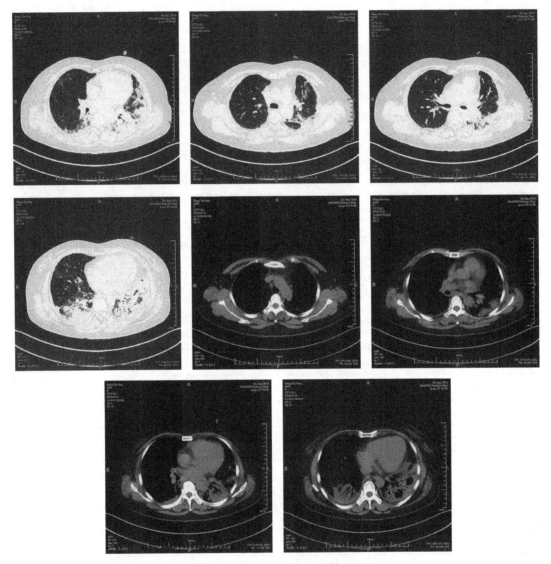

图25-1 2018年5月12日胸部CT

37.8℃；呼吸状态无好转；氧合指数无好转；精神状态差，活动耐力下降。升级抗生素：亚胺培南/西司他汀＋利奈唑胺，2018年5月14日再行气管镜检查（图25-2），查灌洗液细菌、真菌培养、灌洗液GM试验均未见异常，TBGeneXpert阴性。治疗72 h后评估，患者未再发热；但阵发干咳，呼吸状态恶化，气促明显，面罩吸氧；氧合指数150；精神状态差，活动耐力进行性下降。2018年5月17日复查胸部CT（图25-3）：双肺渗出实变较前进展。

【思考】

（1）感染性 ①病毒感染：病毒性肺炎外周血白细胞计数多表现为正常或降低，病情或短期内快速进展，甚或ARDS，或自限性逐渐好转，较少见亚急性、迁延性，胸部CT多表现为弥漫性磨玻璃影或实变，本例患者不具备上述临床特点，暂不考虑。②真菌感染：常继发于免疫功能低下和粒细胞缺乏状态，主要病原体为曲霉菌及肺孢子菌，典型的曲霉

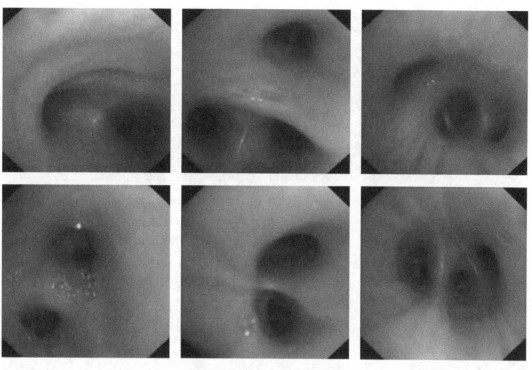

图25-2　电子支气管镜检查

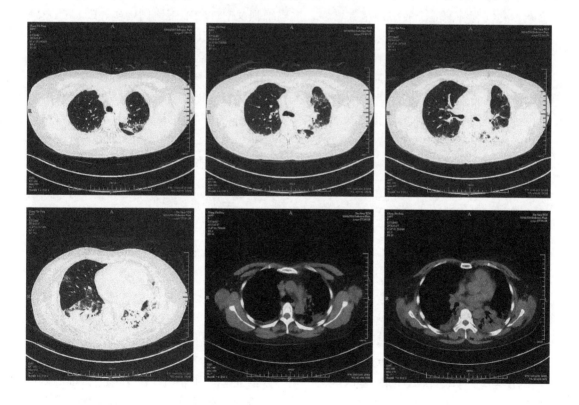

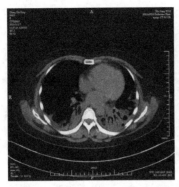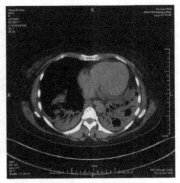

图25-3　2018年5月17日胸部CT

菌表现为结节、空洞、实变，可伴有晕征及新月征改变，本例患者目前无免疫低下的宿主因素，入院后病原学检查均无证据表明真菌感染，暂不考虑。③肺结核：可有发热、咳嗽、咯血等，影像学表现多形态、多部位，可伴有空洞、纵隔淋巴结肿大伴或不伴钙化。④耐药菌感染？患者无长期使用广谱抗生素，且病原学检查无证据证实耐药菌感染。

（2）非感染性　　根据本例患者临床特点，目前倾向于非感染性病变，①隐源性机化性肺炎（COP）：临床上遇到患者具有下列特点时应考虑本病：持续性干咳，呼吸困难、发热、体重减轻；肺部爆裂音，无杵状指；X线表现弥漫性肺泡或（和）肺间质浸润性阴影，特别是游走性斑片阴影；抗生素无效并除外肺结核、支原体、真菌等肺部感染；支气管肺泡灌洗液中细胞数增多，淋巴细胞及中性粒细胞比例增多，CD4/CD8降低；该患者目前的临床特点、影像学特征及病程发展与COP较相似，需考虑到COP可能，需病理证实。②嗜酸性粒细胞肺炎：临床、X线、激素反应与COP类似，外周血嗜酸性粒细胞增多。③急性间质性肺炎：原因不明的急性进行性间质性肺炎，起病急、进展迅速，呼吸困难进行性加重，可迅速至ARDS。④过敏性肺炎：以间质性肺炎、细胞性细支气管炎和肉芽肿为病理特点，临床症状可表现为呼吸困难、咳嗽、咳痰、发热，低氧血症，影像学可表现为弥漫性磨玻璃影、实变、结节、网格影，但诊断的重点需有明确过敏原。

【修正诊断】

隐源性机化性肺炎？

【治疗】

甲强龙80 mg q.d. ivgtt，呼吸困难症状于三天后明显缓解，氧和指数显著改善。2018年5月23日复查胸部CT（图25-4），患者一般情况好转，临床症状改善，2018年6月1日复查胸部CT（图25-5），2018年6月6日复查胸部CT（图25-6）。患者偶发干咳，无发热，双肺啰音减少；氧和指数波动于280～300；可于脱氧状态下完成日常活动；血白细胞计数、CRP、PCT正常，出院长期口服糖皮质激素，逐渐减量至10 mg泼尼松口服。

2018年7月因出现四肢重度浮肿自行停止口泼尼松，停药一周后自觉气短情况反复。

2018年7月4日因双下肢重度浮肿入院，7月4日复查胸部CT（图25-7），查低蛋白血症，考虑营养不良并激素副作用，给予输注白蛋白、利尿对症，激素再次规律服用并按计划逐渐减量。11月17日复查胸部CT（图25-8）。

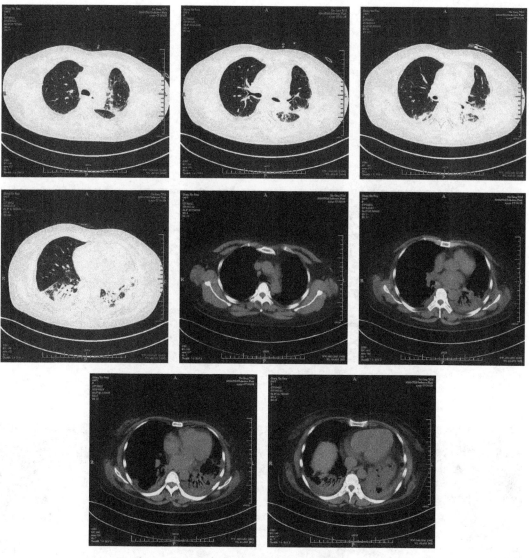

图25-4 2018年5月23日胸部CT

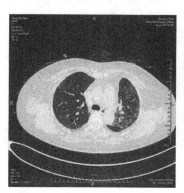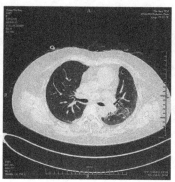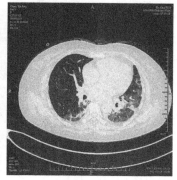

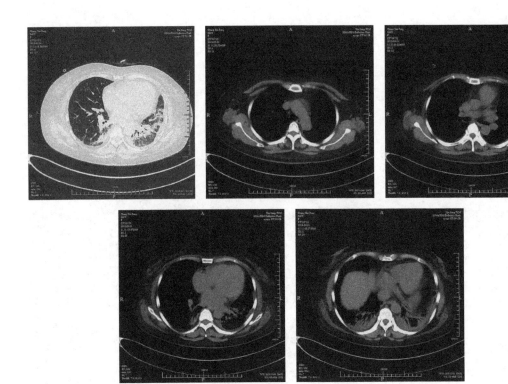

图25-5 2016年6月1日胸部CT

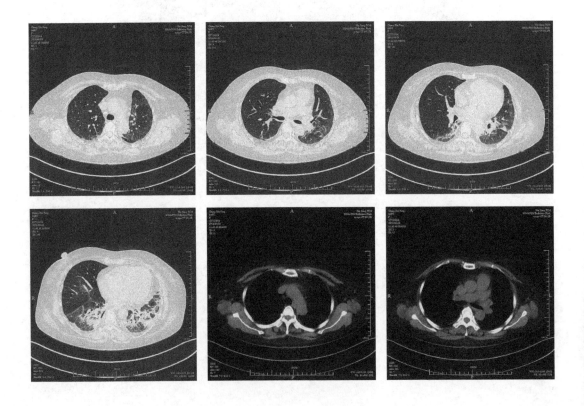

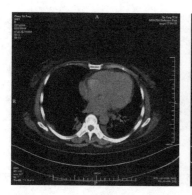
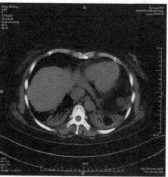

图25-6　2018年6月6日胸部CT

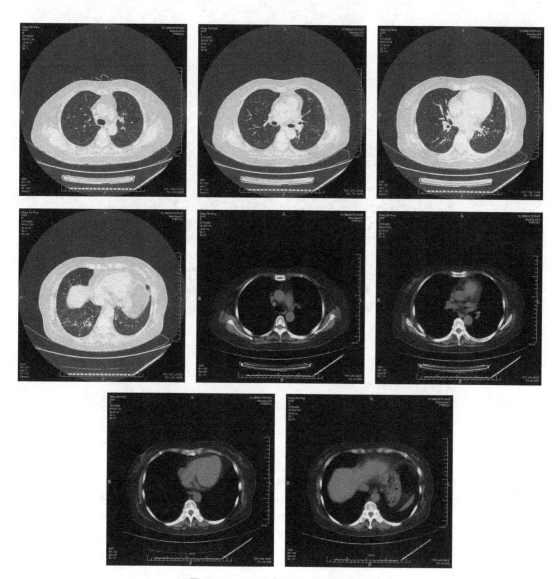

图25-7　2018年7月4日胸部CT

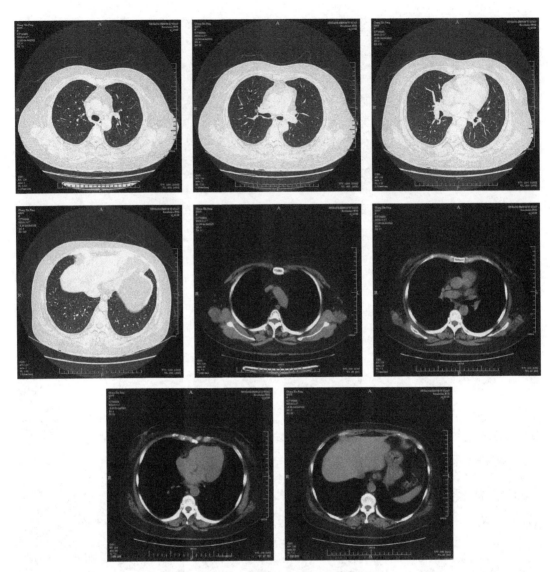

图25-8　2018年11月17日胸部CT

【明确诊断】

隐源性机化性肺炎（COP）。

二、疾病概述——隐源性机化性肺炎

隐源性机化性肺炎[1, 2]（cryptogenic organizing pneumonia，COP）是以肺泡内、肺泡管、呼吸性细支气管及终末细支气管腔内有息肉状肉芽结缔组织为病理特点，对糖皮质激素反应良好的间质性肺疾病。2002年ATS/ERS的IIP分类中将COP归类为其中一个临床类型，其组织学类型为机化性肺炎，其相应的临床-放射-病理学定义是指没有明确的致病原（如感染）或其他临床伴随疾病（如结缔组织病等）情况下所出现的机化性肺炎。

【病理】

其病理特征[1]可概括为从肺泡内、肺泡管、呼吸性细支气管至终末细支气管管腔内有肉芽组织形成。肺组织受累主要可见疏松的淡蓝色黏液背景的肉芽组织增生，形成Masson小体，其内可见成纤维细胞、肌成纤维细胞、单核细胞、巨噬细胞、少量的肥大细胞、嗜酸性粒细胞等及胶原纤维等细胞外基质。肺泡内渗出物、炎性细胞及成纤维细胞通过Cohn孔向邻近的肺泡浸润、扩散，形成典型的蝴蝶形样结构，渗出物可进一步机化，在细支气管、肺泡管及肺泡内形成机化肉芽组织，导致管腔部分或完全阻塞。肺泡间隔存在以单核细胞、淋巴细胞浸润为主的炎性改变，肺泡间隔因渗出物堆积而肿胀，组织纤维机化后，并不破坏原有的肺组织结构，因而无肺泡壁的塌陷及蜂窝样改变。OP可以不伴或伴有细支气管管腔内息肉状肉芽组织形成，小气道受累范围存在差异，细支气管壁的平滑肌层增厚、管腔狭窄，远端气道内可形成结缔组织肉芽栓。

【临床表现及影像学特点】

本病年龄可见于20～80岁。以40～60岁多见，性别和吸烟与否无明显差异。大多数亚急性起病，病程在2个月内，约1/3患者病程前期有咽痛、发热及乏力等流感样症状。临床最常见为干咳和不同程度的呼吸困难，另外还有体重减轻、周身不适、盗汗等全身症状，咯血、胸痛少见，也有无临床症状的病例。由于患者临床症状无特异性，初始常诊断为社区获得性肺炎，导致诊断延误6～13周。体格检查约2/3患者可闻及爆裂音，多位于双肺中下部、也可为单肺，罕见哮鸣音，杵状指非常少，此与IPF不同，约1/4体检无异常。实验室检查血沉增快，部分RA试验阳性，抗核抗体阳性[1]。90%的COP患者CT[1,3,4]表现为气腔实变或不规则线状、条索状影。实变影多为外周分布和胸膜下或支气管血管束周围，气腔实变影可表现为大叶性实变，在实变区内可见支气管充气征。大约60%的病例出现磨玻璃影，随机分布，通常伴有气腔实变；约15%患者可表现为多发大结节状影，22%伴有胸腔积液。大多数COP患者经治疗后影像学改善。然而未经治疗时，一个部位的肺实质异常可能消散或扩大，甚至出现在新的部位。根据胸部CT主要表现及分布特点，分为三种影像学类型：多发性肺泡实变影，浸润性阴影，局灶性实变影。

【鉴别诊断】

① 慢性嗜酸性粒细胞性肺炎（CEP）与COP的临床、HRCT很难鉴别，对激素治疗反应均佳，但CEP患者周围血嗜酸性粒细胞大多增加，可达20%以上，BALF多在5%以上，其病理显著特点为肺泡腔内和间质内有较多嗜酸性粒细胞浸润。② 过敏性肺炎是由反复吸入有机抗原物所引起的免疫介导的肺部疾病，其病理学改变是肺间质、肺泡和终末细支气管的弥漫性单核细胞浸润，常出现肉芽肿，可发展为纤维化，急性期与COP在影像学鉴别困难，此次应注意过敏性肺炎背景中微小结节影，并结合职业史、环境、吸入抗原激发试验、皮肤抗原试验及血清查沉淀抗体等进行鉴别。③ 细支气管肺泡癌的临床表现差异很大，在影像学上有结节性和弥漫型两组，后者形态类似肺炎，需肺活检病理排除。

三、病 例 解 析

本病例患者，女性，咳嗽、咳痰、呼吸困难，临床症状无特异性，呼吸28次/min，查体双下肺可闻及细湿啰音（爆裂音），血常规中性粒细胞百分比70.8%，C反应蛋白33.5 mg/L，胸部CT见双肺多发斑片状渗出实变、空气支气管征，以左肺为著，血液及影像学检查提示感染不除外，经抗感染治疗后病变仍持续进展，考虑COP，经肾上腺糖皮质激素治疗效果显著，未行肺泡灌洗液及组织病理检查。

COP临床症状无特异性，容易被诊断为社区获得性肺炎，肺泡腔内渗出物机化并非COP独特病理改变，通过TBLB、经皮肺穿刺活检获得的标本较小，组织学诊断困难，而无病理证实的COP会被临床医生和患者质疑，并在长期药物使用过程中，药物副作用的出现，被质疑的COP诊断，会导致过早停用激素，因此导致病情的复发。当出现的临床症状提示COP时要积极完善影像及病理等检查，一项多中心的HRCT诊断IIP准确性研究结果[1]表明，COP正确诊断率最高>79%，对于有经验的临床医师根据HRCT表现结合临床背景，基本可准确诊断COP，典型的COP一旦确诊早期给予足量糖皮质激素治疗，临床症状常可迅速恢复，预后较好。COP的特点是对皮质类固醇有良好的反应，但在减少或停止治疗后经常复发，其发病率、复发的危险因素和长期预后尚不确定。有临床数据表明[5]，接受皮质类固醇治疗的COP患者复发很常见，但预后良好。发热、CRP升高和DLCO降低与复发有关。另外，临床工作中常发现肺结核、某些特殊病原体所致肺部感染，甚至肺癌等疾病经过糖皮质激素治疗后病情一度好转或肺部阴影减少的情况，所以在抗感染治疗无效而又怀疑COP时，应尽可能合理地获取更多诊断依据，避免武断用药。

参 考 文 献

［1］ 蔡后荣.实用间质性肺疾病［M］.北京：人民卫生出版社，2010.

［2］ Shen L L, Liu J, Huang L Y, et al. Cryptogenic organizing pneumonia presenting as a solitary mass: clinical, imaging, and pathologic features [J]. Medical science monitor: international medical journal of experimental and clinical research, 2019, 25: 466-474.

［3］ 郭永平.隐源性机化性肺炎胸部CT的影像分析[J].影像研究与医学应用,2018,2（22）：82-83.

［4］ 李红敏,张倩倩,钱伟军.20例隐源性机化性肺炎的影像特点分析[J].中国CT和MRI杂志,2018,16（11）：62-64.

［5］ Zhou Y, Wang L, Huang M, et al. A long-term retrospective study of patients with biopsy-proven cryptogenic organizing pneumonia [J]. Chronic respiratory disease, 2019,16: 1479973119853829.

（李瑞钊 文 婕 李风森）

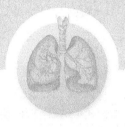

第五部分

多浆膜腔积液

26 发热伴多浆膜腔积液，抗结核治疗无效
——常见的表现，少见的疾病

一、病 例 回 顾

【病史简介】

患者，男性，61岁。以"低热、胸闷、气短4月余"为主诉以"胸腔积液性质待定"于2014年4月14日收入院。患者4月前无明显诱因出现低热，体温最高在37.9℃，以夜间为主，活动后胸闷、气短，偶有咳嗽，伴有乏力、食欲减退、出汗多、口干，无咯血，在外院住院，胸部CT示双侧大量胸腔积液；心脏彩超提示心包少量积液；腹部彩超提示腹腔少量积液；胸水检查为渗出影。血沉快，T-SPOT阳性，诊断考虑"肺结核、胸腔积液"，予以"异烟肼、利福平、乙胺丁醇、吡嗪酰胺"四联诊断性抗结核治疗。经抗结核治疗3月，体温高峰有所下降，目前体温最高37.4℃，仍有胸闷、气短，在吐鲁番市人民医院住院，发现双侧大量胸腔积液、腹腔少量积液、心包少量积液，心脏射血分数（EF）39%，反复抽胸水约2 L。病程中，神志清，精神不振，食欲减退，夜间睡眠差，二便正常，体重减轻2 kg。

【既往史】

否认高血压病、糖尿病、冠心病等慢性病史。

【查体】

体温36.9℃，心率90次/min，呼吸21次/min，血压110/60 mmHg，口唇爪甲发绀，咽部无充血，双侧扁桃体无肿大，胸廓对称无畸形，左侧语颤较右侧减弱，左肺叩诊呈浊音，左侧呼吸音较右侧减弱，未闻及干、湿啰音，心率90次/min，律齐，腹部平软，全腹无压痛，肝脾肋下未触及，双下肢轻度浮肿。

【辅助检查】

（1）2014年4月14日胸部CT　双上肺多发肺大疱形成；双侧胸腔积液，右侧中量、左侧少量，伴右下肺压缩性膨胀不全；心包膜增厚不光整，并少量积液（图26-1）。

（2）心脏彩超　左室壁运动异常，主动脉硬化，心包积液（少量），心包膜增厚，EF 43%。

（3）腹部、泌尿系彩超　未见明显异常。

（4）胸腔彩超　双侧胸腔积液（右侧少量，不宜定位；左侧中量，已定位）。

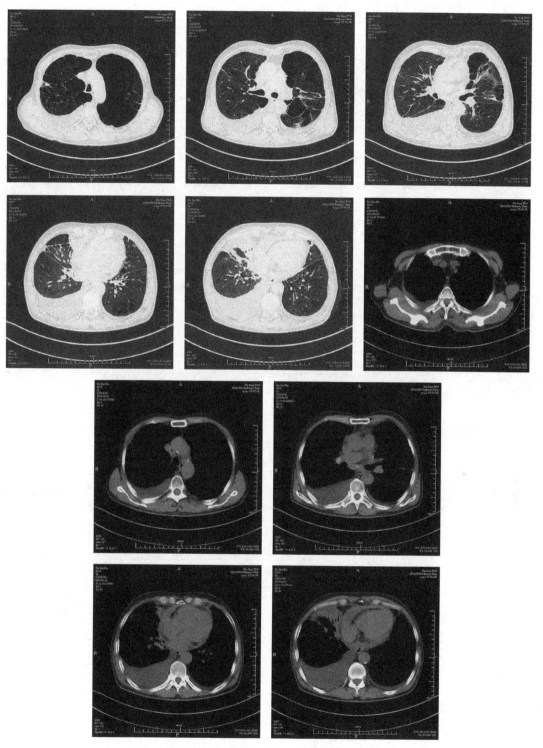

图26-1　2014年4月14日胸部CT

【实验室检查】

项　　　目		数　　　值
胸水常规	红细胞计数	3+
	白细胞计数	+
	李凡他试验	阳性（+）
	比重	1.012
胸水生化	乳酸脱氢酶	175.00 mmol/L
	胸水蛋白	23.30 g/L
	胸水葡萄糖	6.17 mmol/L
	胸水氯	109.80 mmol/L
	胸水 ADA	33.76
	癌细胞	胸水未查见
	胸水糖类抗原	125 597.60 U/mL
	胸水癌胚抗原	0.20 ng/mL
	胸水找抗酸杆菌	阴性
血气分析	pH	7.45
	二氧化碳分压	31.00 mmHg
	氧分压	82.00 mmHg（吸氧 3 L/min 情况下）
肝功能	总胆红素	25.90 μmol/L
	碱性磷酸酶	151.00 U/L
	L-γ-谷氨酰基转移酶	77.00 U/L
	白蛋白	31.70 g/L
	总蛋白	45.48 g/L
肾功能	尿素	10.70 mmol/L
	尿酸	682.70 μmol/L
	肌酐	正常
心肌标志物	乳酸脱氢酶	240 U/L
C反应蛋白		46.20 mg/L
血常规	白细胞计数	4.16×10^9/L
	单核细胞百分比	13.94%

（续表）

项 目		数 值
血常规	血红蛋白	115.00 g/L
	嗜碱细胞百分比	1.44%
	红细胞计数压积	0.37 L/L
	血小板计数	82×10^9/L
血沉		68.00 mm/h
降钙素原		正常
N端脑钠肽前体		338.90 pg/mL
肿瘤标志物	血清糖类抗原125	1 652.00 U/mL
	细胞角蛋白19片段测定	14.31 ng/mL
尿常规	潜血	阳性（+）
	红细胞计数	0-2/HP
甲肝、乙肝、丙肝、艾滋、HIV抗体		均阴性（-）
抗核抗体谱	血清核小体抗体（免疫印迹法）	阳性（+）
	抗核抗体（荧光滴度）	1：320
血管炎抗体、风湿五项、PPD		未见异常
T-SPOT	抗原A	102
	抗原B	58
	阴性对照	4
皮质醇节律		正常

【初步诊断】

多发性浆膜腔积液：结核？风湿免疫性疾病？肿瘤？

【诊疗经过】

经四联抗结核治疗3月无效，患者核小体抗体（免疫印迹法）+，抗核抗体（荧光滴度）1：320，考虑存在结缔组织病的可能，2014年4月25日再次复查抗核抗体回示：抗核小体抗体+，ds-DNA阳性，ANA +++，抗体滴度1：1 000。故明确诊断为系统性红斑狼疮。

【明确诊断】

多发性浆膜腔积液：系统性红斑狼疮。

【治疗和随访】

泼尼松片30 mg q.d. p.o.。一月后病情明显好转，胸腔积液及心包积液吸收好转。

二、疾病概述——系统性红斑狼疮

系统性红斑狼疮（SLE）是自身免疫介导的，产生多种自身抗体，多系统受累的弥漫性结缔组织病，好发于生育年龄女性，多见于15～45岁年龄段，女：男为（7～9）：1，在美国多地区的流行病学调查报告，SLE的患病率为（14.6～122）/10万人；我国大样本的一次性调查（＞3万人）显示SLE的患病率为70/10万人，妇女中则高达113/10万人。

【临床表现】

SLE与遗传素质、环境因素、雌激素水平等各种因素具有密切联系，临床表现复杂多样，多数呈隐匿起病，可累及皮肤黏膜、肾脏、血液系统、神经系统及浆膜等出现相应的临床表现。由于肺和胸膜含有丰富的胶原、血管等结缔组织，因此，呼吸系统是最常见累及器官之一，甚至以呼吸系统症状为首发表现。SLE女性发病明显多于男性，但SLE引起的间质性肺疾病以男性多见，发病率为2%～8%。SLE最常见的肺部表现为胸腔积液合并心包积液[1]，急性肺损伤包括肺出血、狼疮肺炎、肺水肿不常见，而慢性间质性肺疾病及肺纤维化少见。 SLE累及胸膜出现胸腔积液，16%～58%的SLE患者在疾病过程中会出现胸腔积液[2, 3]。胸腔积液性质多为渗出液，胸腔积液通常与SLE患者脏器受累及疾病活动度有关，可出现在SLE的早期，也可出现在病情进展过程中，但是胸腔积液亦可作为SLE患者仅有的临床表现或首发临床表现。胸腔积液不仅有助于SLE的诊断，而且在评估病情活动中起着重要的作用。在其急性期患者大部分也就会出现胸腔积液。SLE引起胸腔积液的原因考虑由于免疫复合物沉积于胸膜毛细血管进而激活补体，进一步诱发炎性反应，导致毛细血管通透性增大，使液体从血管渗透至胸膜腔，从而形成胸腔积液。

【诊断标准】

SLE的诊断目前普遍采用系统性红斑狼疮国际临床协作组（SLICC）2009年在美国风湿病学会（ACR）年会上提出的分类标准，确诊标准包括：至少满足4项标准，包括至少1项临床标准和1项免疫学标准；或肾活检证实狼疮性肾炎，同时抗核抗体阳性或抗dsDNA抗体阳性[4]。本例患者符合浆膜炎的临床表现，免疫学检查抗核小体抗体（＋），ds-DNA阳性，ANA（＋＋＋），抗体滴度1：1 000，符合系统性红斑狼疮的诊断。

【鉴别诊断】

胸膜炎和胸腔积液是SLE最常见的早期临床表现，易误诊为结核性胸膜炎，因此，做好鉴别诊断具有积极意义。对于胸膜腔积液的鉴别，结核性胸膜炎出现的胸腔积液，由于常常为单侧较大量的积液，而且常伴肺部结核病灶；而SLE多为多浆膜腔积液，量较少，而且积液中可以找到狼疮细胞；胸膜恶性肿瘤主要为大量血性胸腔积液，无发热且胸痛呈进行性加重，抽液后又迅速增长，而且可以发现相邻肋骨骨质破坏。

【治疗】

SLE的治疗目标是通过控制疾病活动度、减少并发症和药物毒性，确保患者长期生存、防治器官损伤及理想的健康相关生活质量[5]。

（1）一般治疗　　合并皮肤表现的SLE患者应注意避免阳光照射和少食光敏食物；戒烟、减重和适量运动；可酌情使用低剂量阿司匹林、维生素D、双磷酸盐、他汀类药物和抗高血压药物如血管紧张素转换酶抑制剂、血管紧张素受体拮抗剂等。

（2）激素治疗

1）激素治疗SLE的基本原则：① 对诱导缓解和长期维持治疗，起始剂量应该足量，之后缓慢减量，长期维持；② 评估SLE的严重程度和活动性，拟定个体化治疗方案；③ 评估是否存在激素使用的相对禁忌证，对存在相对禁忌证的患者，根据病情需要严格评估使用激素的必要性；④ 对有肝功能损害的患者建议使用泼尼松龙或甲泼尼龙；⑤ 治疗期间观察疗效，评估脏器功能；⑥ 检测激素使用期间可能出现的并发症，及时调整治疗方案。

2）激素的用法与剂量：激素的用法包括全身应用（静脉注射和口服）和局部应用（局部皮肤外敷、关节腔注射、眼内注射等）。根据病情需要，激素可选择晨起顿服、隔日给药或每日分次给药。激素可分为4个剂量范围：小剂量：泼尼松 ≤ 7.5 mg/d（甲泼尼龙 ≤ 6 mg/d）；中剂量：泼尼松 7.5 ～ 30 mg/d（甲泼尼龙 6 ～ 24 mg/d）；大剂量：泼尼松 30 ～ 100 mg/d（甲泼尼龙 > 24 ～ 80 mg/d）；冲击疗法：甲泼尼龙 500 ～ 1 000 mg/d，静脉滴注，连用3天。激素剂量越大，疗效越显著，同时副作用也越大。激素犹如一柄双刃剑，如何在追求疗效的同时，最大限度减少激素的副作用是临床医生最关注的问题之一。免疫抑制剂及抗疟药：在没有主要脏器受累的SLE患者中推荐使用糖皮质激素联用抗疟药，而在治疗反应差或激素减量困难患者中推荐加用硫唑嘌呤、吗替麦考酚酯或氨甲蝶呤等免疫抑制剂。

【预后】

SLE患者预后与多种因素相关，包括是否累及重要脏器、损伤程度，是否接受正规治疗和患者依从性等。应注意轻型SLE可随着过敏、感染、妊娠生育、环境变化等因素加重，甚至进入狼疮危象。早期诊断和合理正规治疗是改善预后的关键。

三、病　例　解　析

多浆膜腔积液是一种常见的临床症状，多见于胸腔、腹腔及心包积液，是指患者在病程中，同时或相继出现2种或2种以上部位的积液。在正常情况下，浆膜腔内有少量液体起润滑作用，若液体潴留量增多，形成积液，即为病理性浆膜腔积液，导致多浆膜腔积液的病因十分复杂，其最常见的病因为恶性肿瘤（31.3%），其次为结缔组织疾病、结核、肝硬化、心功能不全等。

本例患者病史例特点：患者61岁男性，病程4月，主要表现为低热、胸闷、气短、乏力、消瘦、食欲减退、口干；影像学检查提示：双侧胸腔积液，腹腔少量积液，心包少量积液；实验室检查提示：胸水检查为渗出液，血清T-SPOT阳性，血沉68 mm/h，胸水脱落细胞学未查见癌细胞；胸水未查见抗酸杆菌；血清抗核小体抗体（＋），ds-DNA阳性，ANA（＋＋＋），抗体滴度1：1 000；诊断性抗结核治疗4月无效。按SLICC 2009年在ACR年会上提出的分类标准，本例患者系统性红斑狼疮可确诊。

本例患者应当与恶性肿瘤导致的多浆膜腔积液相鉴别，常见导致多浆膜腔积液的恶性肿瘤主要有卵巢癌、肺癌、肝癌及其他消化道肿瘤。抽液后积液增长快，量多不易消退；多为渗出液，血性或洗肉水样积液，或初起为草黄色而后转为洗肉水样；且胸水 LDH/ 血清 LDH ≥ 3.5；胸水 CEA>20 μg/L、胸水 CEA/ 血清 CEA>1，抗炎、抗结核治疗无效。本例患者胸水为渗出影，胸水糖类抗原 125 和血清糖类抗原 125 均增高，但胸水 CEA 正常，且未发现占位性病变，经激素治疗后病情好转，不符合恶性肿瘤导致的多浆膜腔积液。还应当与结核性积液鉴别，结核性积液发病年龄较年轻；有全身中毒症状如乏力、午后低热、消瘦、盗汗等，PPD 试验强阳性，血沉快，T-SPOT 阳性，有结核病密切接触史，胸水为渗出液，抗结核治疗有效。该患者有全身中毒症状，血沉快，T-SPOT 阳性，但抗结核治疗 3 月无效，且经激素治疗后，病情好转，与此病例不符。还需与肝硬化、心功能不全等相鉴别。

本病例主要是浆膜腔积液的病因诊断，首先抽水送检，根据 Light 标准，该患者胸水 LDH/ 血清 LDH > 0.6，胸水蛋白 / 血清蛋白 > 0.5，符合渗出液，患者有全身中毒症状，血清 T-SPOT 阳性，血沉 68 mm/h，胸水脱落细胞学未查见癌细胞，本地区为肺结核高发地区，考虑结核的可能性大，予以诊断性抗结核治疗，经抗结核治疗 4 月无效，反思浆膜腔积液并非由结核引起，对浆膜腔积液的原因仍需进一步检查，完善风湿免疫相关检查，免疫学指标异常，根据 SLICC 2009 年在 ACR 年会上提出的分类标准，系统性红斑狼疮可确诊，予以激素治疗。多浆膜腔积液是呼吸科常见病，针对此类病例，全面细致的询问病史、体格检查是诊断不可或缺的重要环节，仔细分析每一项实验室检查，如合并有尿素氮增高、尿潜血阳性、血小板减少、血色素轻度偏低等涉及多个系统时，警惕自身免疫系统疾病的可能。自身抗体是自身免疫性疾病的重要标志，每种自身免疫性疾病都伴有特征性的自身抗体谱，患者血液中存在高效价自身抗体是自身免疫性疾病的特点之一，自身抗体的检测有利于疾病的诊断、临床分型、指导治疗和判断预后，并有利于疾病发病机制的研究，检测结果的准确性和正确性至关重要。

参 考 文 献

［1］ Cojocaru M, Cojocaru I M, Silosi I, et al. Pulmonary manifestations of systemic autoimmune disease [J]. Maedica(Buchar), 2011, 6(3): 224-229.

［2］ Zhao J, Bai W, Zhu P, et al. Chinese SLE Treatment and Research Group (CSTAR)registry VII: prevalence and clinical significance of serositis in Chinese patients with systemic lupus erythematosus [J]. Lupus, 2016, 25(6): 652-657.

［3］ Alamoudi OS, Attar SM. Pulmonary manifestations in systemic lupus erythematosus: association with disease activity [J]. Respirology, 2015, 20(3): 474-480.

［4］ Petri M, Orbai A M, Alarcon G S, et al. Derivation and validation of the systemic Lupus International Collaborating Clinics classification criteria for systemic lupus erythematosus [J]. Arthritis Rheum, 2012, 64(8): 2677-2686.

［5］ Van Vollenhoven R F, Mosca M, Bertsias GA, et al. Treat-to-target in systemic lupus erythematosus: recommendations from an international task force [J]. Ann Rheum Dis, 2014, 73(6): 958-967.

（王丽霞　廖春燕　张　建）

27 反复鼻出血、贫血伴双侧胸腔、心包积液
——多系统损害的鉴别诊断

一、病 例 回 顾

【病史简介】

患者，女性，66岁。以"反复胸闷、气喘、浮肿、鼻衄10年，加重3月"为主诉于2015年7月21日入院。患者自诉于10年前开始无明显诱因出现胸闷、气喘，起初表现为活动耐力下降，逐渐发展至上二三楼时气喘明显，休息后症状可缓解，3年前开始平路缓慢行走100米即感气喘明显，活动严重受限，间歇性双下肢浮肿，全身乏力，反复鼻腔出血，平均每周3～4天有鼻腔出血，每天出血量在10～20 mL，无明显咳嗽、咳痰，无低热、盗汗、咯血，无心前区疼痛，无夜间阵发性呼吸困难，无关节肿痛，无畏光、皮疹、流泪、龋齿，无鼻塞、流涕、咽痛，反复多次在多家医院就诊，诊断考虑"慢性阻塞性肺病，急性加重慢性肺源性心脏病，贫血"，均经"抗感染、解痉平喘、利尿、鼻腔填塞、输血"等对症治疗后，病情好转出院。本次于3月前无明显诱因再次出现胸闷、气喘、气憋加重，全身浮肿，表现为身体低垂部位浮肿，乏力，几乎每天均有鼻腔出血，偶有咳嗽，咳少量白色黏痰，大多数时间卧床，无发热，每隔1周至10天住院1次，每次住院1周，静脉应用利尿剂后浮肿减轻，停药2～3天病情反复，长期口服呋塞米片、螺内酯片，疗效差，转至我院。病程中神志清，精神不振，饮食及夜间睡眠可，大小便正常，体重无明显增减。

【既往史】

既往有胆囊炎、胆囊结石、肝囊肿、肾囊肿病史。近10年来因贫血，曾多次输血。

【查体】

体温36.8℃，心率110次/min，呼吸20次/min，血压101/55 mmHg，贫血貌，口唇、眼睑、爪甲苍白，鼻腔棉球填塞，咽部无充血，双侧扁桃体无肿大，胸廓对称无畸形，语颤对称无增减，叩诊呈清音，双肺呼吸音粗，未闻及干、湿啰音，心界无扩大，心率110次/min，律齐，各瓣膜听诊区未闻及病理性杂音，腹部平软，全腹无压痛，肝脾肋下未触及，各输尿管点无压痛，双肾区无叩击痛，脊柱四肢无畸形，全身浮肿，表现为重力性浮肿。生理反射正常，病理反射未引出。

【辅助检查】

（1）2015年7月21日胸部CT　　符合慢性支气管炎并两肺感染实变及右侧胸腔少量积液；心脏增大，心包少量积液（图27-1）。

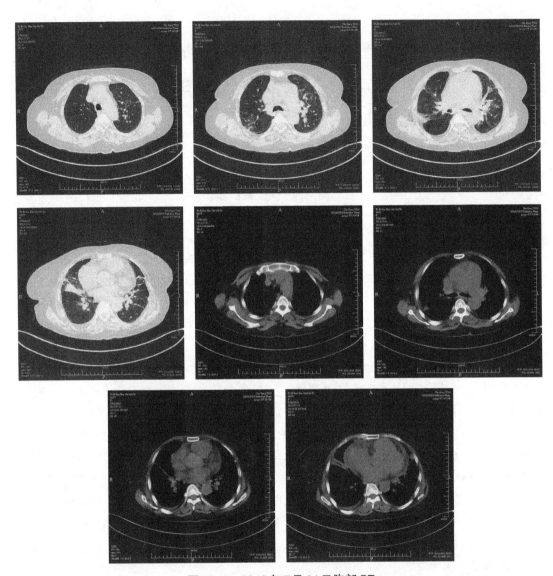

图27-1　2015年7月21日胸部CT

（2）双下肢血管彩超　　双下肢股总动脉、股浅动脉、腘动脉、胫后动脉硬化，双下肢股总静脉、股浅静脉、腘静脉、胫后静脉血流通畅，未见明显阻塞。

（3）心脏彩超　　主动脉硬化，肺动脉增宽，提示肺动脉压增高（重度）。

（4）上下腹＋盆腔CT　　胆囊炎，胆囊多发结石；肝脏局部密度不均匀；左肾盂旁多发囊性密度影，考虑囊肿；心影增大，心包及双侧胸腔少量积液。

（5）心电图　　窦性心动过速；ST-T异常。

（6）动态血压　　全天血压负荷未超过正常范围40%以上。

（7）动态心电图　窦性心律，偶发房性早搏，偶发室性早搏，T波异常改变，心率变异性降低。

【实验室检查】

项 目		数 值
血常规	白细胞计数	5.98×10^9/L
	血红蛋白	93.00 g/L
	红细胞计数压积	0.35 L/L
	平均红细胞计数血红蛋白量	22.00 pg
	平均红细胞计数血红蛋白浓度	267.00 g/L
	血小板计数	171.00×10^9/L
血气分析	pH	7.41
	氧分压	64.00 mmHg
	二氧化碳分压	47.00 mmHg
	血氧饱和度	92.00%
肿瘤标志物	神经角质烯醇化酶	21.10 ng/mL
白蛋白		26.70 g/L
甲状腺功能	总T3	1.28 nmol/L
	总T4	77.48 nmol/L
	游离T3	3.62 pmol/L
	游离T4	11.69 pmol/L
	促甲状腺激素	2.99 μIU/mL
肌钙蛋白		0.011 0 ng/mL
血沉		81.00 mm/h
C反应蛋白		76 mg/L
尿常规	潜血	++
	蛋白质	阴性（-）
	镜检红细胞计数	0 ～ 2/HP
肝功能、肾功能、心肌标志物、电解质		正常
甲肝、乙肝、丙肝、艾滋、HIV抗体		阴性（-）
抗核抗体、血管炎抗体、风湿五项		正常
T-SPOD、PPD		阴性（-）

【初步诊断】

1）慢性阻塞性肺病急性加重。

2）慢性肺源性心脏病。

3）右心功能不全失代偿期。

【治疗和随访】

（1）抗炎平喘　　布地奈德+异丙托溴铵雾化溶液雾化吸入。

（2）减轻心脏负荷　　呋塞米片，螺内酯片，单硝酸异山梨酯缓释片。

（3）耳鼻喉科会诊　　电子鼻咽喉镜提示鼻出血，予以止血对症处理。

经系统治疗后，患者病情好转，于2015年7月29日出院。出院后用药：噻托溴铵吸入剂18 μg q.d. Inhal；益气固表丸（院内制剂）10粒 t.i.d. p.o.。间断口服利尿剂。出院随访：患者浮肿明显时在当地予以呋塞米针静推，每天均有不同程度鼻腔出血，每天出血量在10～30 mL左右，血红蛋白＜70 g/L时临时输血治疗1次，输悬浮红细胞计数2个单位。2016年5月7日，再次出现胸闷、气喘、气憋、全身浮肿、鼻腔出血。

【辅助检查】

（1）2016年5月7日胸部CT　　对比2015年7月21日本院CT双侧胸腔积液已吸收，心包积液增多，双侧胸壁软组织内渗出，右侧乳腺腺体内团片状影（图27-2）。

（2）心脏彩超　　右心扩大，主动脉硬化，三尖瓣反流（大量）、肺动脉增宽、肺、动脉压增高（重度），心包积液（中量，最深处11 mm）。

（3）泌尿系彩超　　左肾囊肿，右肾、双侧输尿管、膀胱未见明显异常。

（4）乳腺彩超　　右乳外侧象限脂肪层增厚伴间隙积液，双侧乳腺腺体内未见明显

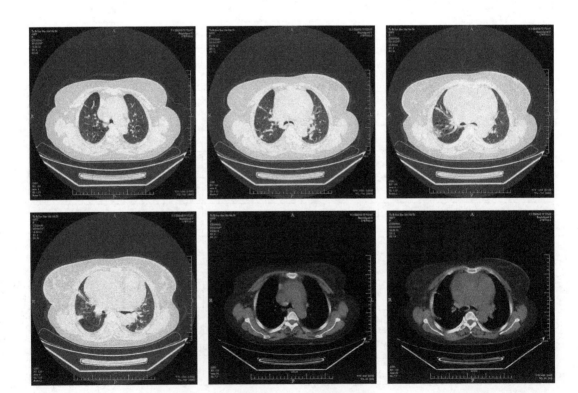

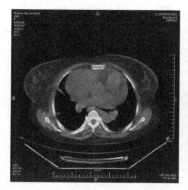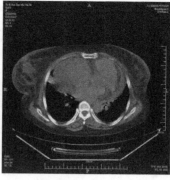

图 27-2 2016 年 5 月 7 日胸部 CT

异常占位灶。

（5）动态心电图　窦性心律，偶发房性早搏，短阵房速，偶发室性早搏，T 波改变，心率变异性降低。

（6）电子鼻咽镜检查　未见异常。

【实验室检查】

项　　　　目		数　　　　值
血常规	白细胞计数	$3.40 \times 10^9/L$
	红细胞计数	$3.33 \times 10^{12}/L$
	中性粒细胞绝对值	$2.03 \times 10^9/L$
	单核细胞百分比	15.01%
	血红蛋白	61.00 g/L
	红细胞计数压积	0.244 L/L
贫血相关	铁蛋白	21.28 ng/mL
	叶酸	16.28 nmol/L
	维生素 B_{12}	401.30 pmol/L
	血清铁	3.59 μmol/L
	总铁结合力	70.00 μmol/L
	网织红细胞计数百分比	1.55%
	网织红细胞计数绝对值	$0.05 \times 10^{12}/L$
血气分析	pH	7.36
	二氧化碳分压	33.20 mmHg
	氧分压	125.00 mmHg
	血氧饱和度	98.90%

（续表）

项　　目		数　　值
肾功能	尿素	13.50 mmol/L
	肌酐	71.80 μmol/L
	尿酸	423.20 μmol/L
白蛋白		32.50 g/L
N端脑钠肽前体		956.90 pg/mL
血沉		77.00 mm/h
C反应蛋白		96 mg/L
甲状腺功能	总T3	0.83 nmol/L
	总T4	67.64 nmol/L
	游离T3	2.69 pmol/L
	游离T4	12.87 pmol/L
	促甲状腺激素	2.46 μIU/mL
风湿五项	抗环瓜氨酸肽抗体IgG	5.55 RU/mL
	余均正常	
抗核抗体（荧光滴度）		1：100
血管炎抗体		阴性
肿瘤标志物	细胞角蛋白19片段测定	3.96 ng/mL
	神经角质烯醇化酶	17.62 ng/mL
	余均正常	
G实验		阴性

【治疗方案】

（1）抗感染　　哌拉西林他唑巴坦针；减轻心脏负荷：单硝酸异山梨酯针，呋塞米片，螺内酯片，临时注射用托拉塞米静推。

（2）耳鼻喉科会诊　　反复多次鼻腔填塞、电灼止血对症。

（3）血液科会诊　　考虑缺血性贫血，铁剂加维生素C治疗。

（4）心内科会诊　　目前心包积液最深处11 mm，考虑原因为肺心病、右心衰竭所致，可静脉利尿剂，暂不行穿刺，治疗后观察积液情况。

（5）输血　　悬浮红细胞计数4个单位分3次输注。

经系统治疗，患者病情好转，于5月19日出院。出院用药：噻托溴铵18 μg q.d. 吸入，沙美特罗替卡松气雾剂50/500 μg b.i.d. 吸入，单硝酸异山梨酯缓释片40 mg q.d. p.o.，螺内酯片20 mg b.i.d. p.o.，呋塞米片20 mg q.d. p.o.，琥珀酸亚铁片0.1 g每日3次口服，维生素C片0.1 g每日3次口服。

2016年9月8日再次因上述症状加重入院。

【辅助检查】

（1）2016年9月8日胸部CT　　对比2016年5月7日CT：符合慢性支气管炎并两肺散在感染；基本同前；心脏增大伴心包积液；肺动脉增宽；同前相仿；右侧乳腺腺体内团片影；同前相仿；双侧胸壁软组织渗出较前明显；肝脏密度不均匀减低（图27-3）。

（2）心脏彩超　　右心扩大，主动脉硬化，三尖瓣反流（大量）、肺动脉扩张、肺动脉压增高（重度），心包积液（中量，最深处约15 mm）。

（3）上下腹+盆腔CT　　胆囊炎，胆囊多发结石，肝脏密度不均匀，左肾盂旁多发囊性密度影，考虑囊肿，心影增大，心包及双侧胸腔少量积液，腹盆腔少量积液、躯干部、腰骶部皮下水肿。

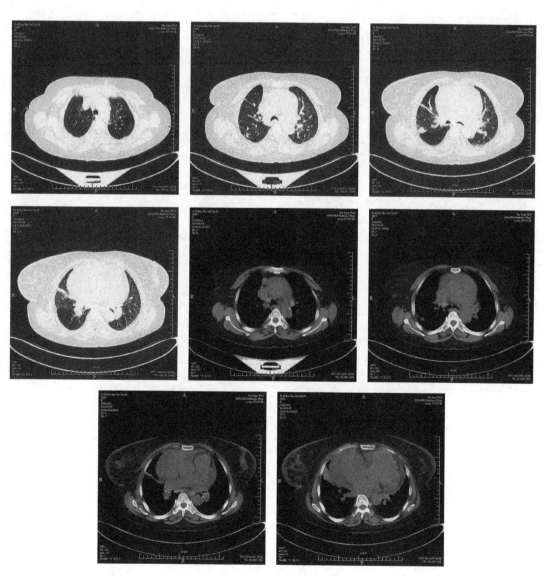

图27-3　2016年9月8日胸部CT

（4）动态心电图　　窦性心律，偶发室性早搏，偶发房性早搏，短阵房速，ST-T未见异常改变，心率变异性降低。

（5）电子鼻咽镜检查　　未见异常。

【实验室检查】

项　　　目		数　　　值
血常规	白细胞计数	3.42×10^9/L
	红细胞计数	2.69×10^{12}/L
	红细胞计数压积	0.202 L/L
	血红蛋白	52.00 g/L
	淋巴细胞绝对值	1.07×10^9/L
肝功能	碱性磷酸酶	164.00 U/L
	L-γ-谷氨酰基转移酶	85.70 U/L
	天门冬氨酸氨基转移酶	44.90 U/L
肾功能	尿素	14.30 mmol/L
	尿酸	442.30 μmol/L
	胱抑素C	1.94 mg/L
	肌酐	82.10 μmol/L
	β_2-微球蛋白	3.57 mg/L
白蛋白		33.70 g/L
抗环瓜氨酸肽抗体IgG		10.50 RU/mL
类风湿因子		22.90 IU/mL
抗核抗体（荧光滴度）		1：100
血管炎抗体		阴性（-）
肿瘤标志物	细胞角蛋白19片段	3.45 ng/mL
血气分析	pH	7.38
	二氧化碳分压	47.00 mmHg
	氧分压	66.70 mmHg
	血氧饱和度	91.80%
尿常规	潜血	2+
	尿蛋白	阴性
血沉		104.00 mm/h
C反应蛋白		143 mg/L

【病例特点】

① 患者66岁女性，病程10年，主要表现为活动后胸闷、气短、气憋、鼻腔出血、全身浮肿、贫血、全身乏力；② 鼻咽镜提示：鼻腔黏膜糜烂性出血；③ 心脏彩超提示：右心增大，心包积液，肺动脉压力增高；④ 胸部CT示：双侧胸腔积液；⑤ 尿潜血阳性，胱抑素、β_2球蛋白、尿素氮增高；⑥ 抗环瓜氨酸肽抗体IgG 10.50 RU/mL，类风湿因子22.90 IU/mL；抗核抗体（荧光滴度）1∶100；⑦ 病程中无明显的慢性咳嗽、咳痰病史，无明显肺气肿的体征，不能用慢性气道疾病来解释右心功能不全的病因；⑧ 有顽固性鼻腔出血，经鼻腔填塞、电灼等治疗均无效；⑨ 反复贫血，是否可以用鼻腔出血来解释，还是存在其他的病变；⑩ 因患者打喷嚏都可导致鼻腔出血不止，故未能行肺功能、胃肠镜、支气管镜等检查。综上10个特点，患者病变累及鼻腔、肺、心脏、肾脏、血液系统，提示存在多系统病变，而鼻腔以反复鼻腔出血为主，肾脏表现为尿潜血阳性，病变累及小血管，考虑系统性小血管炎的可能，且类风湿因子、抗环瓜氨酸肽抗体逐渐出现阳性，具有风湿免疫特征。

【修正诊断】

系统性小血管炎？

【治疗和随访】

甲强龙针40 mg q.d. ivgtt，5天后减为泼尼松片30 mg q.d. p.o. 口服；扩血管、利尿、输血、鼻腔填塞、电灼止血等对症处理。出院后用药：泼尼松片30 mg q.d. p.o.；螺内酯片20 mg q.d. p.o.；呋塞米片20 mg b.i.d. p.o.。出院随访：患者浮肿明显消退，自行停利尿剂；每周有1次鼻腔出血，且出血量5～10 mL/次，未再输血，可下床在院内适量活动。

2016年10月23日患者第四次入院复查。

【辅助检查】

（1）2016年10月23日复查胸部CT　　与2016年9月8日相比心包积液较前吸收，双侧胸壁皮下水肿已吸收（图27-4）。

（2）心脏彩超　　右心扩大主动脉硬化三尖瓣反流（大量），肺动脉扩张提示肺动脉压增高（重度），心包积液（中量，最深处17 mm）。

【实验室检查】

项　　　　目		数　　　　值
类风湿因子		26.50 IU/mL
抗环瓜氨酸肽抗体IgG		7.40 RU/mL
抗核抗体（荧光滴度）		1∶100
血管炎抗体		阴性
血沉		21.00 mm/h
肾功能	胱抑素C	1.04 mg/L
	尿素	6.01 mmol/L
	肌酐	62.54 μmol/L

（续表）

项　　目		数　　值
肾功能	尿酸	388.25 μmol/L
	β₂-微球蛋白	3.35 mg/L
血常规	白细胞计数	6.79×10^9/ L
	血红蛋白	107.00 g/L
	平均红细胞计数血红蛋白浓度	301.00 g/L
尿常规	尿潜血	+，镜下 0 ～ 1/HP
	尿蛋白	+
胆汁酸		11.71 μmol/L

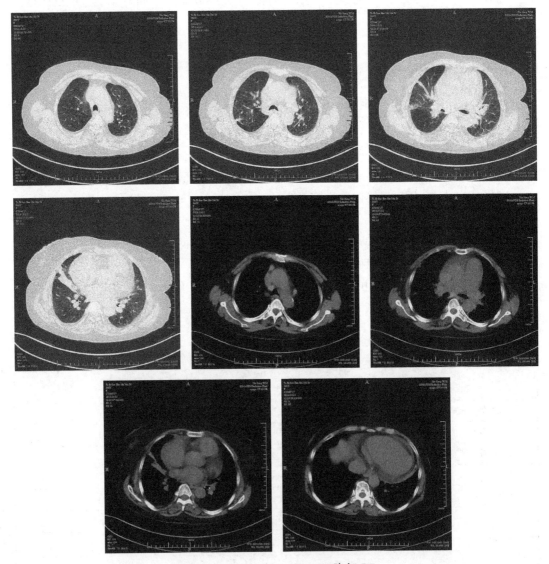

图 27-4　2016 年 10 月 23 日胸部 CT

出院用药：泼尼松片30 mg q.d. p.o.，连服3月后开始减量，每半月减半片，减至10 mg后维持，同时予以补钙、护胃；硫唑嘌呤片50 mg b.i.d. p.o.。出院随访：患者无明显浮肿，无鼻腔出血，可自行下床活动、做家务，活动耐力明显增加。

2017年3月13日患者第五次入院复查。

【辅助检查】

（1）2017年3月13日胸部CT　　对比2016年10月23日本院CT心包积液较前吸收（图27-5）。

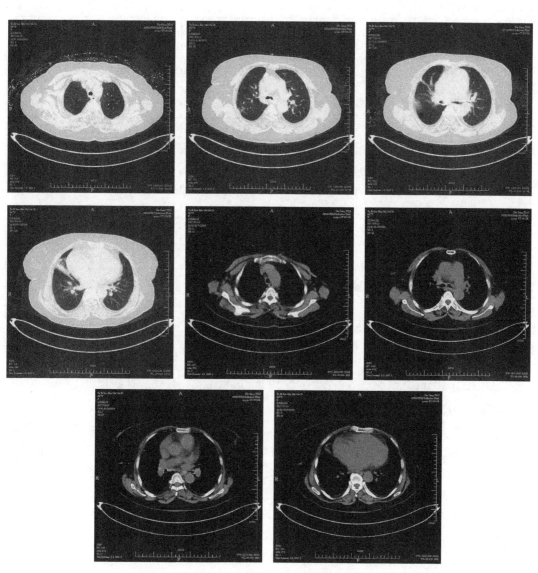

图27-5　2017年3月13日胸部CT

（2）上下腹＋盆腔CT　　胆囊炎，胆囊多发结石；肝脏密度不均匀。

（3）心脏彩超　　右心增大，肺动脉增宽，三尖瓣反流（中量），主动脉硬化，提示肺动脉压增高（中度），心包未见明显积液。

【实验室检查】

项　　　　目		数　　　　值
类风湿因子		<20.00 IU/mL
抗环瓜氨酸肽抗体IgG		19.53 RU/mL
抗核抗体（荧光滴度）		1∶100
血管炎抗体		阴性（－）
血沉		19.00 mm/h
肾功能	胱抑素C	0.98 mg/L
	尿素	6.14 mmol/L
	肌酐	43.00 μmol/L
	尿酸	249.13 μmol/L
	$β_2$-微球蛋白	2.89 mg/L
血常规	白细胞计数	5.31×10^9/L
	血红蛋白	105.00 g/L
	平均红细胞计数血红蛋白浓度	292.00 g/L
尿常规	尿潜血	阴性（－）
	尿蛋白	阴性（－）
胆汁酸		10.68 μmol/L

【治疗】

泼尼松片10 mg q.d. p.o.，硫唑嘌呤片50 mg b.i.d. p.o.，补钙、抑酸护胃。

【病例特点】

患者病变累及鼻腔、肺、心脏、肾脏、血液系统，提示存在多系统病变，而鼻腔以反复鼻腔出血为主，肾脏表现为尿潜血阳性，病变累及小血管，考虑系统性小血管炎的可能，且类风湿因子、抗环瓜氨酸肽抗体逐渐出现阳性，具有风湿免疫特征。经激素、免疫抑制剂治疗后，鼻腔出血停止，浮肿消退，贫血改善，心包积液、胸腔积液吸收，激素治疗有效。根据以上病史特点，得出临床诊断。

【临床诊断】

系统性小血管炎。

二、疾病概述——血管炎

血管炎是一组由于免疫功能紊乱引起的以血管壁炎症及破坏为主要病理改变的异质

性疾病。血管炎发生后，如为局灶性可导致血管瘤形成甚或破裂；如为节段性（血管全周径受损）则可能发生血管狭窄，最终闭塞。血管炎症状往往出于血管供血区的供血不足、出血、梗死，其预后取决于受累血管的大小、数量和部位。目前研究归纳出，至少有20多种原发性和10多种继发性血管炎[1-3]。流行病学调查的资料主要来源于欧洲，总体年发病率为39～141.54/百万成年人口，最常见的原发性血管炎为巨细胞动脉炎、肉芽肿性血管炎、显微镜下多血管炎、嗜酸性肉芽肿性血管炎。除多发性大动脉炎和巨细胞动脉炎以女性多见外，其他疾病均为男性略多于女性，或无明显性别差异。50岁以上患者∶50岁以下患者≈5∶1。

【分类】

随着对血管炎发生机制的不断阐明，2012年在美国Chapel Hill会议上，对系统性血管炎分类和命名如下[2]：

（1）大血管炎性血管炎（LVV）　　包括大动脉炎、巨细胞动脉炎。

（2）中等血管性血管炎（MVV）　　包括结节性多动脉炎和川崎病。

（3）小血管炎（SVV）　　包括ANCA相关性血管炎（显微镜下多血管炎、肉芽肿性血管炎、嗜酸性肉芽肿性血管炎）和免疫复合物性小血管炎（抗肾小球基底膜病、冷球蛋白症血管炎、IgA性血管炎、低补体荨麻疹性血管炎）。

（4）多血管炎　　包括白塞病和科根综合征。

（5）单一脏器血管炎　　皮肤白细胞计数破碎性血管炎、皮肤动脉炎、原发性中枢神经系统性血管炎及孤立性主动脉炎。

（6）系统性疾病相关性血管炎　　如狼疮性血管炎、类风湿血管炎和结节病性血管炎等。

（7）与可能病因相关的血管炎　　包括丙型肝炎病毒相关性冷球蛋白血症性血管炎、乙型肝炎病毒相关性血管炎、梅毒相关性主动脉炎、血清病相关性免疫复合物性血管炎、药物相关性免疫复合物性血管炎、药物相关性ANCA相关性血管炎和肿瘤相关性血管炎等。

【临床表现】

临床表现复杂，大多具有多脏器受累的特点，起病急缓、长短不一，轻重差异甚大，常见的全身表现为发热、无力、体重下降及关节肌肉痛等，其他临床表现则因受累的系统和器官不同而不同，不同类型之间常常有交叉。

呼吸系统症状为非特异性症状，如咳嗽、气短、喘息及咯血等，其中咯血是较重要的症状。

肾脏是ANCA相关性血管炎最常累及的器官，常表现为不同程度的肾炎，重症出现急进性坏死性肾小球肾炎。

除肺、肾外，皮肤、周围神经受累机会较多。累及皮肤时可出现紫癜、网格青斑、皮下结节或坏死；累及周围神经，发生多发性单神经炎，出现感觉和运动的异常；累及眼部，出现框内假瘤；累及软骨，造成鞍鼻；累及鼻腔和鼻窦造成黏膜溃疡、出血及鼻窦炎；累及耳部造成听力障碍；累及气管造成声门下气管狭窄；累及肠系膜动脉致肠坏死；累及心脏致心肌损害和心力衰竭等。

上述表现多数是由于血管阻塞或出血直接所致，部分与免疫损伤有关，如肺纤维化、嗜酸性粒细胞浸润等。

【诊断技术】

（1）影像学检查　　近年来，影像学方法和技术的进步以及血管造影、核磁共振血管成像（MRA）、CT血管成像（CTA）、血管B超、正电子发射体层摄影（PET）等技术在系统性血管炎尤其是大血管炎诊断的应用，提高血管炎的早期诊断和病变范围、程度及疾病活动状态的评估[4, 5]。通过B超可以了解血管壁的情况，管腔是否有狭窄，测量最狭窄处的内径及其峰流速，观察频谱的改变，帮助判断上下游是否有其他病变，并可检测动脉瘤。血管造影和CTA可观察血管壁厚度，确定病变累及范围，准确描绘血管狭窄、血管闭塞和血管瘤，是诊断大动脉炎的金标准。MRA的T2加权抑制序列可观察到血管壁的增厚和水种、管腔狭窄等，并可在冠状面和矢状面观察病变范围、血管狭窄和管壁的活动性病变，用于病变进展评估及疗效判断。PET-CT可观测病变的活动性和范围，用于疗效评估。

（2）特异性实验室检查

1）自身抗体检测：主要包括ANCA-抗原系列，包括PR3. PR3-ANCA、MPO和MPO-ANCA；抗肾小球抗体和抗内皮细胞抗体。

2）相关病毒抗原/抗体复合物检测：主要包括乙型肝炎病毒抗原/抗体复合物系列和丙型病毒抗原/抗体复合物等。

3）其他：主要包括免疫球蛋白及其亚型、补体系统、免疫复合物、冷球蛋白等。

（3）组织病理学检查　　是多种血管炎的确诊指标。

【诊断标准】

（1）大动脉炎诊断标准　　发病年龄<40岁；间歇瘸行；臂动脉搏动减弱；两上肢收缩压差>20 mmHg；锁骨下动脉与主动脉连接区有血管杂音；动脉造影异常。符合3条或以上即可诊断。

（2）巨细胞动脉炎诊断标准　　发病年龄>50岁；新近的头痛；颌、舌或咽间歇性运动障碍；颞动脉异常；头皮触痛和结节；动脉活检异常：动脉炎症，伴大量单核细胞浸润和肉芽肿炎症，常含有多核巨细胞。符合3条或以上则确诊。

（3）结节性多动脉炎诊断标准　　体重下降>4 kg；四肢或躯干呈斑点及网状青斑；睾丸疼痛或触痛；弥漫肌痛、无力或下肢肌触痛；单神经病或多神经病；舒张压>90 mmHg；血Cr>1.5%、BUN>40 mg%；血中检到HBsAg或HBsAb；血管造影：内脏血管动脉瘤或阻塞；中小动脉活检：动脉壁有粒细胞或/和单核细胞浸润。符合3条或以上则确诊。

（4）肉芽肿性血管炎诊断标准　　鼻或口腔炎；痛或无痛性口腔溃疡；脓性或血性鼻分泌物；胸部影像学异常：发现结节、浸润或空洞；尿沉渣示镜下血尿（＞5/HP）或见红细胞计数管型；活组织检查：见动脉、小动脉壁内、血管周围、血管外区域肉芽肿浸润。符合2条或以上可以诊断。

（5）嗜酸性肉芽肿性血管炎诊断标准　　哮喘；外周血嗜酸性细胞增多，>分类计数的10%；单发或多发性神经炎；游走性或一过性肺浸润；副鼻窦炎；病理：血管壁及周围嗜酸性细胞浸润，甚至肉芽肿形成。符合4条或以上可以诊断。

（6）显微镜下多血管炎诊断标准　　症状：急进型肾小球肾炎，肺泡出血，紫癜、皮下出血、消化道出血和多发性神经炎等其他器官症状；组织学发现：小动脉、小静脉、毛细血管及血管周围炎性细胞浸润；实验室检查：MPO-ANCA阳性，CRP阳性，血尿、蛋白尿、血尿素氮和血肌酐升高。2项或以上症状和组织学发现可确诊；或者2项或以上症状和MPO-ANCA阳性可确诊。

不同的血管炎有不同的诊断标准，主要是通过临床特点+病理改变+相关检查来确诊。首先要想到本病临床上有/无难以解释的系统性表现和（或）多脏器缺血症状；有/无皮肤结节、红斑、紫癜、网状青斑等；一般的血清学检查常不能提示诊断；其次要认识本病：熟悉分类标准，根据标准推断；最后是诊断本病：进一步检查，尽量争取组织或血管活检、血管造影、MRI检查等。

【治疗药物和治疗策略】[6-8]

（1）糖皮质激素　　泼尼松、甲基强的松龙等。

（2）免疫抑制剂　　环磷酰胺、硫唑嘌呤、氨甲蝶呤、霉酚酸酯、来氟米特、环孢素A、他克莫司、沙利度胺、硫酸羟氯喹等。

（3）生物制剂　　TNF-α抑制剂包括Infliximab，Etanercept及其类似物益赛普、强克等；抗-CD20单抗；抗IL-6单抗。

治疗需要建立个体化、分层治疗和达标治疗的理念：诱导缓解、维持缓解。糖皮质激素是传统治疗系统性血管炎的一线药物，联合应用免疫抑制剂，有助于诱导疾病缓解和持续缓解，减少糖皮质激素的用量和疗程及其毒副作用。

三、病例解析

系统性小血管炎主要累及微小静脉，毛细血管和微小动脉，也可累及小动脉和小静脉。在肺组织学上，坏死性肉芽肿、肉芽肿炎症和（或）血管炎是主要的病理改变。其主要的临床表现为SKLEN临床表现：S表示皮肤（skin），K表示肾脏（kidneys），L表示肺（lungs），E表示耳鼻喉（ears, nose and throat），N表示神经（nerve）；非特异性症状：发热、乏力、体重下降；全身多系统受累：肺受累、头颈部受累、肾脏受累、其他脏器受累。

此病例特点：患者66岁女性，病程10年，主要表现为活动后胸闷、气短、气憋、鼻腔出血、全身浮肿、贫血、心包积液、肺动脉压力增高、双侧胸腔积液、尿潜血阳性、抗环瓜氨酸肽抗体IgG 10.50 RU/mL，类风湿因子22.90 IU/mL；抗核抗体（荧光滴度）1∶100，患者病变累及鼻腔、肺、心脏、肾脏、血液系统，提示存在多系统病变，根据SKLEN临床表现，如有以上3个系统受累应考虑血管炎诊断，本例患者肾脏、肺、耳鼻喉有累及，可诊断系统性小血管炎。该患者主要表现鼻腔出血、胸膜炎、心包炎、血尿、浮肿，与出血、肾功能下降不平行的贫血，病变累及上呼吸道、下呼吸道、肾脏、血液系统，高度怀疑ANCA相关小血管炎，但反复多次血清ANCA检测阴性，实验室检查不支持；患者类风湿因子（RF）及抗环瓜氨酸肽抗体（抗CCP抗体）阳性，血沉、C反应蛋白显著升高，具有风湿免疫的特征，但无关节受累，类风湿血管炎的症状不典型，诊断系统性疾病相关性血管炎的依据不充分。该患者经历2年，反复住院5次，仍属于拟诊病例，分类不明确，但经验性予以激素及硫唑嘌呤治疗，患者病情好转。

根据该病例诊治经过总结经验及教训：① 该患者病程10年，主要表现为胸闷、气短、心包积液、双侧胸腔积液、全身浮肿、右心大、肺动脉压力增高，符合肺心病的诊断，经扩血管、利尿减轻心脏负荷治疗后，症状可减轻；患者顽固性鼻腔出血，反复多次在耳鼻喉科就诊，均予以止血对症处理；患者贫血，间断输血，潜意识中认为贫血为长期鼻腔出血所致。对疾病的认识缺乏系统性、整体性，思维不够广阔，理论知识过于专科化，造成漏诊、误诊，延误病情。② 此病例累及多脏器，以临床表现诊断，缺乏实验室支持，缺乏组织学及病理学依据，根据经验治疗，临床分类不明确，针对此类病例，尽量取得病理学依据达到确诊目的，为治疗提供强有力的依据。③ 对于出现多系统受累者，如皮肤、关节肌肉、上呼吸道、肺、肾、血液系统等2个或以上的器官同时受累者，应及时考虑进行ANCA检测或病理检查以帮助明确诊断。④ 血管炎临床表现复杂多样，变化多端，临床上疑似血管炎的患者，经常因为缺乏足够的病理依据和特异实验室检查，而延误病情，在临床医学领域，系统性血管炎的诊断和治疗比任何疾病更具有挑战性。

参 考 文 献

［1］ Gary S. Firestein, Ralph C. Budd, Sherine E. Gabriel, et al. Kelley's textbook of rheumatology, 9th ［M］. London: Saunfers, 2013.

［2］ Russhid A. Lugman. Vasculitis: an update [J]. British Journal of Hospital Medicine, 2014, 75(8): 432-441.

［3］ Jennettc J C, Falk R J, Bacon P A, et al. 2012 revised International Chapel Hill Consensus Conference Nomenclature of Vasculs [J]. Arthritis Rheum, 2013,65(1): 1-11.

［4］ Chimenti M S, Ballanti E, Triggianese P, et al. Vasculitides and the complement system: a comprehensive Review [J]. Clin Rev Allergy Immunol, 2015,49(3): 333-346.

［5］ Soussan M, Nicolas P, Schramm C, et al. Management of Large-vessel vasculitis with fdg-pet. A systematic literature review and meta-analysis [J]. Medicine (Baltimore), 2015, 94(14): e622.

［6］ Guillevin L I, Pagnoux C, Karras A, et al. Rituximab versus azathioprine for maintenance in ANCA-Associated vasculitis [J]. N Engl J Med, 2014,371(19): 1771 -1780.

［7］ Walsh M, Faurschou M, Berden A, et al. European vasculitis study group. Long-term follow-up of cyclophosphamide compared with azathioprine for initial maintenance therapy in ANCA-Associated Vasculitis [J]. Clin J Am Soc Nephrol, 2014, 9(9): 1571-1576.

［8］ Besson F L, Parienti J J, Bienvenu B, et al. Diagnostic performance of 18F-fluorodeoxyglucose positronemission tomography in giant cell arteritis: a systematic review and meta-analysis [J]. Eur J Nucl Med Mol Imaging, 2011, 38(9): 1764-1772.

（王丽霞　廖春燕　李风森）

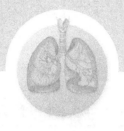

第六部分

肺部结节伴皮损

28 双肺沿支气管多发渗出结节，伴皮损
——肺部与皮肤疾病之间的联系

一、病 例 回 顾

病例1

【病史简介】

患者，男性，51岁。以"全身皮肤紫红斑块伴瘙痒10月，加重1月"于2015年8月7日住我院皮肤科病房。10月前无明显诱因出现双手指紫红色皮疹并逐渐增多伴瘙痒，1月前出现双下肢水肿。饮食、睡眠差，二便正常。

【既往史】

否认传染病史、其他慢性病史；否认药物过敏史。无呼吸道症状。

【查体】

体温36.5℃，脉搏80次/min，呼吸20次/min，血压130/80 mmHg。全身皮肤黏膜无黄染，耳后、躯干、四肢皮肤散在紫红色斑块，黄豆至钱币大小，浸润肥厚，边界清楚，双下肢凹陷性水肿，间见抓痕、血痂。双肺呼吸音清，未闻及干、湿啰音。

【实验室检查】

项　　　目		数　　　值
血常规	红细胞计数压积	0.33 L/L
	血红蛋白	108.00 g/L
	红细胞计数	3.99×10^{12}/L
尿常规	蛋白质	1+
	尿胆素原	1+
肿瘤标志物	糖类抗原125	412.50 U/mL
肝功能	天门冬氨酸氨基转移酶	41.90 U/L
	白蛋白	30.00 g/L
	白球比	0.79
肾功能、电解质		正常
免疫相关抗核抗体谱		正常
免疫球蛋白G		24.00 g/L

（续表）

项　　　目	数　　　值
补体C3	0.57 g/L
HIV抗体	阳性（＋）
梅毒颗粒凝集试验	阴性（－）
甲状腺功能	正常

【影像学检查】

2015年8月7日胸部CT示支气管血管束增粗、支气管管壁增厚，部分可见管腔扩张；双肺沿支气管血管束分布的多发结节样、斑片样磨玻璃影及实变影，部分实变伴晕征；纵隔及肺门淋巴结肿大；双侧胸腔积液（图28-1）。

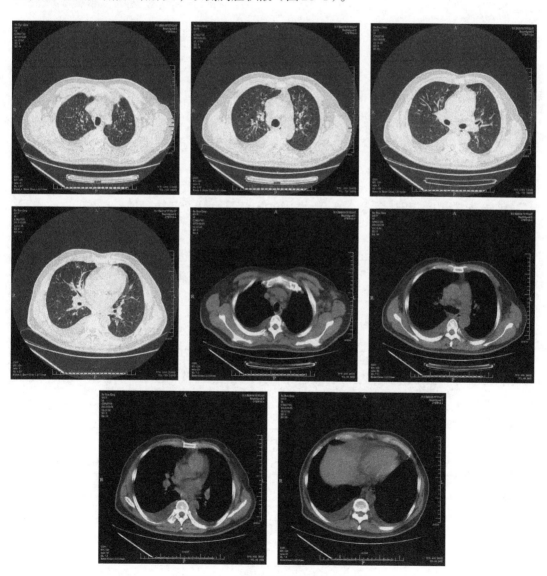

图28-1　2015年8月7日胸部CT

【诊断依据】

患者，男性，耳后、躯干、四肢皮肤散在紫红色斑块样皮损，浸润肥厚，边界清楚，皮损性质待定，根据其皮损形态，HIV（＋）。胸部CT异常表现考虑肺、淋巴结受累。行皮肤活检送病理以明确。

【初步诊断】

1）卡波西肉瘤？

2）红斑狼疮？

【病理】

符合卡波西肉瘤（图28-2）。

【明确诊断】

卡波西肉瘤。

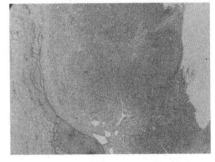

图28-2　皮损病理报告：卡波西肉瘤

病例2

【病史简介】

患者，男性，28岁。以"咳嗽、咳痰2周"于2012年6月14日收治入院。2周前无明显诱因出现咳嗽，咳痰，黄白相兼痰，不易咳出，偶有痰中带血，伴气喘、气憋，活动后加重。汗多，乏力，纳食欠佳，夜寐尚可，二便调。病程中无发热。

【既往史】

既往健康情况一般，否认冠心病、糖尿病、高血压等慢性病病史；否认肝炎、伤寒、结核等传染病病史；否认手术、输血、外伤史；否认食物及药物过敏史。

【查体】

体温36.6℃，脉搏84次/min，呼吸20次/min，血压120/75 mmHg。鼻部黑褐色瘤样皮损，全身皮肤黏膜无黄染及皮疹；双肺呼吸音粗，未闻及干、湿啰音，心律齐，腹部（－），双下肢无水肿。

【实验室检查】

项　　　　目		数　　　　值
血常规	血红蛋白	112.00 g/L
	血小板计数	$95.00 \times 10^9/L$
	嗜酸性粒细胞百分比	6.10%
血沉		23.00 mm/h
C反应蛋白		57.7 mg/L
免疫相关	抗"O"测定	103.00 IU/mL
	抗核抗体谱	阴性
	血管炎抗体谱	阴性
	IgG	18.66 g/L

项　　　　目		数　　　　值
免疫相关	类风湿因子	<20.00 IU/mL
HIV 抗体		可疑阳性
凝血功能	凝血纤维蛋白原	4.43 g/L
	D-二聚体	956.00 μg/L
尿常规比重		1.032
便常规		正常
肝功能、肾功能、电解质		均正常

【影像学检查】

2012年6月14日胸部CT示双肺磨玻璃样改变，支气管血管束增粗、管壁增厚；以右肺上叶前段、左肺上叶为主的沿支气管血管束分布的多发斑片状、结节样、索条样高密度影伴部分实变；小叶间隔增厚；双侧腋窝及纵隔淋巴结肿大；双侧胸腔中量积液（图28-3）。

【诊断依据】

患者咳嗽、咳痰入院，肺部影像可见双多发斑片状、结节样、索条样高密度影伴部分实变；小叶间隔增厚；纵隔淋巴结肿大，双侧胸腔中量积液。且患者鼻部可见黑褐色瘤样皮损，考虑卡波西肉瘤及卡波西肉瘤所致肺部损害不除外。

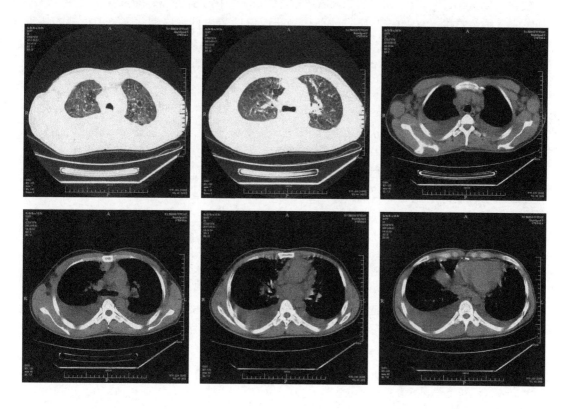

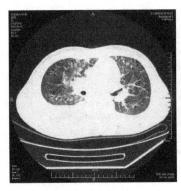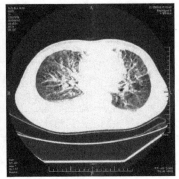

图28-3　2012年6月14日胸部CT

【初步诊断】

1）纵隔淋巴结肿大原因待查。

2）肺部多发结节原因待查。

3）卡波西肉瘤？

由于患者自动出院，未进一步检查明确诊断。

二、疾病概述——卡波西肉瘤及肺部受累

卡波西肉瘤[1, 2]（Kaposi's sarcoma, KS）又称多发性特发性出血性肉瘤，是一种生长缓慢、以梭形细胞增生和血管瘤样结构为特征的多中心血管瘤，与人类疱疹病毒8型（HVH8）感染有关。HVH8[3]是卡波西肉瘤、原发性渗出性淋巴瘤、人类免疫缺陷病毒（HIV）相关的多中心Casrman病（MCD）和卡波西肉瘤疱疹病毒相关的炎性细胞因子综合征的病原体。卡波西肉瘤于1872年由Multiple Kaposi首先提出，在人类免疫缺陷病毒（human immunodeficiency virus, HIV）感染引起的各种机会性感染和（或）恶性肿瘤中，卡波西肉瘤是最常见的艾滋病相关肿瘤，可见于HIV感染的任何阶段，通常发生在较低的CD4淋巴细胞计数（< 150 ~ 200个/μL），其发病率呈上升的趋势。卡波西肉瘤分为四种临床亚型，经典型起源于地中海和东欧犹太人，发展缓慢，多见于老年男性；AIDS相关型多发损害且进展快，病死率高；非洲型以东非和中非的男性为主；移植相关型发生于器官移植后应用免疫抑制剂，停用即可好转[1, 2]。

【病理】

卡波西肉瘤各临床分型的组织病理学基本相同，以梭形细胞增生、血管瘤样结构、红细胞计数外渗、含铁血黄素沉积以及慢性炎性细胞浸润为主，但在疾病的不同阶段，组织病理学表现也有一定差异，卡波西肉瘤早期由增生血管样结构构成，随病变的进展，梭形细胞逐渐增多，但无明显的异型性，梭形细胞表达Lyve-1. VEGFR-3. Prox-1等淋巴标志物[4]。

【临床表现】

最常见为皮肤损害，可发生于身体任何部位，头、颈、躯干或四肢。皮损形态多样，

多表现为斑块状、结节状或肿物块状，大小从几毫米到几厘米不等，按压无痛，表面有色素沉着，颜色从粉红到紫色、棕色和棕黑色。卡波西肉瘤可伴有广泛内脏器官受累，内脏受累最常见的部位为淋巴结（72%）、肺（51%）、胃肠道（48%）、肝（34%）、脾（27%）[5]。卡波西肉瘤肺部受累主要临床表现为干咳和呼吸困难，有时可出现发热和咯血，多发生于ARDS相关型卡波西肉瘤。

Castellana G[6] 报道了1例22岁的白人男性因咳嗽、咯血伴有发热3周、呼吸困难和黏液脓痰就诊，影像学提示双侧肺结节并出现急性呼吸衰竭，最终确诊为卡波西肉瘤及肺部受累。由于卡波西肉瘤倾向在支气管周围和血管周围间隙生长，其影像表现有一定特征性[7, 8]，沿支气管血管束周围分布，多位于双侧肺门附近，基本对称，即"火焰纹"；斑片影边缘模糊呈GGO改变，通常提示出血，并伴有小叶间隔增厚和支气管血管束增粗；肺内多发结节影，沿支气管血管束走形，部分可融合；淋巴结肿大；胸壁和皮下肿块，伴胸腔积液。由于该病为血管性肿瘤，起源于血管内皮细胞和周皮细胞，肺内结节、纵隔淋巴结含血管成分不同，增强CT表现也有所不同，实质期CT值增加可达到40～80 HU。黄德杨等[9] 回顾性分析12例艾滋病合并卡波西肉瘤患者的CT表现，结果显示肺内结节灶9例，表现为肺内可见沿肺支气管血管周围分布的多发结节灶，累及胸膜及胸腔积液6例，纵隔淋巴结肿大8例，1例可见骨破坏，1例肝脏受累，可见肝内多发低密度占位病变。Huang H[10] 回顾性分析19例AIDS合并肺型卡波西肉瘤患者肺部侵犯的临床表现和CT表现，结果显示19例患者中，16例患者出现结节性病变，分布于肺门周围的支气管血管束，8例患者出现斑片状空洞合并，其他CT表现为支气管血管束增厚和纵隔淋巴结肿大，且伴有CD4$^+$T细胞计数低于100/mL。

三、病　例　分　析

病例1患者以典型皮损"耳后、躯干、四肢皮肤散在紫红色斑块，黄豆至钱币大小，浸润肥厚，边界清楚"入住皮肤科，表现较为典型，HIV（＋），皮肤病理提示卡波西肉瘤，诊断明确，胸部CT示支气管血管束增粗、支气管管壁增厚，部分可见管腔扩张；双肺沿支气管血管束分布的多发结节样、斑片样磨玻璃影及实变影，部分实变伴晕征；纵隔及肺门淋巴结肿大；双侧胸腔积液为典型肺部受累改变。病例2患者以呼吸道症状"咳嗽、咳痰"入院，肺部影像可见"支气管血管束增粗、管壁增厚；以右肺上叶前段、左肺上叶为主的沿支气管血管束分布倾向的多发斑片状、结节样、索条样高密度影伴部分实变"为典型"火焰纹"改变；"双肺磨玻璃样改变，小叶间隔增厚；双侧腋窝及纵隔淋巴结肿大"均为卡波西肉瘤肺部受累的典型影像学特征，且伴有典型皮损表现（鼻部可见褐色肉瘤），HIV可疑阳性，此时高度考虑卡波西肉瘤肺部受累，但缺乏病理证据。

卡波西肉瘤肺部受累的鉴别诊断包括感染性疾病如结核病、非结核分枝杆菌病、真菌感染、脓毒性栓子，非感染性疾病如肿瘤（转移瘤、淋巴瘤、肺癌）、结节病、肉芽肿伴多血管炎、肺泡微石症、肺淀粉样变。结核分枝杆菌感染的肺内影像常为渗出、增殖及钙化等多种病理改变并存，表现为斑片状、索条样实变，多伴有卫星灶及钙化灶，部分伴有空洞形成，以上肺尖段及下肺基底段多见，肿大淋巴结可出现钙化。马尔尼菲青霉菌感染纵隔及肺门淋巴结相对较大且密度均匀，轻度均匀强化常见；肺孢子菌肺炎肺内表现磨玻璃样改变常见，肺门及纵隔淋巴结肿大少见。脓毒性栓子多见于肺外周分布的多发结节样实变，多伴空洞形成。结节病多为肺门对称性淋巴结肿大。肉芽肿性多血管炎多伴有肺、肾、眼、皮肤、心脏、神经系统等多系统器官受累。卡波西肉瘤与淋巴瘤和肺癌、转移瘤鉴别较困难，必要时通过活检相鉴别。

卡波西肉瘤虽然全身各器官都可受累，甚至中枢神经系统和心血管系统，但淋巴结、肺部、消化道是最常受累的器官，累及顺序依次为淋巴结、呼吸系统、消化道、肝、心包、肾上腺等，卡波西肉瘤累及肺部的发病率居内脏第2位，患者常出现咳嗽，亦可出现咯血、气短、呼吸困难等。病例2因出现呼吸道症状入院，而病例1虽肺部受累，但尚未出现呼吸道症状。胸部X线两肺门增大，结构紊乱呈"鸟窝状"，双肺间质性肺浸润，两侧中下肺野多发类圆形结节影，边缘清楚，肺门纵隔淋巴结肿大、胸水等。该病累及肺部时倾向在支气管周围和血管周围间隙生长，因此胸部CT表现为沿肺动脉血管分布的血管性结节具有一定的特征性。此两例患者胸部CT表现均较典型，且均可见纵隔淋巴结肿大，与文献报道一致。

应当注意的是，艾滋病相关型卡波西肉瘤最常见临床表现为皮肤损害，初期阶段为斑疹期，在皮肤上出现一个或及几个紫红色斑疹，进而发展成为丘疹期，多处出现浸润性丘疹，最后发展为结节期，严重时出现内脏损害，皮损形态多样，应及早行病理学检查以明确诊断。另外，还需注意血清阴性的HIV感染，尽管这是罕见的。Zhang H[11]报道了1例血清阴性的AIDS并原发性肺卡波西肉瘤的46岁男性患者，胸部CT发现多个肺结节，在超过5个月的时间里，多个HIV-1血清学检测阴性。最终确诊是通过血浆HIV RNA检测证实，这是第1例表现为原发性肺卡波西肉瘤的血清阴性HIV-1感染。这一病例强调了血浆RNA检测与HIV抗体检测的重要性，尤其对于一些罕见的患有严重的免疫缺陷和机会性感染或恶性肿瘤的HIV感染者。

参 考 文 献

［1］Yen M T, Butler M. Kaposi sarcoma [J]. Kaposi Sarcoma, 2018,10.1007/978-3-540-69000-9_287.

［2］Casper C. Presentation and pathogenesis of Kaposi sarcoma [J]. Cancers in People with HIV and AIDS, 2018: 125-138.

［3］Medina-Piñón I, Wah-Suárez M, Acosta-Calderón L A, et al. Extensive AIDS-associated Kaposi's sarcoma [J]. International Journal of Infectious Diseases, 2018, 67: 137-138.

［4］Auten M, Kim A S, Bradley K T, et al. Human herpesvirus 8-related diseases: histopathologic diagnosis and disease mechanisms [J]. Seminars in Diagnostic Pathology, 2017, 34(4): 371-376.

［5］Fatahzadeh M. Kaposi sarcoma: review and medical management update [J]. Oral Surgery Oral Medicine Oral Pathology & Oral Radiology, 2012, 113(1): 2-16.

［6］Castellana G, Liotino V, Vulpi M R, et al. Bilateral pulmonary nodules and acute respiratory failure in a 22-year-old man with dyspnoea and fever [J]. Breathe, 2017, 13(4): 317-322.

［7］Restrepo C S, Martínez S, Lemos J A, et al. Imaging manifestations of Kaposi arcoma [J]. Radio graphics, 2006, 26(4): 1169-1185.

［8］李宏军.实用传染病影像学［M］.北京：人民卫生出版社，2014.

［9］黄德扬，刘晋新，丁岩，等.艾滋病合并卡波西肉瘤的CT表现分析［J］.医学影像学杂志，2017，27（2）：259-261.

［10］Huang H, Shi Y X, Xie R M. The CT findings of pulmonary Kaposi sarcoma in AIDS patients [J]. Radiologic Practice, 2015,30(9): 905-907.

［11］Zhang H, Wang H L, Zhong D R, et al. Fatal pulmonary Kaposi sarcoma in an HIV seronegative AIDS patient [J]. Clinical Respiratory Journal, 2016, 11(6): 1040.

（刘慧芳　李凤森）

29 发热、咳嗽、双肺多发空洞并迅速变化
——多脏器损害的病因探究

一、病例回顾

病例1

发热、咳嗽、咳痰、腹泻、便血，双肺多发渗出实变伴空洞

【病史简介】

男性，43岁。汉族，司机。以"咳嗽、胸闷、气短伴腹泻、便血1周，加重4小时"为主诉于2016年1月23日入院。患者1周前受凉后出现咳嗽，咳少量白色黏痰，胸闷，气喘、气憋，夜间不能平卧，自感发热，未测体温；腹痛，呈持续性隐痛；腹泻，解暗红色血便，每天3～4次，每次量不详；无鼻塞、流涕、咽痛、打喷嚏，无恶心、呕吐，无尿频、尿急、尿痛，无关节肿痛及皮疹，自服严迪、复方一枝蒿颗粒、枇杷止咳糖浆、庆大霉素及中成药（具体不详）等无效，4小时前突发呼吸困难，喘憋明显加重，由普通病房急转入RICU。病程中患者神志清，精神不振，纳少，夜寐不安，小便调，体重无明显增减。

【既往史】

既往体健。闻到"青霉素"过敏，对"头孢菌素"过敏，均表现为皮疹。吸烟史10余年，平均20支/d，偶饮酒。

【体格检查】

体温36.2℃；心率138次/min；呼吸38次/min；血压120/80 mmHg；意识清楚，精神不振，半卧位，面色苍白，呼吸急促，口唇甲床无发绀，咽部无充血，双侧扁桃体无肿大，语颤对称无增减，叩诊呈清音，双肺呼吸音粗，左肺可闻及湿啰音，心率138次/min，律齐，各瓣膜听诊器未闻及杂音；腹软，剑突下及右下腹轻压痛，无反跳痛及肌紧张；双下肢不肿；生理反射存在，病理征阴性。

【实验室检查】

项 目		数 值
血常规	白细胞计数	12.16×10^9/L
	中性粒细胞百分比	80.20%
	单核细胞百分比	10.40%
	单核细胞绝对值	1.26×10^9/L
	嗜酸性粒细胞绝对值	0.81×10^9/L
	中性粒细胞绝对值	9.76×10^9/L
C反应蛋白		270.00 mg/L
血气分析	pH	7.36
	二氧化碳分压	26.30 mmHg
	氧分压	83.10 mmHg
	血氧饱和度	95.30%
	实际碳酸氢根	-14 mmol/L
血清降钙素原		59.28 ng/mL
凝血功能	纤维蛋白原	4.90 g/L
	D-二聚体	4.95 μg/L
便潜血		阳性
肝功能	总胆红素	49.60 μmol/L
	结合胆红素	20.80 μmol/L
肾功能	尿素	18.80 mmol/L
	肌酐	297.90 μmol/L
	尿酸	670.30 μmol/L
电解质	钾	2.95 mmol/L
	钠	133.30 mmol/L
	钙	2.02 mmol/L
心肌标志物	肌酸激酶	1 600.00 U/L
	肌酸激酶同工酶	31.90 U/L
	乳酸脱氢酶	1 527.00 U/L
肌钙蛋白		0.010 0 ng/mL
血清葡萄糖		6.52 mmol/L

（续表）

项　　　目	数　　　值
血清淀粉酶	33.40 U/L
尿淀粉酶	128.10 U/L
血沉	79 mm/h
乳酸	2.39 mmol/L
肺炎三项、病毒五项	阴性（－）
血管炎抗体谱、抗核抗体谱测定	阴性（－）
合格痰标本涂片（2017年1月23日，2017年1月24日）	G⁺球菌，成堆
痰找抗酸杆菌	阴性（－）
G 试验	阴性（－）

【辅助检查】

（1）合格痰标本涂片示　　G⁺球菌成对成堆；痰找抗酸阴性。

（2）心电图　　窦性心动过速。

（3）床旁腹部彩超　　肝内实性结节，考虑血管瘤；餐后胆囊，酌情复查；左肾强回声团，结石待排；胰、脾、右肾未见明显异常。右下腹彩超：右下腹阑尾区未见明显占位灶。

（4）2017年1月23日胸部CT　　双肺多发小结节、斑片渗出影，伴多发小空洞形成（图29-1）。

（5）2017年2月2日支气管镜检查　　双侧支气管急性炎症性改变（图29-2）。

【初步诊断】

重症社区获得性肺炎：金黄色葡萄球菌肺炎？肺结核？军团菌肺炎？侵袭性肺曲霉菌病？

【诊治经过】

转入RICU时，患者喘憋、呼吸困难，心电监护示：脉搏150次/min；呼吸55次/min；血压132/70 mmHg；经皮指脉氧82%。根据2016年中国社区获得性肺炎指南，符合重症CAP，PCT明显增高、双肺多发小空洞，考虑革兰阴性杆菌、革兰阳性球菌均不能除外，予亚胺培南/西司他丁500 mg q6h.，联合利奈唑胺600 mg q12h.抗感染。予无创呼吸机辅助通气。2017年1月29日痰培养回示：金黄色葡萄球菌（MSSA）。

【明确诊断】

重症肺炎：金黄色葡萄球菌肺炎（MSSA）

经上述治疗，患者无咳嗽、咳痰，喘憋症状明显缓解，于2017年2月8日复查胸部CT示双肺小结节、斑片渗出影有所吸收，大部分小空洞闭合（图29-3）。

【本病例特点】

①男性，43岁。急性起病，病情进展迅速；②除咳嗽、胸闷、气短等呼吸系统症状外，还伴有腹泻、便血等肺外（消化系统）症状；③肺部影像学表现为双肺多发小结

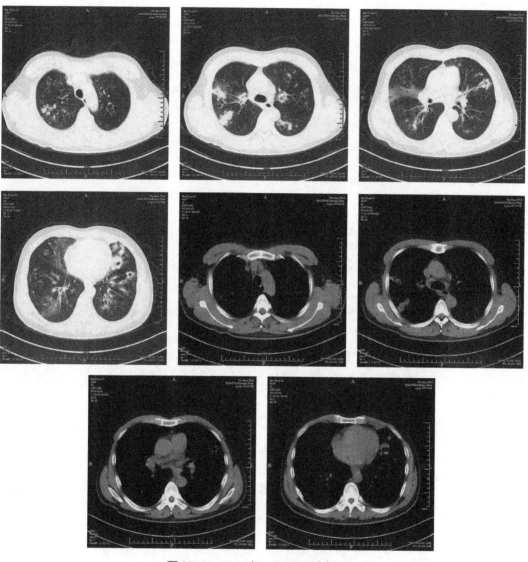

图29-1　2017年1月23日胸部CT

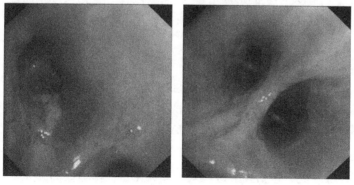

图29-2　2017年2月2日支气管镜检查

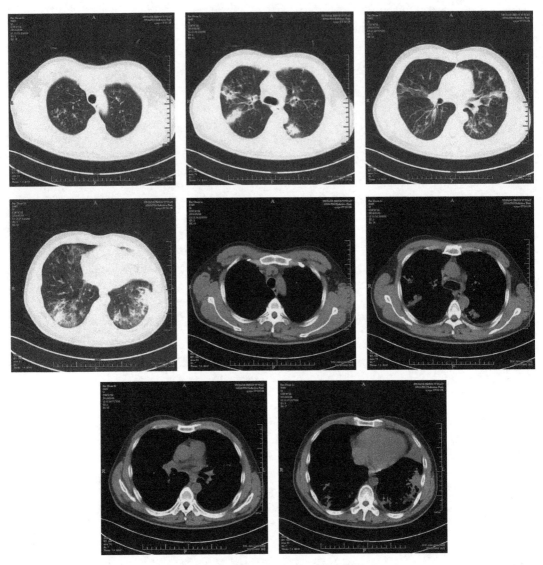

图29-3　2017年2月8日胸部CT

节、斑片渗出影，伴多发小空洞形成；④病原学检查：合格痰标本涂片示（2017年1月23日，2017年1月24日）：革兰阳性球菌成对成堆，痰培养（2017年1月29日）回示：MSSA。

【诊断依据】

本例患者具有咳嗽、咳痰、气短等典型的呼吸系统临床表现；急性起病，病情进展迅速；胸部CT表现为双肺多发小结节、斑片渗出影，伴多发小空洞形成等典型的肺部影像学改变；痰培养示金黄色葡萄球菌（MSSA）。

【鉴别诊断】

①其他细菌性肺炎，包括肺炎链球菌、肺炎克雷伯菌引起的肺炎，典型者可通过发病的年龄、起病急缓、痰液的颜色、胸部影像学检查等进行初步的鉴别，最终的鉴别均需要病原学检查。②肺结核，新疆是结核的高发地区，各种类型的肺炎均需要与肺结核

相鉴别，特别是需要与干酪性肺炎相鉴别，痰找结核菌、痰TB-DNA、痰结核菌培养以及结核感染T细胞检测可以帮助鉴别。

【病例解析】

本病例诊断的重点是肺部多发小空洞性病变伴腹泻、便血等肺外表现的鉴别诊断，如果用一元论解释，要考虑以下几种疾病：① 金黄色葡萄球菌肺炎，而腹泻、便血是金黄色葡萄球菌肠毒素引起的肺外表现；② 军团菌肺炎：少数军团菌肺炎可出现肺脓肿和空洞，特别是在使用大量糖皮质激素或其他免疫功能低下者多见，可同时出现腹泻等肺外表现；③ 肺隐球菌病：约10%的患者肺部有空洞形成，常为继发性肺隐球菌病，隐球菌导致的胃肠道感染可表现为腹泻、便血。最终的确诊需要病原学依据。从影像学上分析，本病例符合血行播散性金黄色葡萄球菌肺炎的特点，但本例患者并无明确皮肤软组感染的病史。

【注意环节】

肺部多发性空洞性病变的早期诊断和早期经验性治疗至关重要。

【思考】

肺部多发性空洞性病变，进展迅速，需要考虑到金黄色葡萄球菌肺炎的可能性，抗生素应该覆盖金黄色葡萄球菌（MSSA），并尽快行支气管镜等检查以获得病原学依据。

病例2

双肺胸膜下多发斑片、空洞影，血、胸腔积液、痰培养均为金葡菌。

【病史简介】

患者，男性，54岁。以"发热4天"为主诉于2017年2月11日收入院。患者4天前受凉后出现发热、畏寒，体温37.5℃，伴头痛，咳嗽、咳少量黄色黏痰，全身乏力，就诊于社区医院静点药物治疗效果欠佳（具体不详），门诊以"发热查因"收入院2月12日因患者病情加重，转入RICU。患者病程中神志清，精神差，发热，无寒战，头痛，咳嗽、咳少量黄色黏痰，无胸闷、胸痛，无气短、气喘，无咯血及痰中带血，无恶心、呕吐，无腹痛、腹泻，近期体重无明显增减。

【既往史】

发现血压高3年余，血压最高达140/110 mmHg，未系统诊治；有2型糖尿病史多年，现口服二甲双胍片（三餐后各1片），血糖未监测；对磺胺过敏，表现为皮疹。出生新疆，久居此地，偶有饮酒史，无吸烟史。

【体格检查】

体温39.5℃，脉搏93次/min，呼吸21次/min，血压154/95 mmHg，下颌部皮肤皮损，结痂，周围红肿，口唇甲床无发绀，咽部无充血，双侧扁桃体无肿大，胸廓对称，双侧语颤减弱，无胸膜摩擦感，双肺叩诊呈浊音，双下肺呼吸音低，未闻及明显干、湿啰音，双下肢无浮肿。

【实验室检查】

项 目		数 值
血常规	白细胞计数	$15.29 \times 10^9/L$
	中性粒细胞百分比	93.44%
	红细胞计数	$4.39 \times 10^9/L$
	血红蛋白	141.00 g/L
	血小板计数	$124 \times 10^9/L$
血气分析	pH	7.50
	二氧化碳分压	22.90 mmHg
	氧分压	58.80 mmHg
	血氧饱和度	91.10%
	实际碳酸氢根	21.70 mmol/L
血清降钙素原		19.63 μg/mL
凝血功能	D-二聚体	2.91 μg/mL
心肌酶	肌酸激酶	1 600.00 U/L
	肌酸激酶同工酶	26.95 U/L
	乳酸脱氢酶	1 438.40 U/L
肝肾功能	天门冬氨酸氨基转移酶	78.60 U/L
	总胆红素	33.30 μmol/L
	丙氨酸氨基转移酶	48.30 U/L
	尿素	9.00 mmol/L
	肌酐	120.90 μmol/L
	非结合胆红素	21.40 μmol/L
随机血糖		13.1 mmol/L
电解质	钠	134.30 mmol/L
乳酸		3.07 mmol/L

2017年2月11日胸部CT示双肺多发斑片、实变影，胸膜下分布为主，部分中央低密度影（图29-4）。

【诊断依据】

①54岁。男性，起病急；②高热、畏寒，伴头痛，咳嗽、咳黄色黏痰；③感染指标明显升高；④双肺多发斑片、实变影，胸膜下分布为主，部分中央低密度影；⑤皮肤破损感染病史；⑥有2型糖尿病病史；⑦肝、肾功能、心肌酶异常。

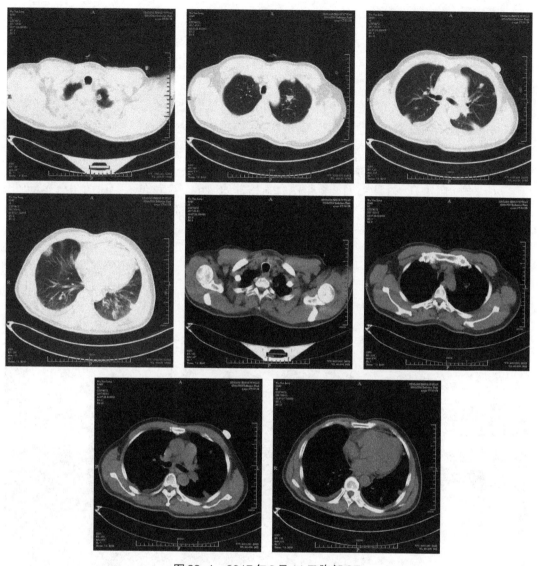

图29-4　2017年2月11日胸部CT

【初步诊断】

社区获得性肺炎：金黄色葡萄球菌？结核？真菌？肿瘤？

【诊疗经过】

患者2月12日转入RICU时：呼吸困难，咳嗽、咳黄色黏痰、痰中带血，咯血，量约5 mL、精神差，略烦躁，高热（体温39.5℃）、活动后喘息，乏力、纳差。

【转入RICU初步诊断】

1）重症肺炎。

2）Ⅰ型呼吸衰竭。

3）颌面部、颈部皮肤软组织感染。

4）脓毒症。

5）多脏器功能障碍综合征：急性肾损伤，急性肝功能损害伤。

6）2型糖尿病。

7）低蛋白血症。

【治疗经过】

结合患者病情特点，考虑感染性疾病可能性大，符合脓毒症诊断，病原菌 G⁻杆菌及 G⁺杆菌、球菌均需要覆盖，予亚胺培南抗联合利奈唑胺抗感染治疗，加强气道管理，温湿化仪给氧、雾化吸入、改善痰液引流，给予谷胱甘肽抗氧化、保护肝肾功能，酌情补液，保证组织灌注，营养支持，监测并以胰岛素控制血糖。

2017年2月13日，2月15日，2月18日血培养均回示：金黄色葡萄球菌（MSSA）。

2017年2月18日胸部CT示双肺多发斑片、实变影，部分中央低密度影，双侧胸腔积液及左侧叶间积液（图29-5）。

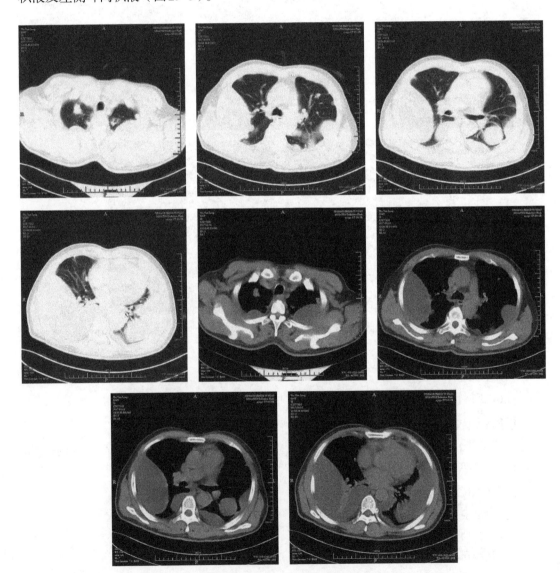

图29-5　2017年2月18日胸部CT

2月18日行胸腔闭式引流术，胸水生化：胸水葡萄糖8.47 mmol/L，胸水乳酸脱氢酶2 063.70 mmol/L。2017年2月23日合格痰培养结果：金黄色葡萄球菌+，2017年2月25日胸水培养结果：MSSA。2017年2月23日复查胸部CT（图29-6）：双肺多发渗出较前部分吸收，双侧胸腔积液较前明显减少。经治疗患者无发热，无咯血，胸闷胸痛症状消失，2017年3月5日复查胸部CT示双肺多发渗出较前明显吸收，部分病灶内空洞消失，双侧包裹性积液较前明显吸收（图29-7）。

【明确诊断】

1）血行播散性金黄色葡萄球菌肺炎（MSSA）。

2）脓毒症。

【本病例特点】

① 男性，54岁。以发热、咳嗽、咳痰急性起病；② 发病前有皮肤疖肿挤压和破溃

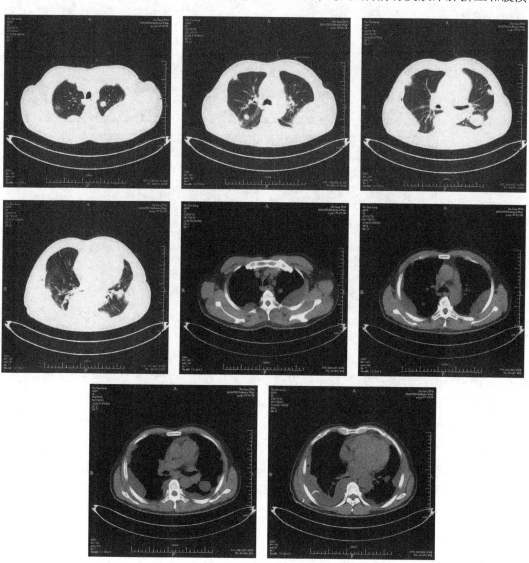

图29-6　2017年2月23日胸部CT

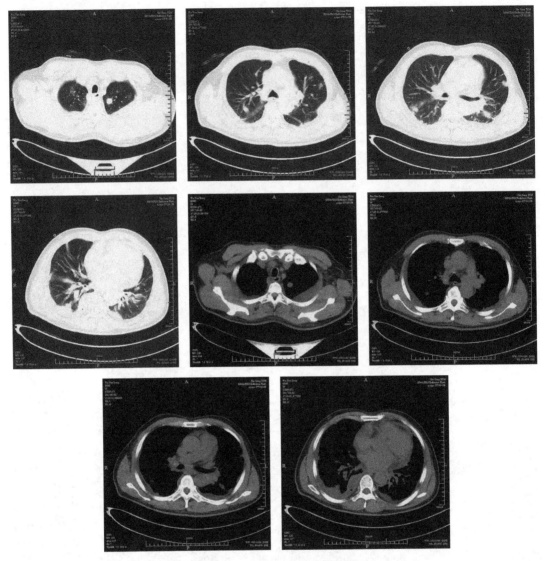

图29-7　2017年3月5日胸部CT

病史；③ 有2型糖尿病病史，血糖控制不佳；④ 肺部影像学表现为：双肺多发结节，外周分布伴中央空腔形成；⑤ 有脓毒症表现；⑥ 血、痰、胸腔积液培养均为同一种细菌：金黄色葡萄球菌（MSSA）。

【诊断依据】

患者具有咳嗽、咳痰、气短等典型的呼吸系统临床表现；急性起病，病情进展迅速；胸部CT表现为双肺多发结节，外周分布伴中央空腔形成等典型的肺部影像学改变；血、痰、胸腔积液培养均为同一种细菌：金黄色葡萄球菌（MSSA）。

【鉴别诊断】

同病例1。

【病例解析】

有皮肤软组织感染病史的肺部多发性空洞性病变应及时考虑到血行播散性金黄色葡

萄球菌感染的可能性，而血行来源的金葡菌感染引起的肺部病变变化迅速，因此需要早期复查胸部CT以动态观察肺部影像学的变化。

【注意环节】

血行来源的金葡菌肺炎病变变化迅速，其变化的速度不是以天来计算，而是以小时来计算，在24小时内即可形成空洞，因此需要早期（甚至第2天）复查胸部CT以动态观察肺部影像学的变化。

【思考】

血行来源的金葡菌肺炎需要早期复查胸部CT，早期发现肺脓肿及脓胸，进而对脓胸早期行胸腔闭式引流，最好是切开充分引流，以减轻肺及胸膜组织的坏死。

病例3

发热伴意识障碍，肺部多发小空洞伴颅内多发低密度灶。

【病史简介】

男性，22岁。以"颈部疼痛伴发热2天，意识不清、言语不利2小时余"为主诉于2016年9月23日22∶45由急诊收治入院。同事代述：患者于2天前告知同事其颈部疼痛不适，伴发热，体温不详，自行口服药物治疗（具体不详），无好转，9月23日上午同事见患者精神状态不佳，于当晚20∶30时，同事发现患者意识不清，言语不利，不能活动，遂急送我院急诊。

【既往史】

不详，患者左侧颜面部疖肿并局部皮肤破溃病史2周余。

【体格检查】

体温37.3℃，脉搏180次/min，呼吸45次/min，血压96/62 mmHg。昏迷状态，口唇、甲床发绀，四肢冰冷，皮肤发花，双侧球结膜充血、水肿，右侧眼球略突出，双侧瞳孔不等大，左侧约4 mm，对光反射迟钝，右侧约6 mm，对光反射消失；颈项强直；左侧颜面部见一个约1 cm×1 cm的疖肿并局部皮肤破溃；气管插管，呼吸急促，双肺呼吸音粗，可闻及散在湿啰音；心率180次/min，律齐；腹软，无压痛，肠鸣音减弱；四肢肌张力降低，双下肢不肿，生理反射减弱，病理反射未引出。

项　　　　　目		数　　　值
血常规	白细胞计数	5.13×10^9/L
	中性粒细胞百分比	56.74%
	红细胞计数	5.43×10^9/L
	血红蛋白	171 g/L
	血小板计数	34×10^9/L
PCT		>100 ng/nl

（续表）

项　　目		数　　　值
CRP		270 mg/L
血气分析	pH	7.26
	二氧化碳分压	39.7 mmHg
	氧分压	232 mmHg
	血氧饱和度	98.6%
	标准碱剩余	− 9
	实际碳酸氢根	17
凝血功能	凝血酶原时间	37.2 s
	凝血酶原活动度	16.6%
	活化部分凝血活酶时间	78.8 s
	活化部分凝血活酶时间比率	2.5
	凝血酶原时间国际标准化比值	3.04
	D-二聚体	105.56 μg/mL
肝功能	丙氨酸氨基转移酶	85.5 U/L
	天门冬氨酸氨基转移酶	384.2 U/L
	白蛋白	32.2 g/L
	碱性磷酸酶	35 U/L
	非结合胆红素	50.1 μmol/L
	总胆红素	62.2 μmol/L
肾功能	血尿素氮	12.5 nmol/L
	铬	266.8 μmol/L
	尿酸	508.3 μmol/L
脑钠肽		24 065 pg/nl
乳酸		5.73 nmol/L

【辅助检查】

2016年9月23日胸部CT示双肺弥漫性大小不等的结节，边缘模糊并空洞形成（图29-8）。

2016年9月23日头颅CT示脑干及脑白质密度减低，考虑脑组织肿胀（图29-9）。

【初步诊断】

意识障碍原因待查：细菌性脑炎脑膜炎？感染中毒性脑病？

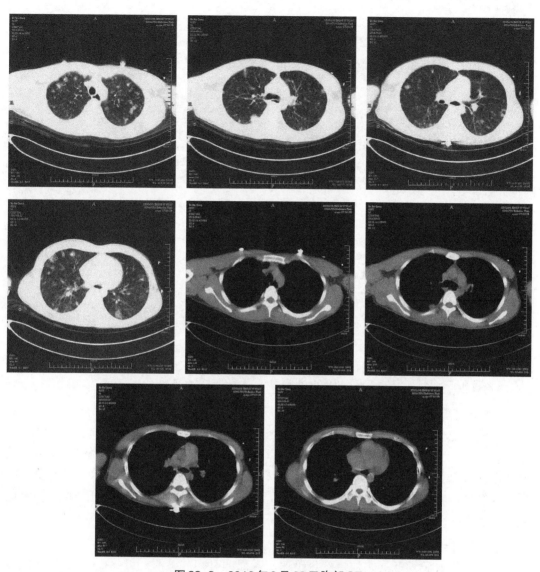

图29-8 2016年9月23日胸部CT

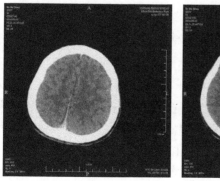
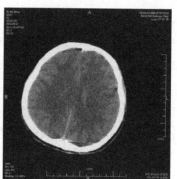

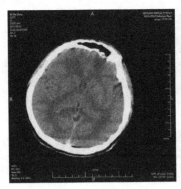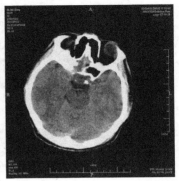

图29-9　2016年9月23日头颅CT

【转归】

患者在入院2小时后即死亡。

【患者死亡后血培养】

金黄色葡萄球菌。

【明确诊断】

1）血行播散性金黄色葡萄球菌肺炎（MSSA）。

2）意识障碍原因待查：细菌性脑炎脑膜炎？感染中毒性脑病？

【病例分析】

本病特点：① 22岁，男性，因"颈部疼痛伴发热2天，意识不清、言语不利2小时余"急诊入院；② 患者左侧颜面部疖肿并局部皮肤破溃病史2周余；③ 胸部CT示：双肺弥漫斑片结节影，边缘模糊伴中央空腔形成；合并颅脑病变，脑CT示：脑干及脑白质密度减低，考虑脑组织肿胀；④ 严重脓毒症、脓毒性休克表现；⑤ 血培养：金黄色葡萄球菌。

【诊断依据】

青年男性，急性起病，病情变化迅速；颜面部有疖肿破溃；胸部CT有双肺弥漫斑片结节影，边缘模糊伴中央空腔形成等典型的影像学表现；血培养阳性。

【鉴别诊断】

肺部鉴别诊断同病例1，患者有意识障碍，还需要与急性脑血管病、病毒性脑炎、结核性脑炎、脑膜炎鉴别，头颅CT、腰椎穿刺、头MRI检查有助于鉴别诊断。

【病例解析和思考】

① 面部疖肿不能挤压、因颅内特殊解剖结构、面部疖肿病原体容易感染到颅内。② 金葡菌致病力强，本病例提示金葡菌感染可通过血行播散至肺脏、颅内，疾病进展迅速，需要早期快速临床诊断，及时用药，降低病死率。③ 患者查体很重要，通过详细体格检查，及时发现皮肤破损疖肿，结合金葡菌的影像学特点，提早用药，不必等待病原学检查依据。但需要在用药前留取无菌体液标本送检。本例患者依据有皮肤软组织感染病史的患者出现肺部多发空洞，并意识障碍，用一元论解释病例，可能存在以下情况：金黄色葡萄球菌脑炎、脑膜炎？感染中毒性脑病？常常提示病情危重，进展迅速，预后

极差。肺部多发空洞性病变合并意识障碍，应及时气管插管，尽早使用强有力的抗生素如利奈唑胺、万古霉素等覆盖包括MRSA在内的金葡菌[1, 2]。

二、疾病概述——金黄色葡萄球菌肺炎

金黄色葡萄球菌（简称"金葡菌"）是一种广泛存在于自然界的无芽孢、无鞭毛的革兰阳性机会致病菌，作为一种非常重要的人类致病菌的同时，它也是一种重要的共生菌，可以持续性定植在人群中，甚至间歇性定植在人群中，终身携带细菌。金葡菌可在机体各个部位定植，其中前鼻孔和皮肤是其定植的主要场所。当机体抵抗力下降或皮肤受损后，金葡菌可侵入机体，轻者引起毛囊炎、脓疱疮、疖等，重者侵入深层组织，引起心内膜炎、骨髓炎、肺炎、中毒性休克综合征、菌血症及败血症等[3, 4]。金葡菌肺炎已成为一种罕见的社区获得性肺炎（CAP），其发病率约占社区获得性肺炎的2%，金葡菌致病力极强，葡萄球菌能分泌多种酶和毒素，其中血浆凝固酶能使血浆或体液中的纤维蛋白附着于葡萄球菌的菌体表面，成为一种纤维性外衣，保护细菌不易被吞噬细胞吞噬、消化，使葡萄球菌的毒素或其他酶得以发挥作用[5]。分泌的毒素中，由于溶血毒素具有溶血作用，可引起白细胞计数增多，血小板溶解，使组织坏死，作用于人的丘脑，具有致死作用。杀白细胞计数毒素能够破坏白细胞计数[5]。中毒性休克毒素能够侵犯皮肤引起猩红热综合征和休克。其中的肠毒素可以引起食物中毒，出现腹泻等消化道症状，本文第1例患者即表现有腹泻、便血等肺外症状。

肺浸润、肺脓肿、肺囊肿和脓胸、脓气胸为金葡菌肺炎的四大影像学征象，在不同类型和不同病期可以表现为不同的组合。早期临床表现常与胸部影像学表现不一致，即临床症状已很严重，而胸部影像学表现不明显或轻微。但病变发展变化极快，可于数小时发展成为多发性肺脓肿、肺气囊肿、脓胸，并可产生张力性气胸、纵隔气肿。本文第2例患者的动态影像学检查发现病程中快速发展为脓胸。

由于本病例影像学检查中可见肺部出现空洞性病变，诊治过程中需与感染性病变和非感染性病变进行鉴别诊断。感染性病变可分为：① 化脓性感染，其中包括金葡菌、军团菌、奴卡菌、维罗纳气单胞菌、弗劳地枸橼酸杆菌等细菌，还包括曲霉、毛霉、隐球菌等真菌，其所引起的空洞性病变多见大片实变内多发空洞，内壁光整，可见多发气液平面及粗大纤维间隔；② 感染性肉芽肿性病变，包括结核和NTM肺病。而血行来源的金葡菌感染引起的空洞性病变主要见于中下肺野的外带，外壁清楚或模糊，内壁光整，可见气液平面，可伴随实变及胸膜病变。上述3例患者均系双肺外带分布为主的多发小空洞，外壁模糊，内壁光整，符合血行来源的金葡菌感染引起的空洞性病变的影像学特点。这些相对特异性的影像学表现对危重症患者早期经验性治疗方案的选择具有极为重要的指导价值。

三、病例解析

结合病史以及影像学特点分析，上述3例患者均属于CA-MSSA（社区获得性甲氧西

林敏感金葡菌）重症肺炎，存在血行播散因素。一般来说，血行播散性金葡菌肺炎常有皮肤疖痈病史，本文第2例、第3例患者明确存在皮肤疖痈挤压破溃病史，而本文第1例患者并无明确的皮肤疖痈病史，原发感染灶不明。血行播散性金葡菌肺炎，早期以中毒性表现为主，呼吸道症状不明显，早期呼吸道体征轻微与其严重的全身中毒症状不相称是其特点之一。菌血症的发生一般需具备2个条件，即细菌的定植和屏障破坏。而金葡菌所引发菌血症最常见的发生率可达11%～53%[1]，且易发生感染的转移或播散，本文第2例患者既往有2型糖尿病病史，存在免疫力功能低下，本文第3例患者即于早期表现为中毒性脑病，更有个别病例甚至可表现为虽无明显的呼吸系统及高热等临床症状，但早已发生感染中毒性休克，导致救治困难，病死率高，临床上尤其需要注意。

当社区获得性肺炎考虑可能为金葡菌感染时，应选用苯唑西林或氟氯西林等耐青霉素酶的青霉素；若效果不好，在进一步进行病原学诊断相关检查时可考虑换用糖肽类抗生素（万古霉素、替考拉宁）治疗[6]。CA-MRSA（社区获得性耐甲氧西林金葡菌）可呈现多种耐药性，主要表现为对β-内酰胺类药物耐药，但对克林霉素、复方新诺明以及利奈唑胺等其他类型的抗菌药物敏感[7]。本文第1例、第2例患者的初始抗生素均经验性选择利奈唑胺，以覆盖MSSA和MRSA，待病原学回报后，鉴于前期治疗有效，患者病情危重，合并有多脏器功能损伤，考虑利奈唑胺的肺组织浓度高，并未换用针对敏感菌的窄谱抗生素，此中涉及医生的治疗信心、家属对病情和治疗的理解程度等多方面因素，尚需商榷。由于利奈唑胺是时间依赖性抗生素，评价其临床疗效的理想预测指标是AUC_{0-24}（药时曲线下面积）及MIC（最小抑菌浓度），临床需检测上述指标以达到理想的临床疗效靶值[8]。

近年来，CA-MRSA的出现导致社区获得性金葡菌肺炎的治疗难度明显增加，病死率明显增高。CA-MRSA是指在门诊或入院48小时内即分离出MRSA（耐甲氧西林金葡菌）菌群；患者无MRSA感染或MRSA定植的病史；一年内无护理中心居住史，未接受过临终关怀，也未经血液透析，过去一年内无外科手术史及无永久性导管及医疗装置植入。CA-MRSA多发生在社区儿童和年轻人，常出现皮肤和皮肤软组织感染。CA-MRSA的主要危险因素有：经济条件差，居住环境恶劣以及身体接触多的人群，包括男性同性恋、运动员、士兵以及监狱内人员等。需要注意的是，感染的严重程度往往与致病微生物的毒力及机体的过度炎症反应有关，而与致病微生物的耐药性并无必然联系。与MSSR（甲氧西林敏感金葡菌）相比，MRSA的耐药性更强，但二者毒力相似；CA-MRSA的耐药性较HA-MRSA（医院获得性耐甲氧西林金葡菌）更弱，但毒力更强。目前在国内外有较多CA-MRSA的病例报道，但在本院尚未见相关病例。

金葡菌肺炎的预后通常与感染菌株的致病力、患者的基础状态、肺部病变范围、诊断和治疗是否及时和正确，以及有无并发菌血症、脓毒症、心内膜炎、脑膜炎等均有密切的关系。尽管现在抗葡萄球菌的药物较多，病死率仍在10%～30%，年龄大于70岁的患者病死率为75%。本文第3例患者即考虑存在金葡菌脑膜炎，进展非常迅速，并最终死亡。金黄色葡萄球菌是临床上危险、多变的致病菌，易发生转移感染，临床诊治过程中需要细心甄别，加强抗感染联合临床药学等多学科合作是治疗成功的关键。

参 考 文 献

［1］ Kim C J, Song K H, Park K H, et al. Impact of antimicrobial treatment duration on outcome of Staphylococcus aureus bacteremia: a cohort study [J]. Clin Microbiol Infect., 2018 , 25(6): 1–10.

［2］ 杜斌.重症感染的经验性抗生素治疗：走出误区 [J].中华内科杂志，2016，55（6）：417—419.

［3］ Nambiar K, Seifert H, Rieg S, et al. Survival following Staphylococcus aureus bloodstream infection: a prospective multinational cohort study assessing the impact of place of care [J].J Infect, 2018, 77(6): 516–525.

［4］ David M Z, Daum R S. Treatment of Staphylococcus aureus infections [J]. Curr Top Microbiol Immunol, 2017, 409: 325–383.

［5］ Bakthavatchalam Y D, Nabarro L E B, Ralph R, et al. Diagnosis and management of Panton-Valentine leukocidin toxin associated Staphylococcus aureus infection: an update [J]. Virulence, 2017, 10.1080/21505594.2017.1362532.

［6］ 中华医学会呼吸病学分会.中国成人社区获得性肺炎诊断和治疗指南（2016年版）[J].中华结核和呼吸杂志，2016，39（4）：253—279.

［7］ 朱默然，许德凤，赵云峰.社区获得性耐甲氧西林金黄色葡萄球菌感染引起的重症肺炎一例 [J].中华肺部疾病杂志电子版，2017，10（1）：100—102.

［8］ 替考拉宁临床应用剂量专家共识组.替考拉宁临床应用剂量专家共识.中华结核和呼吸杂志，2016，39（7）：500—505.

（江道斌　廖春燕　张　建）

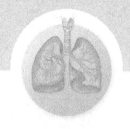

第七部分

季节性流行性疾病

30 发热、双肺渗出实变，快速进展
——人感染禽流感（H7N9）病毒性肺炎

一、病 例 回 顾

病例1

【病史简介】

患者，男性，74岁，汉族，以"发热4天"为主诉于2017年8月12日由急诊收入院。患者于4天前受凉后出现发热，体温最高38.5℃，伴全身肌肉酸痛，乏力，无鼻塞、流涕、咽痛，无咳嗽、咳痰、胸闷、气短，无恶心、呕吐、腹痛、腹泻，无尿频、尿急、尿痛、腰痛，无关节肿痛，无皮肤黏膜感染及皮疹，自服"维C银翘片、阿司匹林片、病毒灵颗粒"，白天体温正常，夜间体温复升，就诊于我院，测体温39.2℃，查血常规：白细胞$3.7 \times 10^9/L$，予以"喜炎平注射液"静点无效，今日再来我院复诊，急诊以"发热原因待查"收住入院。病程中，神志清，精神欠振，饮食欠佳，睡眠可，二便正常，近期体重无明显增减。

【既往史】

既往有冠心病史10年，2008年在新疆医科大学第一附属医院行心脏支架植入术，目前未规律服药；否认高血压、糖尿病等其他慢性病史；否认伤寒、结核、肝炎等急慢性传染病史；否认外伤、手术、中毒、输血史；否认职业病、地方病史；否认药物、食物过敏史；预防接种史不详。个人史、婚育史、家族史无特殊。

【查体】

体温36.8℃，脉搏84次/min，呼吸20次/min，血压128/70 mmHg，SaO_2 95%，口唇爪甲无紫绀，咽部无充血，双侧扁桃体无肿大，胸廓对称无畸形，语颤对称无增减，叩诊呈清音，双肺呼吸音粗，左肺可闻及湿啰音，双下肢不肿。

【实验室检查】

项　　　目		数　　　值
血常规	白细胞计数	$2.05 \times 10^9/L$
	淋巴细胞百分比	18.00%

（续表）

项　　　目		数　　　值
血常规	中性粒细胞百分比	78.10%
C反应蛋白		63.40 mg/L
IL-6		40.42 pg/mL
血清降钙素原		0.06 ng/mL
心肌标志物	乳酸脱氢酶	749.10 U/L
电解质	钠	131.50 mmol/L
肝功能、肾功能、血脂		均正常
病毒五项		均阴性（－）
肺炎三项	肺炎支原体抗体IgM	阳性（＋）
	肺炎衣原体抗体IgM	阴性（－）
	军团菌抗体IgM	阴性（－）
凝血四项	纤维蛋白原	5.53 g/L
	D-二聚体	1.26 μg/mL
	活化部分凝血活酶时间	46.70 s
	活化部分凝血活酶时间比率	1.48
血沉		16.00 mm/h
甲状腺功能	总T3	0.89 nmol/L
	总T4	64.81 nmol/L
	游离T3	3.08 pmol/L
尿液分析	白细胞（高倍视野）	6.00 HF
	白细胞计数	33.20/μL
	酮体	弱阳性
	蛋白质	1+
	尿胆素原	弱阳性
粪便常规		正常

【影像学检查】

2017年8月12日胸部CT：双肺下叶实变渗出，左肺下叶明显（图30-1）。

【辅助检查】

心电图：窦性心动过速，完全右束支传导阻滞。

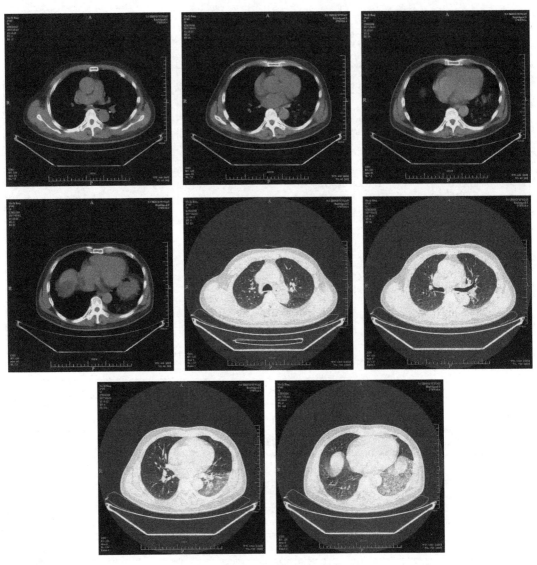

图30-1　2017年8月12日胸部CT

【初步诊断】

1）社区获得性肺炎。

2）冠状动脉性心脏病：冠脉支架植入术后。

【治疗经过】

治疗上予以哌拉西林他唑巴坦针4.5 g ivgtt q8h.联合左氧氟沙星针500 mg ivgtt q.d.抗感染、补液、退热及对症处理3日后，患者仍有发热，体温多在38.5～39.5℃之间波动，考虑合并病毒感染可能，加用更昔洛韦钠针0.25 g ivgtt q12h.抗病毒，继续治疗2日后，患者仍有高热，并出现咳嗽、咳黄痰，痰中带血，喘憋、呼吸困难，指脉氧多在70%～80%波动。

【实验室检查】

项　　　　目		数　　　值
血常规	白细胞计数	$2.69 \times 10^9/L$
	血小板计数	$114.00 \times 10^9/L$
	中性粒细胞百分比	85.50%
	淋巴细胞百分比	12.60%
血清降钙素原		0.44 ng/mL
心肌标志物	肌酸激酶	499.00 U/L
	乳酸脱氢酶	1 439.90 U/L
电解质	钾	3.30 mmol/L
	钠	121.90 mmol/L
肝功能	天门冬氨酸氨基转移酶	87.90 U/L
	总蛋白	45.50 g/L
	白蛋白	21.50 g/L
乳酸		2.23 mmol/L
肾功能、血脂		正常
凝血四项	D-二聚体	8.78 μg/ML
	活化部分凝血活酶时间	47.10 s
	活化部分凝血活酶时间比值	1.50
血气分析	pH	7.47
	氧分压	48.50 mmHg
	二氧化碳分压	28.10 mmHg
	血氧饱和度	81.00%
	标准碱剩余	−3.00 mmol/L
	实际碱剩余	−1.80 mmol/L
	标准碳酸氢根浓度	22.50 mmol/L
	实际碳酸氢根浓度	20.10 mmol/L
N端脑钠肽前体		790.20 pg/mL
肌钙蛋白		0.019 0 ng/mL
肌红蛋白		62.01 ng/mL
G试验、GM试验		阴性（−）
军团菌尿抗原		阴性（−）

【影像学检查】

2017年8月16日胸部CT示双肺多发渗出实变影，较前进展；两侧胸腔少量积液（图30-2）。

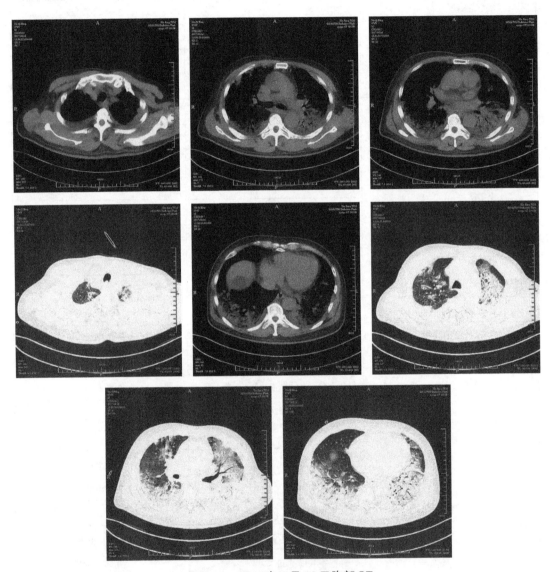

图30-2　2017年8月16日胸部CT

【辅助检查】

（1）心电图　　窦性心律，完全性右束支传导阻滞，T波异常。

（2）心脏彩超　　主动脉硬化、窦部增宽并主动脉瓣反流（少量），肺动脉略增宽。

（3）腹部彩超　　肝多发囊肿；餐后胆囊，酌情复查；右肾囊肿；胰脾左肾未见明显异常。

（4）双下肢动静脉彩超　　双下肢股动脉、腘动脉、胫后动脉硬化，双下肢股静脉、腘静脉、胫后静脉未见明显阻塞。

【病情演变】

患者血气分析可见Ⅰ型呼吸衰竭，氧合指数 < 250 mmHg，呼吸频率 > 30次/min，治疗后复查肺部CT提示双肺多发渗出实变影较前进展，短期内病情发展迅速，重症肺炎诊断明确，故转至RICU进一步监护治疗，予以双通道吸氧+无创呼吸机辅助通气。

【影像学检查】

2017年8月17日胸部正位片：双肺多发渗出、感染；双肺门增大；考虑双侧胸腔积液（图30-3）。

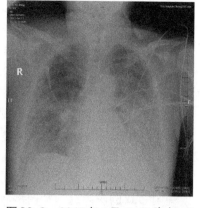

图30-3　2017年8月17日胸部正位片

【诊断分析】

患者为老年男性，受凉后起病，起病急骤；主要表现为发热，中度至高热，伴有乏力、肌肉酸痛等全身症状；起病时无明显咳嗽，后出现咳嗽、黄黏痰，胸闷，喘憋，呼吸困难，进行性加重；CT表现为双肺多发渗出、实变影，快速进展，伴双侧胸腔少量积液；白细胞降低，中性粒细胞百分比略增高，CRP增高，PCT正常，CK、LDH、乳酸、D-二聚体增高，氧合指数30.43 mmHg，符合重症肺炎诊断标准：① 呼吸频率>30次/min；② 氧合指数<250 mmHg；③ 多肺叶浸润，调整治疗方案为亚安培南西司他定钠针1 g ivgtt q8h.，利奈唑胺针600 mg ivgtt q12h.，注射用阿奇霉素0.5 g ivgtt q.d.，奥司他韦胶囊75 mg b.i.d. p.o.，抗炎解痉平喘、化痰、保肝、预防性抗凝、补液、退热、纠正低蛋白血症及营养支持治疗。因患者病情进展迅速，白细胞低，考虑病毒性肺炎可能性大，后期因患者出现咳嗽、黄黏痰，复查感染指标可见PCT增高，故而考虑在病毒性肺炎基础上继发了细菌性感染，结合2017年1月以来我国处于人感染H7N9禽流感疫情高发季节，新疆维吾尔自治区有散发病例，追问病史，患者在发病前1周曾路过活禽市场，申请疾控中心行核酸检测，并单间隔离。经过积极治疗，患者体温正常，心慌、胸闷、喘憋、气短症状较前有所改善，咳嗽减少，咳少量黄色黏痰，指脉氧较前升高，无创呼吸机辅助通气状态下，指脉氧可维持在91% ～ 95%之间，同时疾控中心咽拭子人感染H7N9核酸检测阳性，确诊为H7N9病毒感染，转定点医院进一步治疗。

治疗过程中2017年8月18日复查胸部正位片，可见两肺多发渗出、感染，感染较前略吸收；双肺门增大；考虑双侧胸腔积液（图30-4）。

【鉴别诊断】

（1）支原体肺炎　　支原体肺炎是肺炎支原体引起的急性呼吸道感染伴肺炎。肺炎支原体通过接触感染，长在纤毛上皮之间，不侵入肺实质，其细胞膜上有神经氨酸受体，可吸附于宿主的呼吸道上皮细胞表面，抑制纤毛活动和破坏上皮细胞，同时产生过氧化氢进一步引起局部组织损伤。其致病性可能与患者对病原体或其代谢产物的过敏反应有关。感染后引起体

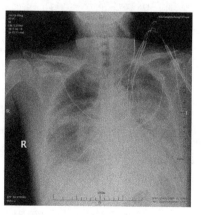

图30-4　2017年8月18日胸部正位片

液免疫，大多成年人血清中都已存在抗体，所以很少发病。潜伏期2～3周，起病缓慢，约1/3病例无症状。以气管-支气管炎、肺炎、耳鼓膜炎等的形式出现，而以肺炎最重。发病初有乏力、头痛、咽痛、发冷、发热、肌肉酸痛、食欲减退、恶心、呕吐等，头痛显著。发热高低不一，可高达39℃。2～3天后出现明显的呼吸道症状，如阵发性刺激性咳嗽，咳少量黏痰或黏液脓性痰，有时痰中带血。发热可持续2～3周。热度恢复正常后尚可遗有咳嗽，伴胸骨下疼痛，但无胸痛。颈淋巴结可肿大。少数病例有斑丘疹、红斑或唇疱疹。胸部一般无明显异常体征，约半数可闻干或湿啰音，少数病例可见少量胸腔积液。白细胞总数常在正常范围内，但偶尔亦可升高。分类以中性粒细胞或嗜酸粒细胞稍增多。血小板减少。血沉在发病初期阶段可增快。肺部X线检查可见模糊云雾状或均匀一致的阴影，近肺门部较致密，向外逐渐变浅，边缘不清楚，通常不侵犯整叶。绝大多数为一叶受累，以下叶多见，左下最多，右下次之，可伴有少量胸腔积液及肺不张，偶见胸膜炎。肺部病变通常在2～3周吸收，完全吸收需4～6周。

（2）衣原体肺炎　　衣原体肺炎是由衣原体引起的肺炎。肺炎衣原体肺炎多见于学龄儿童，大部分为轻症，发病常隐匿。感染率没有性别差异，四季均可发生。起病多隐袭，早期表现为上呼吸道感染症状。临床上与支原体肺炎颇为相似。通常症状较轻，发热、寒战、肌痛、干咳、非胸膜炎性胸痛，头痛、不适和乏力。少有咯血。发生咽喉炎者表现为咽喉痛、声音嘶哑，有些患者可表现为双阶段病程：开始表现为咽炎，经对症处理好转，1～3周后又发生肺炎或支气管炎，咳嗽加重。肺炎衣原体感染时也可伴有肺外表现，如中耳炎、关节炎、甲状腺炎、脑炎、吉兰-巴雷综合征等。体格检查肺部偶闻湿啰音。白细胞计数和分类结果常正常，但多数血沉增快。肺部X线开始主要表现为单侧肺泡浸润，以后可进展为双侧间质和肺泡浸润。

（3）肺水肿　　肺水肿是指由于某种原因引起肺内组织液的生成和回流平衡失调，使大量组织液在很短时间内不能被肺淋巴和肺静脉系统吸收，从肺毛细血管内外渗，积聚在肺泡、肺间质和细小支气管内，从而造成肺通气与换气功能严重障碍。临床上表现为极度的呼吸困难，端坐呼吸，发绀，大汗淋漓，阵发性咳嗽伴大量白色或粉红色泡沫痰，双肺布满对称性湿啰音。肺水肿的病因可按解剖部位分为心源性和非心源性两大类。患者常有咳嗽、胸闷、轻度呼吸浅速、急促。查体可闻及两肺哮鸣音，心源性肺水肿可发现心脏病体征。氧分压和二氧化碳分压均轻度降低。甚则可表现为面色苍白，发绀，严重呼吸困难，咳大量白色或血性泡沫痰，两肺满布湿啰音。血气分析提示低氧血症加重，甚至出现CO_2潴留和混合性酸中毒。肺部X线检查可见不规则相互融合的模糊阴影，弥漫分布或局限于一侧或一叶，或从肺门两侧向外扩展逐渐变淡成典型的蝴蝶状阴影。有时可伴少量胸腔积液。

（4）机化性肺炎　　病程多在2～6个月以内，部分患者发病有类似流感的症状，如咳嗽、发热、周身不适、乏力和体重减轻等。常有吸气末的爆裂音。常规实验检查无特异。肺功能主要表现为限制性通气障碍，静息和运动后的低氧血症是一个常见的特点。2/3的患者对皮质激素有较好的反应。肺部X线表现为双侧弥漫性肺泡影，肺容积正常，复发性和游走性阴影常见，单侧肺泡阴影罕见。高分辨CT显示肺部斑片状肺泡腔内实变、磨玻璃影、小结节阴影和支气管壁的增厚和扩张，主要分布在肺周围，尤其是肺下野。

【确诊诊断】

1）人感染 H7N9 禽流感, 重症; Ⅰ型呼吸衰竭。

2）冠状动脉硬化性心脏病, PCI 术后。

病例 2

【病史简介】

患者, 男性, 73 岁, 汉族, 以"发热 7 天"为主诉于 2017 年 8 月 14 日由门诊收住入科。患者自诉 1 周前受凉后出现发热, 自测体温最高 39℃, 咳嗽、咳黄痰, 量少, 易咳出, 偶见血丝, 自感胸闷、气短、头晕、头痛, 无胸痛, 恶心, 无呕吐, 无腹痛、腹泻, 全身酸痛, 自服药物 (具体药物不详) 无效, 今日来我院门诊就诊, 门诊以"发热查因"收住我科。病程中, 神志清, 精神差, 纳差, 睡眠可, 二便正常, 近期体重无明显增减。

【既往史】

既往有高血压病史 30 年, 血压最高 180/80 mmHg, 规律口服酒石酸美托洛尔片、苯磺酸氨氯地平片、阿司匹林; 有房颤病史 20 年, 现未用药物; 否认肝炎、伤寒、结核病史等急慢性传染病史; 否认外伤、手术、中毒、输血史; 预防接种史不详; 否认药物及食物过敏史。个人史、家族史无特殊。

【查体】

体温 38.0℃, 脉搏 96 次/min, 呼吸 21 次/min, 血压 135/76 mmHg, 口唇爪甲无紫绀, 咽部无充血, 双侧扁桃体无肿大, 胸廓对称无畸形, 语颤对称无增减, 叩诊呈清音, 双肺呼吸音粗, 左肺底闻及湿啰音, 心律不齐, 未闻及心脏杂音, 双下肢不肿。

【实验室检查】

项　　目		数　　值
血常规	白细胞计数	$3.70 \times 10^9/L$
	血小板计数	$93.00 \times 10^9/L$
	淋巴细胞百分比	16.50%
	单核细胞百分比	1.90%
	中性粒细胞百分比	81.00%
C 反应蛋白		137.00 mg/L
降钙素原		0.27 ng/mL
心肌标志物	乳酸脱氢酶	298.80 U/L
	碱性磷酸酶	125.50 U/L
电解质	钾	3.25 mmol/L
	钠	128.23 mmol/L
肝功能	天门冬氨酸氨基转移酶	47.10 U/L
	白蛋白	30.37 g/L

（续表）

项　　　目		数　　　值
凝血功能	活化部分凝血活酶时间	54.90 s
	活化部分凝血活酶时间比率	1.61
	D-二聚体	0.64 μg/mL
血气分析	pH	7.46
	氧分压	51.20 mmHg
	二氧化碳分压	30.80 mmHg
	血氧饱和度	83.70%
	标准碱剩余	−1.50 mmol/L
	实际碱剩余	−0.70 mmol/L
	标准碳酸氢根	23.50 mmol/L
	实际碳酸氢根	21.80 mmol/L
肌钙蛋白		0.012 0 ng/mL
N端脑钠肽前体		488.20 pg/mL
血沉		18.00 mm/h
肿瘤标志物	癌胚抗原	4.74 ng/mL
	细胞角蛋白19片段	9.17 ng/mL
	神经角质烯醇化酶	20.18 ng/mL
	鳞状上皮细胞癌相关抗原	1.70 ng/mL
肺炎三项	肺炎支原体抗体IgM	阴性（−）
	肺炎衣原体抗体IgM	阴性（−）
	军团菌抗体IgM	阴性（−）
病毒五项		阴性（−）
尿液分析	酮体	1+
	蛋白质	1+

【影像学检查】

2017年8月14日胸部CT：左肺下叶感染性病变，请治疗后复查；右肺中叶少许索条；左侧胸膜增厚（图30-5）。

【辅助检查】

（1）心电图　　异位心率，快速心房纤颤，ST-T异常。

（2）心脏彩超　　双房增大、右室正常高限，主动脉硬化，三尖瓣反流（中量），提示肺动脉压增高。

（3）腹部彩超　　胆囊壁毛糙，肝、胰、脾、双肾未见明显异常。

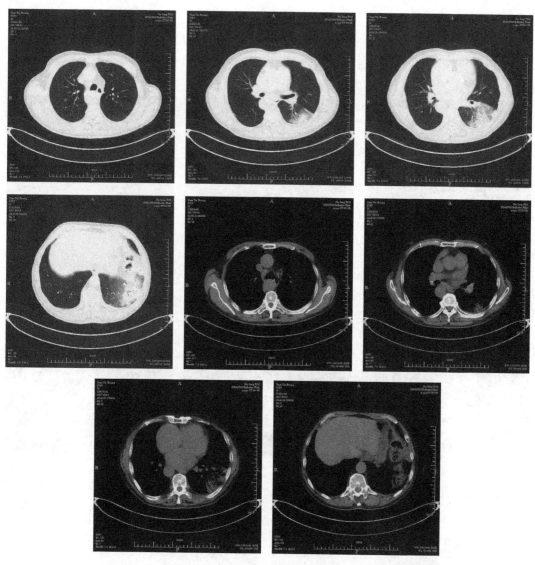

图30-5　2017年8月14日胸部CT

【初步诊断】

1）社区获得性肺炎。

2）高血压病3级（很高危）。

3）心律失常。

4）心房纤颤。

【治疗经过】

治疗上予以注射用头孢哌酮钠舒巴坦钠3 g q8h. ivgtt，联合莫西沙星片400 mg q.d. p.o.抗感染、更昔洛韦钠针0.25 g q.d. ivgtt抗病毒、补液、退热及对症处理3日后，患者高热不退，体温最高39℃，胸闷、气短加重，呼吸困难，咳嗽、咳黄痰，痰中带血，全身酸痛不适，腹胀，进食少，指脉氧维持在70%～80%之间。

【影像学检查】

2017年8月17日复查胸部CT：双肺多发感染病变并双侧胸腔积液，感染较前进展，新增双侧胸腔积液（请治疗后复查）；左侧胸膜增厚（图30-6）。

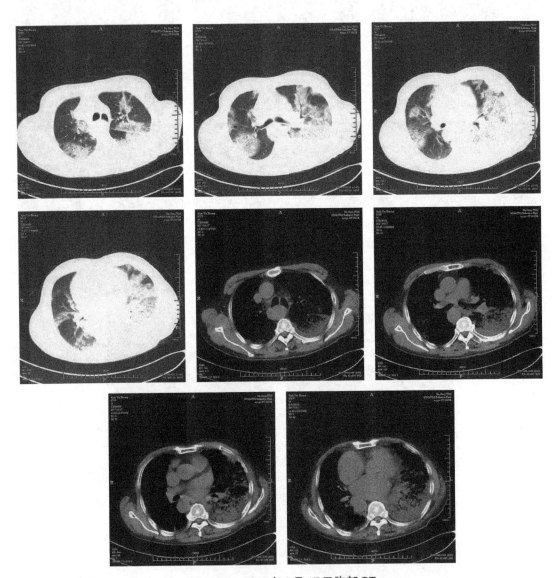

图30-6　2017年8月17日胸部CT

【病情演变】

患者高龄，基础疾病多，心肺功能差，高热不退，呼吸频率快，指脉氧低，氧合指数差，复查胸部CT可见多肺段感染，感染较前进展，符合重症肺炎诊断，病情危重，故转呼吸ICU进一步监护治疗，立即予双通道给氧，配合无创呼吸机辅助通气。

【实验室检查】

项　　　目		数　　　值
血常规	白细胞计数	$2.69 \times 10^9/L$
	血小板计数	$84.00 \times 10^9/L$
	淋巴细胞百分比	17.80%
	中性粒细胞百分比	78.80%
降钙素原		0.64 ng/mL
心肌标志物	碱性磷酸酶	158.00 U/L
	肌酸激酶	367.10 U/L
	乳酸脱氢酶	1 093.00 U/L
电解质	钾	3.18 mmol/L
	钠	133.80 mmol/L
肝功能	天门冬氨酸氨基转移酶	117.90 U/L
	总蛋白	52.30 g/L
	白蛋白	25.60 g/L
乳酸		3.47 mmol/L
肾功能		正常
凝血功能	纤维蛋白原	4.27 g/L
	D-二聚体	1.17 μg/mL
	活化部分凝血活酶时间	50.50 s
	活化部分凝血活酶时间比率	1.60
血气分析	pH	7.44
	氧分压	62.20 mmHg
	二氧化碳分压	35.50 mmHg
	血氧饱和度	88.90%
N端脑钠肽前体		708.90 pg/mL
血培养		阴性（-）
痰培养		阴性（-）

【诊断分析】

患者发热，持续双通道给氧配合无创呼吸机辅助通气状态下胸闷、气短缓解不明显，指脉氧呈逐渐下降趋势，动态复查血气分析可见氧分压逐渐下降，进行性呼吸困难，考虑感染控制不理想，调整治疗方案：亚安培南西司他定钠针1 g q8h. ivgtt，利奈唑胺片600 mg q12h. ivgtt，莫西沙星片400 mg q.d. p.o.，奥司他韦胶囊75 mg q12h. ivgtt，甲强龙注射液80 mg q.d. ivgtt，丙种球蛋白20 g q.d. ivgtt，低分子肝素钠针0.4 mL i.h. q.d.，还原型谷胱甘肽针1.5 g q.d. ivgtt，对症补钠、补钾、纠正低蛋白血症及支持对症处理，病情进一步恶化，予以经鼻气管插管术，外接有创呼吸机支持治疗，并予以小剂量去甲肾维持血压；及时吸痰护理清理气道，保持呼吸道通畅；2017年8月18日急查床边胸片（图30-7）回示：两肺大片高密度影；心脏影增大。因患者病情进展迅速，白细胞低，考虑病毒性肺炎可能性大，后期因患者出现咳嗽、黄黏痰，复查感染指标可见PCT增高，故而考虑在病毒性肺炎基础上继发了细菌性感染，结合2017年1月以来我国处于人感染H7N9禽流感疫情高发季节，新疆维吾尔自治区有散发病例，患者否认活禽市场接触史，申请疾控中心行核酸检测，并单间接隔离。经过积极治疗，给氧浓度80%，指脉氧逐渐上升至92% ～ 95%，同时疾控中心咽拭子人感染H7N9核酸检测阳性，确诊为H7N9病毒感染，转定点医院进一步治疗，患者治疗1周后不幸去世。

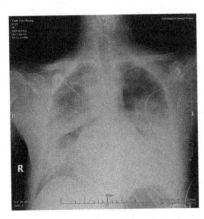

图30-7　2017年8月18日胸部正位片

【诊断思路】

第1例患者既往身体健康状况尚可，长期有规律地于公园健身锻炼，自2008年因冠心病予PCI手术治疗好转出院后，再无住院史，近10年少有感冒，偶有遇风寒着凉不适发生，注意休息即可缓解。此次在酷暑天气下不慎着凉后出现发热、流感样症状，病情短时间加重进展速度快，出现咳痰量增多、痰中带血、气喘气憋、呼吸衰竭、肝功能损伤、电解质紊乱、低蛋白血症、肺部感染面积大，可见双肺多发渗出、实变影，伴双侧胸腔积液等一系列症状，予多种药物联合广谱覆盖革兰阴性杆菌、非典型菌、球菌及抗病毒治疗后，治疗效果不理想，病情呈快速进展加重趋势，不能用普通肺炎解释。再次详细追问病史及发病、就诊过程，发现其孙女也在同一时间发病，且症状及相关实验室检查结果与其相似，再次追问病史发现患者在发病前1周前有在菜市场路过活禽摊位的接触史。结合患者病情，病毒感染不能完全除外，留取上呼吸道口腔分泌物、下呼吸道痰标本送外院积极完善病毒性肺炎相关基因检测，同时单间隔离，单人管理，注意医护人员安全卫生防护。最终患者被诊断为：H7N9病毒感染。第2例患者为老年男性，既往身体条件尚可，此次外感发热，有明确外感病史，发病前2周有食用冷冻鸡肉，肺部CT表现为肺部实变渗出，经积极抗感染（抗菌素覆盖杆菌、球菌及非典型菌）以及常规抗病毒治疗后感染仍未控制，病情进展迅速，短期内（3天）复查肺部CT较前明显进展，持续性高热、气急、呼吸衰竭、呼吸窘迫，符合病毒性肺炎特点，及时留取呼吸道分泌物检测检测出H7N9病毒，予以明确诊断。

【诊断依据】

病毒性肺炎的诊断依据为临床症状及X现表现，并排除由其他病原体引起的肺炎，确诊有赖于病原学检查，包括病毒分离、血清学检查以及病毒抗体的监测，呼吸道分泌物中细胞核内的包涵体可提示病毒感染，但并非一定来自肺部，需进一步收集下呼吸道分泌物或肺活检标本作培养分离病毒。

上述两例病例均有发热、咳嗽、咳痰、胸闷气喘等临床表现，肺部 CT 表现为弥漫性浸润，下呼吸道内分泌物及血清学检查分离出 H7N9 病毒予以明确诊断。

【鉴别诊断】

流行性感冒（简称"流感"）是由流感病毒引起的急性呼吸道传染病。最常见的流感起病突然，畏寒、寒战、高热，体温可达 39～40℃，伴头痛、全身肌肉关节酸痛、极度乏力、食欲减退等全身症状，常有咽喉痛、干咳，可有鼻塞、流涕等。如无并发症，多于发病 3～4 天后症状好转，但咳嗽、体力恢复常需 1～2 周。轻症者如普通感冒，症状轻，2～3 天可恢复。

二、疾病概述——人感染 H7N9 禽流感概述[1, 2]

人感染 H7N9 禽流感是由甲型 H7N9 禽流感病毒感染引起的急性呼吸道传染病，其中重症肺炎病例常并发急性呼吸窘迫综合征（ARDS）、脓毒性休克、多器官功能障碍综合征（MODS），甚至导致死亡。早发现、早报告、早诊断、早治疗，加强重症病例救治，中西医并重，是有效防控、提高治愈率、降低病死率的关键。我国部分省市人感染 H7N9 禽流感病例呈散发分布，相互之间没有流行病学关联，流行病学的主要特征没有变化，分离到的病毒株遗传学特征和既往流行类似。

【病原学特点】

流感病毒属正黏病毒科，病毒颗粒呈多形性，其中球形直径 80～120 nm，有囊膜。基因组为分节段单股负链 RNA。依据其外膜血凝素（H）和神经氨酸酶（N）蛋白抗原性不同，目前可分为 18 个 H 亚型（H1～H18）和 11 个 N 亚型（N1～N11）。禽流感病毒属甲型流感病毒属，除感染禽外，还可感染人、猪、马、水貂和海洋哺乳动物。可感染人的禽流感病毒亚型为 H5N1、H7N9、H9N2、H7N7、H7N2、H7N3、H5N6、H10N8 等，近些年主要为 H7N9 禽流感病毒。

H7N9 禽流感病毒为新型重配病毒，编码 HA 的基因来源于 H7N3，编码 NA 的基因来源于 H7N9，其 6 个内部基因来自两个不同源的 H9N2 禽流感病毒。与 H5N1 禽流感病毒不同，H7N9 禽流感病毒对禽类的致病力很弱，在禽类间易于传播且难以发现，增加了人感染的机会。

禽流感病毒普遍对热敏感，加热至 65℃ 30 分钟或 100℃ 2 分钟以上可灭活。对低温抵抗力较强，在 4℃ 水中或有甘油存在的情况下可保持活力 1 年以上。

【流行病学特点】

目前传染源是携带 H7N9 禽流感病毒的禽类，大部分为散发病例，有数起家庭聚集性发病，尚无持续人际间传播的证据；呼吸道传播或密切接触感染禽类的分泌物或排泄物而获得感染；或通过接触病毒污染的环境感染。高危人群。在发病前 10 天内接触过禽类或者到过活禽市场者，特别是中老年人。

【发病机制和病理】

人禽流感的主要发病机制是病毒表面的HA与呼吸道表面的纤毛柱状上皮细胞的特异性受体结合后进入细胞，并在细胞内复制。同时，NA协助病毒颗粒不断释放并播散，继续感染其他细胞，受感染的宿主细胞变性、坏死、溶解、脱落，产生炎性反应[3, 4]。病毒侵入呼吸道黏膜上皮细胞4～5天后，基底细胞层病变扩展到支气管、细支气管、肺泡和支气管周围组织，引发全身毒血症样反应。病理解剖显示，支气管黏膜严重坏死；肺泡内大量淋巴细胞浸润，可见散在的出血灶和肺不张；肺透明膜形成[5-8]。

人类上呼吸道组织和气管主要分布有唾液酸 α-2, 6型受体（人流感病毒受体）、人类肺组织分布有唾液酸 α-2, 3型受体（禽流感病毒受体）和唾液酸 α-2, 6型受体。H7N9禽流感病毒可以同时结合唾液酸 α-2, 3型受体和唾液酸 α-2, 6型受体，但H7血凝素与唾液酸 α-2, 3型受体亲和力更高，较季节性流感病毒更容易感染人的下呼吸道上皮细胞，病毒可持续复制，重症病例病毒核酸阳性可持续3周以上。

H7N9禽流感病毒感染人体后，可以诱发细胞因子风暴，如干扰素诱导蛋白10（IP-10）、单核细胞趋化蛋白-1、IL-6、IL-8等，导致全身炎症反应，可出现ARDS、休克及MODS。病理检查显示肺急性渗出性炎症改变，肺出血、弥漫性肺泡损伤和透明膜形成等。

【基本病理与演变规律】

（1）肺脏损伤　　为其中心病理环节。在发病初期影像学特点常表现为单侧肺叶大片密度增高模糊影，在短期内病变范围迅速扩展，出现双肺多叶段高密度影或磨玻璃样改变，形成特征性"白肺"表现，疾病后期多伴有纤维化的形成。病理检查发现细支气管及肺泡上皮坏死脱落、增生，肺泡腔内见成团的鳞状上皮化生；肺泡含气减少，充以多种渗出成分（浆液、纤维素、红细胞和中性粒细胞），部分肺泡腔有明显透明膜形成；部分肺泡内渗出物机化；部分肺泡萎陷及代偿性气肿[4, 5]。

（2）演变迅速，并发多脏器损害　　目前所有高致病性人禽流感的回顾研究表明，大部分患者都有多器官功能损害，除ARDS外，还包括心、肝、肾功能衰竭，弥散性血管内凝血（DIC），瑞耶综合征（Reye Syndrome）等，实际上均与系统性炎症反应综合征（SIRS）有关，以致发展成MODS，多死于严重感染性休克、呼吸衰竭、循环衰竭。病理也表现为广泛的心肌细胞水肿、空泡变性，肝细胞存在脂肪变性及水样变性，肾小管出现坏死，肾脏微血栓形成[4, 5]。

【临床特点】

（1）临床表现　　潜伏期多为7天以内，也可长达10天，肺炎为主要临床表现，患者常出现发热、咳嗽、咳痰，可伴有头痛、肌肉酸痛、腹泻或呕吐等症状。重症患者病情发展迅速，多在发病3～7天出现重症肺炎，体温大多持续在39℃以上，出现呼吸困难，可伴有咯血痰。常快速进展为ARDS、脓毒性休克和MODS。少数患者可为轻症，仅表现为发热伴上呼吸道感染症状。

（2）实验室检查　　早期白细胞总数一般不高或降低，重症患者淋巴细胞、血小板减少，多有C反应蛋白、乳酸脱氢酶、肌酸激酶、天门冬氨酸氨基转移酶、丙氨酸氨基转移酶升高，肌红蛋白可升高。

（3）胸部影像学检查　　发生肺炎的患者肺内出现片状阴影，重症患者病变进展迅速，常呈双肺多发磨玻璃影及肺实变影像，可合并少量胸腔积液，发生ARDS时，病变分布广泛。

（4）病原学及相关检测　　采集呼吸道标本（如鼻咽分泌物、痰、气道吸出物、支气管肺泡灌洗液）送检，下呼吸道标本检测阳性率高于上呼吸道标本。标本留取后应及时送检。

1）核酸检测：对可疑人感染H7N9禽流感病例宜首选核酸检测。对重症病例应定期检测呼吸道分泌物核酸，直至阴转。

2）甲型流感病毒通用型抗原检测：呼吸道标本甲型流感病毒通用型抗原快速检测H7N9禽流感病毒阳性率低。对高度怀疑人感染H7N9禽流感病例，应尽快送检呼吸道标本检测核酸。

3）病毒分离：从患者呼吸道标本中分离H7N9禽流感病毒。

4）血清学检测：动态检测急性期和恢复期双份血清H7N9禽流感病毒特异性抗体水平呈4倍或以上升高。

【诊断及标准】

（1）流行病学史　　发病前10天内，有接触禽类及其分泌物、排泄物，或者到过活禽市场，或者与人感染H7N9禽流感病例有密切接触史。

（2）诊断标准

1）疑似病例：符合上述流行病学史和临床表现，尚无病原学检测结果。

2）确诊病例：有上述临床表现和病原学检测阳性。

3）重症病例：符合下列1项主要标准或≥3项次要标准者可诊断为重症病例：主要标准：① 需要气管插管行机械通气治疗；② 脓毒性休克经积极液体复苏后仍需要血管活性药物治疗。次要标准：① 呼吸频率≥30次/分；② 氧合指数≤250 mmHg；③ 多肺叶浸润；④ 意识障碍和（或）定向障碍；⑤ 血尿素氮≥7.14 mmol/L；⑥ 收缩压＜90 mmHg需要积极的液体复苏。

（3）易发展为重症的危险因素　　① 年龄≥65岁；② 合并严重基础病或特殊临床情况，如心脏或肺部基础疾病、高血压、糖尿病、肥胖、肿瘤、免疫抑制状态、孕产妇等；③ 三年发病后持续高热（T≥39℃）；④ 淋巴细胞计数持续降低；⑤ C反应蛋白、乳酸脱氢酶及肌酸激酶持续增高；⑥ 胸部影像学提示肺炎快速进展。

【治疗】

对疑似病例和确诊病例应尽早隔离治疗；根据患者缺氧程度可采用鼻导管、经鼻高流量氧疗、开放面罩及储氧面罩进行氧疗；高热者可进行物理降温，或应用解热药物；咳嗽咳痰严重者可给予止咳祛痰药物；对怀疑人感染H7N9禽流感的患者应尽早应用抗流感病毒药物：奥司他韦、帕拉米韦、扎那米韦；目前监测资料显示所有H7N9禽流感病毒对金刚烷胺（amantadine）和金刚乙胺（rimantadine）耐药，不建议使用；加强支持治疗，维持内环境稳定，防治继发感染，合理选择抗菌药物治疗。对于重症病例的治疗，在采取抗病毒、抗休克、纠正低氧血症、防治MODS和继发感染、维持水电解质平衡等综合措施。对出现呼吸功能障碍者给予吸氧及其他相应呼吸支持，积极的肺复张，严重时采取俯卧位通气，有条件的可根据病情选择体外膜肺氧合（ECMO）。

【医院感染预防与控制】

根据呼吸道及密切接触传播途径采取预防和控制措施，加强个人防护。在疾病的不同阶段，针对不同的有创操作，采取相应措施，预防继发感染。具体措施参考国家卫生计生委（现国家卫生健康委）制定的人感染H7N9禽流感医院感染预防与控制技术指南等相关技术方案执行。

三、病 例 解 析

H7N9禽流感病毒属于正黏病毒科甲型流感病毒属，既往曾在荷兰、日本及美国等地引发禽间疫病暴发[9]。免疫力低下的老年人相比儿童及青壮年来说，易感性更高。患者在短时间内病情进展迅速，并常继发严重的肺部感染、急性呼吸窘迫综合征、肺出血、胸腔积液、全血细胞减少、肾功能衰竭、败血症及休克等，死亡率较高。研究显示[10]老年人、吸烟和有严重基础性疾病（特别是肺部疾病和免疫抑制疾病）、长期药物治疗史和抗病毒治疗（如奥司他韦使用）时间滞后是H7N9病例死亡的相关危险因素，而家禽接触和生活条件、BMI、饮酒、流感疫苗接种史和病毒基因等则与死亡无统计学上的相关性。还有研究[11]发现，H7N9禽流感患者患病初期白细胞计数无明显变化，淋巴细胞计数明显降低，可能与病毒可诱导外周血淋巴细胞凋亡有关[12]；同时伴有血小板和嗜酸性粒细胞计数的显著下降，符合传染病进展规律。重症患者中性粒细胞计数明显增高，可能与患者多并发肺部细菌性感染有关。急性感染时，特别是病毒感染，常引起巨核细胞生成破坏以及不断加重的血小板循环周期缩短，导致血小板水平下降，同时病毒可产生某些循环分子导致血小板黏附聚集，形成循环复合物，加剧血小板数量的降低[13]。研究最后指出[11]，治疗后血小板、淋巴细胞、嗜酸性粒细胞及C反应蛋白可用于区分轻、重症患者，作为判断患者预后的指标。

尽早明确诊断，对症用药治疗是提升患者生存概率的关键点，这就要求医生在接诊时对于病史的问询一定要详细，并且通过实验室检验和影像学检查等手段，更早更快地与普通肺炎相辨别。然而，单纯通过影像学确诊H7N9还缺乏特异性。有文献报道H7N9病理活检提示：肺间质纤维组织增生伴炎性细胞浸润及纤维素样物[14, 15]。通过影像学对比研究[16-18]H7N9患者发病初期以肺部磨玻璃影为主，可合并实变；片状影分布在双侧肺或主要位于一侧肺。病程进展迅速，在进展期两肺均出现肺泡浸润现象。恢复期两肺病变逐渐吸收，逐渐转为网格状及纤维条索影。肺内实变影及磨玻璃影首先发生在双肺下叶及背侧，胸膜反应以及单侧或双侧胸膜腔积液是人感染H7N9禽流感病毒性肺炎相对重要的影像学特点。在病变的进展期，肺内出现的磨玻璃密度影是人感染H7N9禽流感病毒性肺炎的重要的诊断依据。因此，及时完善和追踪胸部X线及肺部CT扫描有助于临床早期诊断、病情评估、疗效判断，是降低重症病例发生率及死亡率的关键环节。

参 考 文 献

［1］国家卫生和计划生育委员会.人感染H7N9禽流感诊疗方案（2017年第1版）（国卫发明电〔2017〕3号）[Z].2017.

［2］中国中西医结合学会传染病专业委员会.人禽流感中西医结合诊疗专家共识[J].中华传染病杂志，2016，11（34）：641-647.

［3］李兰娟，任红.传染病学［M］.第8版.北京：人民卫生出版社，2013.

［4］周伯平，黎毅敏，陆普选.人禽流感［M］.北京：科学出版社，2007.

［5］刘相波.人感染高致病性禽流感病毒H5N1的病理学和病原学特点[J].中国医学创新，2015，12（23）：111-113.

［6］陆敏，谢志刚，高占成，等.人感染高致病性禽流感病毒H5N1的病理学观察[J].中华病理学杂志，2008，37（3）：145-149.

［7］白燕琼，徐钢，龚自力，等.人感染高致病性禽流感病毒H5N1尸体解剖病理分析[J].中华病理学杂志，2006，35（9）：548.

［8］吕星，王晓辉，吴春利，等.H5N1亚型禽流感病毒诱导的机体免疫损伤分析[J].中国人兽共患病学报，2013，29（7）：697-699.

［9］Gao R, Cao B, Hu Y, et al. Human infection with a novel avian-origin influenza A (H7N9) virus [J]. N Engl J Med, 2013, 368(20): 1888-1897.

［10］Liu S, Sun J, Cai J, et al. Epidemiological, clinical and viral characteristics of fatal cases of human avian influenza A (H7N9) virus in Zhejiang province, China [J]. J Infection, 2013, 67(6): 595-605.

［11］李昕，沈震，张蓓，等.H7N9禽流感患者外周血常规和C反应蛋白的变化及其临床意义[J].检验医学，2013，9（28）：745-748.

［12］Xie D, Bai H, Liu L H, et al. Apoptosis of lymphocytes and monocytes infected with influenza virus might be the mechanism of combating virus and causing secondary infection by influenza [J]. Int Immunol, 2009, 21(11): 1251-1262.

［13］Kaneko H, Ohkawara Y, Nomura K, et al. Relapse of idiopathic thrombocytopenic purpura caused by influenza A virus infection: a case report [J]. J Infect Chemother, 2004, 10(6): 364-366.

［14］Zeng Z, Huang X R, Lu P X, et al. Imaging and pathological analysis of severe pneumonia caused by human infections with avian influenza A(H7N9) [J]. Radiology of Infectious Diseases, 2015, 1(12): 64-69.

［15］何苏苏，骆定海，林云，等.人感染H7N9禽流感病毒报道及文献复习[J].中华医院感染学杂志，2016，26（16）：3783-3785.

［16］陈正来，刘冬，王佳佳，等.人感染H7N9禽流感的临床特征及胸部影像特点分析[J].实用放射学杂志，2015，9（31）：1560-1562.

［17］邓莹莹，黄华，袁静，等.人感染H7N9禽流感病毒性肺炎临床影像学诊断及疗效评价[J].新发传染病电子杂志，2017，2（1）：46-49.

［18］黄湘荣，曾政，陆普选，等.12例人感染H7N9禽流感病毒性肺炎的临床影像学分析[J].中国CT和MRI杂志，2014，12（2）：8-11.

（徐　倩　王丽霞　张　建）

31 家庭聚集发病，双肺多发磨玻璃影
——新型冠状病毒肺炎

一、病例回顾

【病史简介】

患者，女性，69岁，以"咳嗽、咳痰8天，胸闷、气短、发热3天"为主诉于2020年1月27日由收入。患者于8天前因受凉感冒后出现咳嗽、咳痰，痰为白色黏痰，量不多，易咳出，头痛，在外院就诊，查肺部CT提示慢性支气管炎改变（未提供影像学资料），予以"头孢克肟胶囊、三拗片、苏黄止咳胶囊"口服5天无效。于3天前出现恶寒、发热，体温在37.8～38℃之间波动，头痛明显，以两侧颞部胀痛为主，全身乏力，伴有胸闷、气短、呼吸困难，无鼻塞、流涕、咽痛，无尿频、尿急、尿痛，无关节肿痛及皮疹，无皮肤黏膜感染，自服"奥司他韦胶囊"2次无效，遂来我院门诊就诊，行胸片检查提示：两下肺多发渗出，血常规正常，为求进一步系统诊治，门诊以"社区获得性肺炎"收住入院。病程中，神志清，精神不振，进食少，夜间睡眠差，二便调，近期体重无明显增减。

【既往史】

有高血压病史8年，血压最高180/90 mmHg，间断口服降压药（具体药名不详），血压控制不理想，近两周口服厄贝沙坦氢氯噻嗪片。患者配偶、女儿、孙女于2019年12月31日前往三亚旅游，在三亚时女儿出现低热、咳嗽、咳痰，自服药物后热退，症状减轻，于1月7日返回，1月9日患者配偶出现发热、恶心、呕吐、乏力、呼吸困难，现在某医院呼吸ICU接受治疗。

【查体】

体温37.8℃，脉搏116次/min，呼吸31次/min，血压118/77 mmHg，口唇发绀，咽部无充血，双侧扁桃体无肿大，胸廓对称无畸形，语颤对称无增减，叩诊呈清音，双肺呼吸音粗，未闻及干、湿啰音，双下肢不肿。

【实验室检查】

项　　目		数　　值
血常规	白细胞计数	4.66×10^9/L
	淋巴细胞绝对值	0.78×10^9/L
	淋巴细胞百分比	16.70%
	中性粒细胞百分比	76.20%
血气分析	pH	7.49
	氧分压	62.10 mmHg
	二氧化碳分压	36.50 mmHg
	血氧饱和度	89.70%
	标准碱剩余	4.40 mmol/L
	实际碱剩余	4.80 mmol/L
	标准碳酸氢根	28.50 mmol/L
氧合指数		295 mmHg
IL-6		73.65 pg/mL
C反应蛋白		46.50 mg/L
降钙素原		0.08 ng/mL
凝血功能、DCP3000	纤维蛋白原	6.06 g/L
	D-二聚体	1.19 µg/ML
	活化部分凝血活酶时间	43.40 s
	活化部分凝血活酶时间比率	1.38
心肌标志物	乳酸脱氢酶	758.00 U/L
肝功能	天门冬氨酸氨基转移酶	66.30 U/L
乳酸		2.25 mmol/L
肾功能	尿素	7.90 mmol/L
	肌酐	82.10 µmol/L
	尿酸	389.40 µmol/L
电解质	钾	3.77 mmol/L
	钠	134.70 mmol/L
	氯	96.60 mmol/L
B型脑钠肽、血清肌钙蛋白T		均正常

（续表）

项　　　　目		数　　　值
血沉		79.00 mm/h
抗核抗体谱、血管炎抗体谱、风湿五项		均正常
呼吸道病原体	嗜肺军团菌抗体IgM	阴性（－）
	肺炎衣原体抗体IgM	阴性（－）
	肺炎支原体抗体IgM	阴性（－）
	呼吸道合胞病毒抗体IgM	阴性（－）
	副流感病毒抗体IgM	阴性（－）
	流感病毒B型抗体IgM	阴性（－）
	流感病毒A型抗体IgM	阴性（－）
	腺病毒抗体IgM	阴性（－）
G试验、GM试验		均阴性（－）
肿瘤标志物	细胞角蛋白19片段	4.18 ng/mL
	神经角质烯醇化酶	21.70 ng/mL
痰找抗酸杆菌		阴性（－）

【影像学检查】

2020年1月27日我院门诊胸片检查：两下肺多发渗出（图31-1）。

2020年1月27日胸部CT：两肺多发渗出实变影，以双肺外带、胸膜下为主（图31-2）。

2020年1月29日胸部CT：两肺多发渗出影较前进展（图31-3）。

【辅助检查】

（1）心电图　　窦性心律，T波异常。

（2）心脏彩超　　主动脉硬化、瓣钙化。

（3）双下肢动静脉彩超检查　　双下肢股总动脉、股浅动脉、腘动脉、胫后动脉粥样硬化伴斑块形成，双下肢股总静脉、股浅静脉、腘静脉、胫后静脉血流通畅，未见明显阻塞。

【初步诊断】

1）社区获得性肺炎，重症。

2）高血压病3级（很高危）。

【诊疗经过】

治疗上予以注射用头孢哌酮钠舒巴坦钠联合左氧氟沙星氯化钠注射液抗感染、磷酸奥司他韦胶囊抗病毒、吸入用布地奈德混悬液+吸入用异丙托溴铵溶液雾化吸入抗炎平喘、吸氧、补液、退热及对症处理；单间隔离。

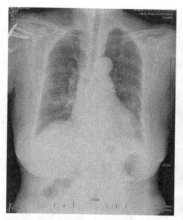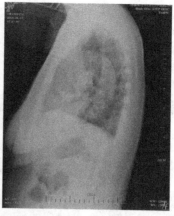

图31-1　2020年1月27日胸部正侧位X线

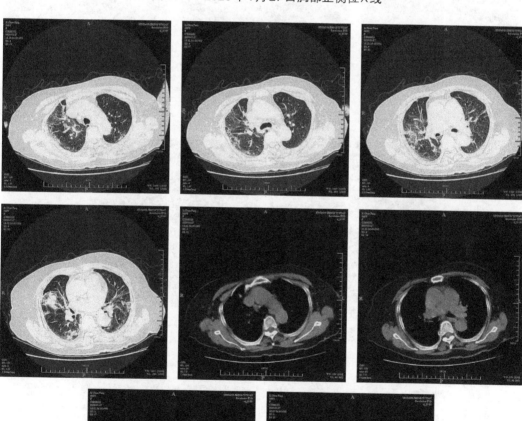

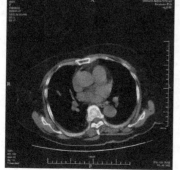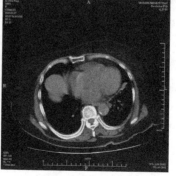

图31-2　2020年1月27日胸部CT

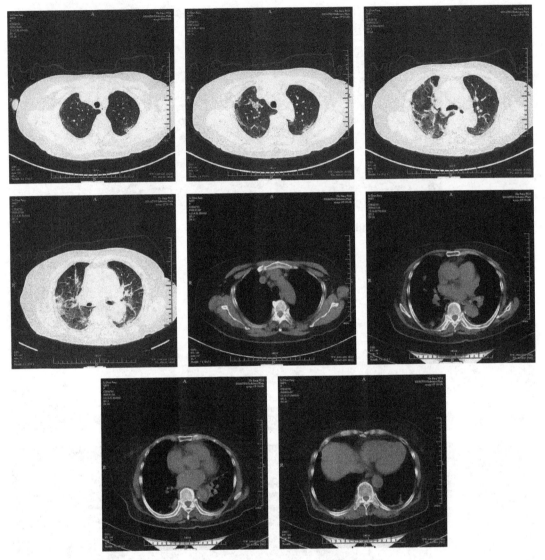

图31-3　2020年1月29日胸部CT

【诊断分析】

本例患者为老年女性，急性起病，主要表现为发热、咳嗽、咳痰、胸闷、气短、呼吸困难，肺部CT可见双肺多叶、多段的磨玻璃样渗出影，外周血白细胞计数正常，根据2016年中国成人社区获得性肺炎（CAP）诊断和治疗指南的诊断标准[1]：

1）社区发病。

2）肺炎相关临床表现：① 新近出现的咳嗽、咳痰或原有呼吸道疾病症状加重，伴或不伴脓痰、胸痛、呼吸困难及咯血；② 发热；③ 肺实变体征和（或）闻及湿啰音；④ 外周血白细胞$>10 \times 10^9$/L 或 $<4 \times 10^9$/L，伴或不伴细胞核左移。

3）胸部影像学检查显示新出现的斑片状浸润影、叶或段实变影、磨玻璃影或间质性改变，伴或不伴胸腔积液。

符合1）、3）及2）中任何1项，并排除肺结核、肺部肿瘤、非感染性肺间质性疾病、肺水肿、肺不张、肺栓塞、肺嗜酸粒细胞浸润症及肺血管炎等后，可建立临床诊断。根据本例患者的发病特点，符合"CAP"的诊断。

根据CURB-65评分系统评估严重程度和治疗场所，CURB-65共5项指标，满足1项得1分：① 意识障碍。② 尿素氮 > 7 mmoL/L。③ 呼吸 ≥ 30次/分。④ 收缩压 <90 mmHg或舒张压 ≤ 60 mmHg。⑤ 年龄 >65岁，评分0 ~ 1分：原则上门诊治疗即可；2分：建议住院或在严格随访下的院外治疗；3 ~ 5分：应住院治疗。该患者CURB-65评分3分，需要住院治疗，死亡风险高危。

根据重症CAP的诊断标准，符合下列1项主要标准或 ≥ 3项次要标准者可诊断为重症肺炎，需密切观察，积极救治，有条件时收住ICU治疗，主要标准：① 需要气管插管行机械通气治疗；② 脓毒症休克经积极液体复苏后仍需要血管活性药物治疗。次要标准：① 呼吸频率 ≥ 30次/分；② 氧合指数 ≤ 250 mmHg；③ 多肺叶浸润；④ 意识障碍和（或）定向障碍；⑤ 血尿素氮 ≥ 7.14 mmol/L；⑥ 收缩压 <90 mmHg需要积极的液体复苏。本例患者符合次要标准的①③⑤，可诊断为重症肺炎。根据年龄、发病季节、基础病和危险因素、症状或体征、胸部影像学（X线胸片或CT）特点、实验室检查、CAP病情严重程度、既往抗菌药物应用史，合理安排病原学检查，及时启动经验性抗感染治疗，动态评估CAP经验性抗感染效果，本例患者可能感染的病原体是什么呢？

细菌性肺炎：常见的表现为急性起病，高热，可伴有寒战，脓痰、褐色痰或血痰，胸痛，外周血白细胞明显升高，C反应蛋白升高，肺部实变体征或湿啰音，影像学可表现为肺泡浸润或实变呈叶段分布[2, 3]。

支原体、衣原体肺炎：发病年龄多 <60岁，基础病少，持续咳嗽，无痰或痰涂片检查未发现细菌，肺部体征少，外周血白细胞 <10×10⁹/L，影像学可表现为上肺野和双肺病灶、小叶中心性结节、树芽征、磨玻璃影以及支气管壁增厚，病情进展可呈实变[4, 5]。

病毒性肺炎：多数具有季节性，可有流行病学接触史或群聚性发病，急性上呼吸道症状，肌痛，外周血白细胞正常或减低，降钙素原（PCT）<0.1 μg/L，抗菌药物治疗无效，影像学表现为双侧、多叶间质性渗出，磨玻璃影，可伴有实变[6, 7]。

患者就诊时是冬季，属于流感的好发季节，家庭中有聚集性发病，影像学表现及实验室检查不符合"细菌性肺炎"的表现，考虑"非典型菌肺炎、病毒性肺炎"的可能。结合发病前家属有外地旅游史，而且新型冠状病毒感染的疫情全球蔓延，《新型冠状病毒肺炎诊疗方案（试行第六版）》[8]诊断标准*：

（1）流行病学史 ① 发病前14天内有武汉市及周边地区，或其他有病例报告社区的旅行史或居住史；② 发病前14天内曾接触过来自武汉市及周边地区，或来自有病例报告社区的发热或有呼吸道症状的患者；③ 发病前14天内与新型冠状病毒感染者（核酸检测阳性者）有接触史；④ 聚集性发病。

（2）临床表现 ① 发热和（或）呼吸道症状；② 具有上述新型冠状病毒肺炎影像学特征；③ 发病早期白细胞总数正常或降低，或淋巴细胞计数减少。

有流行病学史中的任何一条，符合临床表现中任意2条；无明确流行病学史的，符合临

---

* 此病例发生时，尚未发布《新型冠状病毒肺炎诊疗方案（试行第七版）》，故按第六版相关内容对此病例进行说明与分析。

床表现中的3条，属于疑似病例。根据本例患者发病特点，符合流行病学史中第④条、临床表现中①②③条，考虑为疑似病例，进一步申请呼吸道标本（咽拭子）新型冠状病毒核酸检测，共检测5次，第4次弱阳性，第5次阳性，最终确诊：新型冠状病毒肺炎，因呼吸≥30次/min，动脉血氧分压/吸氧浓度≤300 mmHg，属于重型，转向定点医院进一步治疗。

【确诊诊断】

新型冠状病毒肺炎，重型。

二、疾病概述——新型冠状病毒肺炎（COVID-19）

2019年12月以来，湖北省武汉市陆续发现了多例新型冠状病毒肺炎患者，随着疫情的蔓延，我国其他地区及境外也相继发现了此类病例。该病作为急性呼吸道传染病已纳入《中华人民共和国传染病防治法》规定的乙类传染病，按甲类传染病管理。

【病原学特点】

新型冠状病毒属于β属的新型冠状病毒，有包膜，颗粒呈圆形或椭圆形，常为多形性，直径60～140 nm。其基因特征与SARSr-CoV和MERSr-CoV有明显区别。目前研究显示与蝙蝠SARS样冠状病毒（bat-SL-CoVZC45）同源性达85%以上，穿山甲是潜在的中间宿主。病毒对紫外线和热敏感，56℃ 30 min、乙醚、75%乙醇、含氯消毒剂、过氧乙酸和氯仿等脂溶剂均可有效灭活病毒，氯己定不能有效灭活病毒。

【流行病学特点】

目前所见传染源主要是新型冠状病毒感染的患者。无症状感染者也可能成为传染源，经呼吸道飞沫和接触传播是主要的传播途径，人群普遍易感。

【临床特点】

（1）临床表现　基于目前的流行病学调查，潜伏期1～14天，多为3～7天。以发热、乏力、干咳为主要表现。少数患者伴有鼻塞、流涕、咽痛和腹泻等症状。重症患者多在发病1周后出现呼吸困难和（或）低氧血症，严重者快速进展为急性呼吸窘迫综合征、脓毒症休克、难以纠正的代谢性酸中毒和出凝血功能障碍。值得注意的是重型、危重型患者病程中可为中低热，甚至无明显发热。轻型患者仅表现为低热、轻微乏力等，无肺炎表现。

（2）实验室检查　发病早期外周血白细胞总数正常或减低，淋巴细胞计数减少，部分患者可出现肝酶、LDH、肌酶和肌红蛋白增高；部分危重者可见肌钙蛋白增高。多数患者C反应蛋白和血沉升高，降钙素原正常。严重者D-二聚体升高、外周血淋巴细胞进行性减少。在鼻咽拭子、痰、下呼吸道分泌物、血液、粪便等标本中可检测出新型冠状病毒核酸。

（3）胸部影像学检查　早期呈现多发小斑片影及间质改变，以肺外带明显。进而发展为双肺多发磨玻璃影、浸润影，严重者可出现肺实变，胸腔积液少见。

【诊断标准】

（1）疑似病例　结合下述流行病学史和临床表现综合分析：

1）流行病学史：①发病前14天内有武汉市及周边地区，或其他有病例报告社区的旅行史或居住史；② 发病前14天内曾接触过来自武汉市及周边地区，或来自有病例报告社区的发热或有呼吸道症状的患者；③ 发病前14天内与新型冠状病毒感染者（核酸检测阳性者）有接触史；④ 聚集性发病。

2）临床表现：① 发热和（或）呼吸道症状；② 具有上述新型冠状病毒肺炎影像学特征；③ 发病早期白细胞总数正常或降低，或淋巴细胞计数减少。

有流行病学史中的任何一条，符合临床表现中任意2条；无明确流行病学史的，符合临床表现中的3条，均为疑似病例。

（2）确诊病例　疑似病例，具备以下病原学证据之一者：呼吸道标本或血液标本实时荧光RT-PCR检测新型冠状病毒核酸阳性；呼吸道标本或血液标本病毒基因测序，与已知的新型冠状病毒高度同源。

【临床分型】

（1）轻型　临床症状轻微，影像学未见肺炎表现。

（2）普通型　具有发热、呼吸道等症状，影像学可见肺炎表现。

（3）重型　符合下列任何一条：① 呼吸窘迫，呼吸≥30次/min；② 静息状态下，指氧饱和度≤93%；③ 动脉血氧分压/吸氧浓度≤300 mmHg；肺部影像学显示24～48 h内病灶明显进展大于50%者按重型管理。

（4）危重型　符合以下情况之一者：① 出现呼吸衰竭，且需要机械通气；② 出现休克；③ 合并其他器官功能衰竭需ICU监护治疗。

【鉴别诊断】

主要与流感病毒、副流感病毒、腺病毒、呼吸道合胞病毒、鼻病毒、人偏肺病毒、SARS冠状病毒等其他已知病毒性肺炎鉴别，与肺炎支原体、衣原体肺炎及细菌性肺炎等鉴别。此外，还要与非感染性疾病，如血管炎、皮肌炎和机化性肺炎等鉴别。

【治疗原则】

疑似及确诊病例应在具备有效隔离条件和防护条件的定点医院隔离治疗，疑似病例应单人单间隔离治疗，确诊病例可多人收治在同一病室，卧床休息，加强支持治疗，保证充分热量；注意水、电解质平衡，维持内环境稳定；密切监测生命体征、指氧饱和度等，及时给予有效氧疗措施，包括鼻导管、面罩给氧和经鼻高流量氧疗，目前没有确认有效的抗病毒治疗方法，避免盲目或不恰当使用抗菌药物，可根据患者呼吸困难程度、胸部影像学进展情况，酌情短期内（3～5天）使用糖皮质激素，建议剂量不超过相当于甲泼尼龙1～2 mg/（kg·d）；可使用肠道微生态调节剂，维持肠道微生态平衡；有条件情况下，对有高炎症反应的危重患者，可以考虑使用体外血液净化技术，有条件时可采用恢复期血浆治疗；对于严重ARDS患者，建议进行肺复张、俯卧位通气，如条件允许，应尽快考虑体外膜肺氧合（ECMO）。

三、病例分析

本例患者，女，69岁，咳嗽，咳痰8天。胸闷、气短、发热3天。体温波动在

37.8 ～ 38℃之间。全身乏力，呼吸困难，无鼻塞，流涕、咽痛。听诊双肺未闻及干湿啰音。肺部 CT 可见双肺多叶、多段的磨玻璃样渗出影。外周血白细胞计数正常，C 反应蛋白，IL-6 测定增高，血沉增快，乳酸脱氢酶增高，血清降钙素原正常，呼吸道病原体检测阴性，风湿五项、抗核抗体、血管炎抗体均正常。根据病史，体征，影像学表现、实验室检查，符合社区获得性肺炎的诊断标准。针对病原体诊断，考虑本例患者发病有三个特点：① 临床表现，冬季发病、咳嗽、发热、呼吸困难进行性加重。② 影像学特征，胸部 CT 表现为多叶、多段的磨玻璃样渗出影，以双肺外带、胸膜下为主。③ 实验室检查，外周血白细胞计数正常，血清降钙素原正常。④ 家庭中有聚集性发病，发病前 14 天内家庭成员有旅游史（时途经各地已陆续出现新冠肺炎确诊报道）。本例患者影像学特征、实验室检查不符合"细菌性肺炎"的改变，考虑病毒性肺炎的可能大，疫情当前，首先要考虑"新型冠状病毒肺炎"的可能。经多次咽拭子新型冠状病毒核酸检测，最终确诊"新型冠状病毒肺炎"。

目前新型冠状病毒肺炎仍需通过病毒核酸检测或病毒基因测序确诊，而核酸检测可能因为各种原因出现假阴性结果，首先是检测试剂盒的稳定性，其次人员采集、运送等过程也可能存在一些技术问题，经过一段时间的认知，操作流程和检测技术也越来越规范。目前已增加了呼吸道标本（深咳痰液、呼吸道抽吸物、支气管肺泡灌洗液、肺组织活检标本）、血液标本、血清标本，以及粪便、肛拭子标本的敏感性和特异性，对高度怀疑或达到疑似新观病例诊断标准的患者，及时启动相应的管理和治疗。按照《中华人民共和国传染病防治法》，新型冠状病毒感染的肺炎纳入乙类传染病，采取甲类传染病的预防控制措施，要求执行积极控制传染源，切断传播途径，避免进一步传播。新冠肺炎作为一种新发现的疾病，临床医生都是从不熟悉到逐渐熟悉。展望未来，期待能够找到更多快速诊断、有效预防的方法，明确疾病的进展规律，为患者提供更有效的预防、更精准的治疗，提高治愈率，降低病死率。

参 考 文 献

［1］中华医学会呼吸病学分会.中国成人社区获得性肺炎诊断和治疗指南（2016年版）［J］.中华结核和呼吸杂志，2016，39（4）：1-27.

［2］Musher D M, Thorner A R. Community-acquired pneumonia［J］. N Engl J Med, 2014, 371(17): 1619-1628.

［3］Huijskens E G, Koopmans M, Palmen F M, et al. The value of signs and symptoms in differentiating between bacterial, viral and mixed aetioloy in patients with community-acquired pneumonia［J］. J Med Microbiol, 2014, 63(Pt 3): 441-452.

［4］Miyashita N, Matsushima T, Oka M, et al. The JRS guidelines for the management of community-acquired pneumonia in adults: an update and new recommendations［J］. Intern Med, 2006, 45(7): 419-428.

［5］Shangguan Z, Sun Q, Zhang M, et al. Mycoplasma pneumoniae infection in hospitalized adult patients with community-acquired pneumonia in China［J］. J Infect Dev Ctries, 2014, 8(10): 1259-1266.

［ 6 ］ Ruuskanen O, Lahti E, Jennings Lc, et al.Viral pneumonia ［ J ］. Lancet, 2011, 377(9773): 1264–1275.

［ 7 ］ Shiley K T, Van Deerlin V M, Miller W T Jr. Chest CT features of community-acquired respiratory viral infections in adult inpatients with lower respimtory tract infections ［ J ］. J Thorac Imaging, 2010, 25(1): 68–75.

［ 8 ］ 中国疾病预防控制中心.新型冠状病毒感染的肺炎诊疗方案（试行第六版）.http://www.chinacdc.cn/jkzt/crb/zl/szkb_11803/jszl_11815/202002/t20200219_213328.html［ 2020–01–29 ］.

（王丽霞　张　建　李风森）

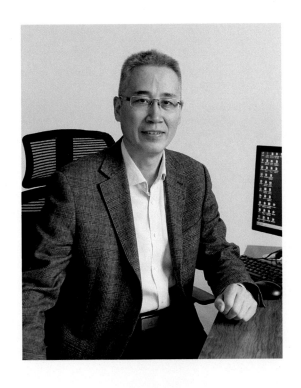

李风森

　　医学博士，教授，主任医师，博士研究生导师，新疆维吾尔自治区优秀专家，国务院特殊津贴专家。国家中医临床研究基地——慢性阻塞性肺疾病研究负责人、国家临床重点专科——中医肺病科负责人、国家中医药管理局区域诊疗中心——新疆维吾尔自治区中医医院肺病科负责人、新疆呼吸病研究实验室主任、新疆中医药防治呼吸系统疾病研究团队负责人、国家重大疑难疾病中西医临床协作试点项目——慢性阻塞性肺疾病负责人。2016年荣获第十一届"中国优秀呼吸医师"。现任中国中西医结合学会呼吸病专业委员会副主任委员，中华中医药学会肺系病分会副主任委员，中华医学会呼吸病学分会第十届委员会委员、慢性阻塞性肺疾病学组委员，中国医师协会呼吸医师分会委员、间质性肺疾病工作委员会委员；国家科技进步奖评审专家、国家自然科学基金委员会评审专家。

　　三十余年来致力于中西医结合呼吸系统疾病的研究，对慢性阻塞性肺疾病、间质性肺疾病等有非常深入的研究，有很深的造诣。培养硕士五十余名、博士十余名。近五年来主持国家自然科学基金等不同层次的课题十余项，主持研发治疗慢性阻塞性肺疾病新药"益气固表丸"获国家新药临床试验批件。带领的呼吸团队在临床规模、诊疗水平、学术研究等方面在全国居于先进水平。